평생
통증 없는
몸으로
살아가기

내 몸을 바꾸는 심플하고 강력한 알렉산더 테크닉

평생 통증 없는 몸으로 살아가기

박세관 지음

ALEXANDER 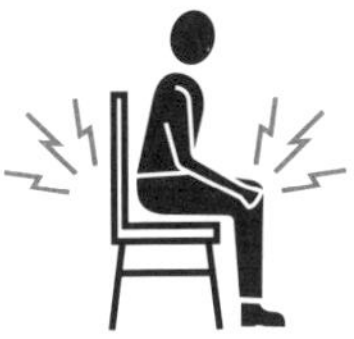 TECHNIQUE

나비의 활주로

물리치료사로서 다른 사람들을 치료하면서 정작 나 자신은 오랜 잘못된 습관으로 인해 몸이 상해 가고 있었다. 그 결과 어느 순간 몸에서 많은 문제가 나타났다. 숨을 쉬지 못했고 통증과 긴장이라는 힘든 상황 때문에 살기 위해서 무언가를 찾아야 했다. 다행히 내 몸을 스스로 관찰하며 긴장을 해소하고 덜 아프게 세상을 살아갈 수 있는 방법인 알렉산더 테크닉(Alexander Technique)을 만날 수 있었다.

알렉산더 테크닉을 통해 내 몸을 관찰하면서 가장 먼저 안 것 중 하나는 긴장하며 어깨에 힘을 주지 않으면 나는 항상 불안했다는 것이다. 어깨의 힘을 뺄 수 없었다. 이처럼 나 자신이 긴장을 내려놓지 못한다는 사실을 알았을 때 내 몸에 대한 미안함은 이루 말할 수 없었다. 어깨에 과하게 힘을 주고 있어야만 하는 게 왜 '나'라고 생각했을까? 그렇다면 진짜 '나'는 어디 있고 어떻게 찾아야 하는 걸까? 방법은 의외로 간단했다.

내 몸에 대한 관심이었다.

내 몸을 조금씩 알아가면서 일상생활은 물론 하는 일도 힘들지 않게 할 수 있었고 아픈 사람들에 대해 조금 더 이해할 수 있게 되었다. 나는 몸을 통해서 매순간 새롭고 놀라운 경험을 만들어 갈 수 있다는 단순한 진리를 이해할 수 있었고, 몸을 의식하고 긴장을 풀었을 때 경험한 아름다움은 경이로움 자체였다.

'누구나 아프다!' 개인적으로 아프지 않은 사람을 본 적이 없다. 오늘 아프지 않더라도 나쁜 습관이나 몸을 잘못 사용해 통증이 당장 내일이라도 아니면 언제든지 나타날 수 있다. 이 책은 많은 사람이 잘못된 자세 습관으로 생기는 통증을 제대로 이해하길 바라면서 전문가가 아닌 일반인들이 이해할 수 있도록 물리치료사로서, 그리고 알렉산더 테크닉 교사로서의 경험과 통찰을 가지고 전하는 자세와 몸에 대한 이야기다.

일반적으로 질병보다 일상생활에서 스트레스나 긴장 및 습관에 따른 자세로 인해 통증이 나타난다. 안타까운 것은 주변의 많은 사람이 꼭 아프고 나서야 문제를 심각하게 받아들인다는 것이다. 아프기 전에 분명히 해답이 있다.

전체적으로 통증은 철저히 나만의 괴로움이지만 이 책에서는 통증에 대한 이해와 관점을 바꾸기 위해 알렉산더 테크닉을 어떻게 적용해야 하는지 설명하고 적용 이후 어떻게 지구에서 편안하고 아름답게 내 몸을 사용할 수 있는지 설명하고자 한다.

자세 습관의 원인으로 나타나는 문제에 어떻게 대처하고 몸을 올바르게 사용하기 위해서 자신의 '몸'이 표현하는 무거운 느낌이나 불편함 혹은 통증에 왜 귀를 기울여야 하는지 이유를 설명할 것이다. 몸에 귀를 기울인다는 것은 의식을 전환하고 또 의식을 사용하는 것이다. 이를 통해 어떻게 몸을 이해하고 통증에 대처해야 하는지 이해할 수 있을 것이다.

책 1장과 2장에서는 자세와 통증, 긴장이 무엇인지 알아보고, 통증 문제를 받아들이기 위해 먼저 사고의 전환이 필요함을 설명하고자 한다. 3장에서는 알렉산더 테크닉 원리를 적용해 자신을 의식하고 잘못된 습관을 개선하기 위한 원리를 설명하고, 4장과 5장에서는 건강한 몸과 자세로 세상과 소통하기 위한 몸의 사용에 대해 이야기할 것이다. 1장, 2장, 4장, 5장의 내용을 이해하면 3장의 알렉산더 테크닉을 좀 더 쉽게 이해할 수 있고, 또 거꾸로 3장을 이해할 수 있으면 나머지 장들의 내용을 잘 받아들일 수 있다.

내 몸에 나타나는 통증은 사실 나를 움직이기 위해 힘들게 고생한 결과이다. 만약 어깨가 아프다면 어깨 입장에서는 자신을 희생하고 최선을 다해 다른 곳의 몫까지 일을 했다고 봐야 한다. 그런데 사람들 대다수는 어깨에 통증이 나타나면 어깨가 문제라고 이야기한다.

어깨는 잘못이 없다. 오히려 사과받고 어루만져 주어야 할 곳이다. 진짜 문제는 어깨를 그렇게 사용한 나에게 있는 것이다.

인간은 한 가지의 상황에서만 또는 한 가지 움직임으로만 살아가는 존재가 아니다. 의자에서 일어나는 방식만 해도 수만 가지가 있는데 한 가지 방식만 고집한다. 예를 들어 왼쪽 다리가 아프다고 하면서도 일어난 후 다시 앉아 보라고 하면 왼쪽 다리에만 힘을 주고 일어나는 모습을 볼 때가 많다.

통증을 대하는 태도와 관점을 이해하고 그 사실을 명확히 스스로 인정할 때 습관의 잘못된 부분을 볼 수가 있다. 습관은 나를 막고 있는 거대한 산과 같다. 산을 옮기는 것만큼 바꾸기 어려운 것이 나의 자세 습관이다. 특히 잘못된 자세 습관은 통증과 괴로움으로 나에게 다가온다. 아프기 때문에 문제를 해결해야 한다.

정말로 산을 옮길 것인가? 아니면 나를 바꿀 것인가?

자세를 통해 쓸데없는 긴장과 습관이 문제를 만드는지 이해할 수 있으면, 몸과 마음에서 오는 자세 습관을 통해 자신을 관찰하고 몸을 개선할 수 있다. 또한 호흡하면서 진정한 '쉼'의 의미를 알고 내려놓음을 몸이 경험할 수 있다. 알렉산더 테크닉은 좀처럼 바꾸기 힘든 자세 습관을 개선하는 데 매우 간단하면서 효과적이고 과학적인 방식이다.

이전에 내 몸을 볼 때마다 불만이었다. 그래서 잘 알지도 못하면서 내 몸에게 투덜거렸다. 항상 무겁고 항상 뻐근하고 항상 긴장해야 하는 것이 나라고 생각했다. 무겁지 않으면 그것은 내가 아니라는 착각에 빠져 있었다. 긴장이라고 하는 것이 당연히 나의 일부라고 생각했고 긴장이 없으면 내가 아닌 것 같았다.

나는 왜 그렇게 힘을 주고 살아왔을까? 불안하고 아무것도 할 수 없었기 때문에 힘을 주고 있어야만 했다. 사실은 그것이 긴장이라는 것인지도 몰랐다. 항상 걱정하는 몸이기에 무거웠고, 불안했기에 긴장했으며, 외롭고 우울했기에 몸의 감각은 둔해지고 있었다. 사람으로서 언제나 이 정도 고통은 당연하다고 생각했다. 바꿀 수 없는 나의 자세에 대해 합리화했다. 더 무서운 것은 무거움에서 빠져나오는 것이, 긴장에서 해소되는 것이 두려워 더 걱정하고 더 긴장된 몸에 있고 싶어 하는 나 자신과 마주하는 것이었다.

스스로 긴장을 해소할 수 있는 방법을 알고 있는가? 몸의 긴장을 어떻게 해결하는가? 아픔이 당연하지 않을 수 있다고 생각하게 된 것은 알렉산더 테크닉을 통해 내 몸을 관찰한 후부터다. 아픔을 당신들의 일부라 여기는 부모님이나 몸의 긴장을 당연시하는 우리 자신을 어떻게 자각하고 받아들일 수 있는가는 알렉산더 테크닉 원리를 적용하여 알아갈 수 있다.

잘못 들어선 길에서 방황하는 듯, 때로는 망망대해에서 외롭게 표류하는 배인 듯 느껴질 때 온전히 자신을 바라볼 수 있고, 또 자신을 마주 보았을 때 주변에 있는 것이 제대로 보인다. 치료사는 훌륭한 치료사가 되기를, 피아노 연주자는 훌륭하고 아름다운 연주를 하기를, 운동선수는 운동능력을 향상시키기를 원한다. 당연히 그 모든 일에는 엄청난 노력이 필요하다. 하지만 같이 배우고 같은 시간을 들여 노력해도 몸이 이해하는 것은 개인별로 너무 다르다. 선생님께 똑같은 수업을 들어도 서로 다른 경험을 한다. 자신에게 맞는 경험을 해야 한다.

나는 긴장 때문에 삶이 즐겁지 않았다.

나는 물리치료 일을 하는 동안 잠을 잔 뒤에도 몸의 긴장이 해소되지 않고 날이 갈수록 상태가 심해져 호흡이 힘들 정도였다. 나쁜 자세 때문이었다. 하나도 이상한 일이 아니었다. 치료를 하는 일이 힘들고 재미없는 것도 당연했다. 자세 문제를 해결하기 위해 많은 고민을 해보고 시간도 내어 보지만 게으른 나에게 내 몸은 쉽게 변화를 허락하지 않았다. 자세 전문가인 내가 내 자세를 너무 모르고 있었다.

나뿐만 아니라 현대인들 대부분이 자세에 대해 심한 압박감을 평생토록 지니고 있다. 자세가 좋아야 한다는 너무나 당연한 이야기는 자신의 자세에 만족하지 못하는 모든 이를 좌절하게 만들고 자세에 대해 쉽게 포기하게 만든다. 끈기 있고 노력하는 사람만이 자세를 바꿀 수 있다. 아주 일부 사람들만이 불굴의 의지와 노력을 통해 본인이 갖고자 하는 자세를 경험한다. 그것은 마치 소리를 하는 사람이 폭포 아래에서 엄청나게 큰 폭포수의 소리를 이겨내야만 이룰 수 있는 경지라고 생각할 수도 있다.

하지만 누구나 방식을 알면 폭포 아래에서 편안하게 자신을 찾고 자신의 노래를 할 수 있다. 누구나 자기 몸에 의식적으로 관심을 가져야 한다. 나의 몸과 만나면 새로운 자세를 통해서 새로운 세상을 만날 수 있다. 이 책에서는 과연 내가 자세를 바꿀 수 있을지 의구심을 가지거나 자세를 바꿀 엄두가 나지 않는 사람들이 어떤 패러다임으로 자세를 개선하고 통증에서 해방될 수 있는가도 이야기해 보려 한다.

또한 발전의 속도가 급격히 빨라진 현대 사회에서 몸을 어떻게 사용해야 하는지 이야기해 주고 싶다. 나에게 맞지 않는 의자를 사용해야 할 때도 있다. 경우에 따라서는 몸에 분명히 안 좋은 하이힐도 신어야 한다. 다양한 의자에도 적절하게 내 몸을 잘 사용할 수 있어야 하고, 면접을 보기 위해 하이힐을 신고 있다면 그 환경에 따라 몸을 유연하게 잘 사용할 수 있어야 한다.

걸어 다니면 가장 인간답고 몸에 좋지만 차를 타야 하거나 자전거를 타고 또 최근에는 전동 킥보드를 타기도 한다. 미래에는 어떤 장치에 몸을 맡길지 예측할 수 없이 환경은 하루가 다르게 바뀐다. 인간에게 편리한 도구도 필요하지만 도구에 따라 다양하고 유연하게 몸을 사용하는 것도 너무나 중요하다는 점을 강조하고 싶다. 알렉산더 테크닉에 기반을 둔 의식의 사용과 원리를 통해 우리의 몸이 어떤 존재이고 얼마나 소중한지, 언제나 몸에 관심을 갖고 사랑해야 하는 이유가 무엇인지 이야기하고 싶다.

나는 몸이 노화로 인해 차츰 기능이 떨어진다는 사실을 알지만 척추를 잘 사용할 수 있기에 미래에 대한 신체의 불안이 사라졌다. 그리고 지금도 몸을 잘 사용한다. 많은 사람이 척추의 편안함을 경험함으로써 미래를 기대하며 살 수 있기를 진심으로 바란다. 아울러 자세와 생각을 바꾸어 아주 어릴 때 편안하고 부드럽게 움직였던 자신을 찾아서 몸을 잘 사용할 수 있기를 기대한다.

CONTENTS

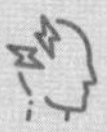 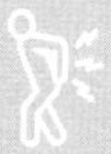 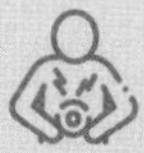 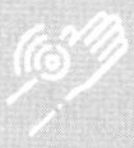

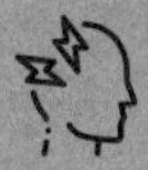

TENSION

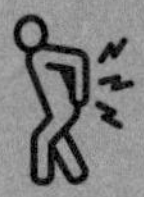

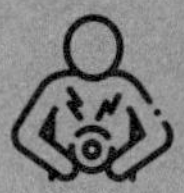

PAIN

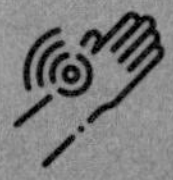

1장

긴장과 통증은 무엇 때문에 생길까?

1

통증이 나타나는 이유

통증은 인간이라면 누구나 한 번씩은 겪는 증상이다. 그러나 통증을 다시 마주하고 싶은 사람이 있을까? 아무도 없을 것이다. 이것은 통증이라고 하는 것이 불쾌감과 당황스러움을 주기 때문일 것이다. 《통증을 길들이다》의 저자인 신경생리학자 베르나르 칼비노 교수는 통증은 "감각과 감정 모두를 포함한다."라고 설명한다. 이 때문에 우리는 신체에 나타나는 통증을 감정적으로 '매우 절망스럽거나 끔찍하다'고 느끼는 것이다. 이후 통증이 만성으로 진행되어 행동 제약이 오랜 시간 지속되면 자존감은 물론이고 삶의 질마저 떨어진다.

너무 아파 힘들어하는 사람에게 통증을 견디라고 하는 것이 얼마나 어려운 일인지 우리는 모두 잘 알 것이다. 환자들은 허리가 안 아프고 두 다리로 가볍게 걸어 다닐 수만 있다면 더 바랄 게 없다고 생각할 정도로 통증으로 인한 고통은 사람을 우울하게 만든다. 아프지 않을 수 있는 방법이 있다면 아낌없이 비용과 시간을 지불할 것이다. 너무 아프면 병원을 찾아 진료받고, 찾아간 병원의 특성에 맞게 통증을 줄일 수 있도록 약을 처방받아 복용하는 등의 조치를 취해야 한다. 이외에도 통증에 대한 주사, 외과적 처치, 물리치료 등 주변에 다양한 옵션이 많은 환경에 살고 있으므로 절대 절망할 필요는 없다.

그런데도 통증은 견디어 나가야 할 무거운 짐일 수밖에 없다. 나의 경우에도 오랜 시간 지속적인 통증에 시달렸다. 물리치료사인 내가 환자들을 치료하며 내 몸에는 너무 소홀했다. 통증이 수시로 있었고 어깨에서 느껴지는 뻣뻣하고 무거운 느낌은 항상 당연히 존재하는 것으로 인식했다. 물리치료사인 내가 물리치료를 받으면서 시간을 보내야 했다. 그때까지만 해도 상황이 얼마나 심각한지 전혀 인식하지 못했다.

어느 날 아침이었다. 평상시처럼 출근하기 위해 눈을 떴다. 그러나 그 날은 뭔가 몸이 달랐다. 몸을 전혀 움직일 수가 없었다. 꼼짝을 할 수가 없었다. '몸이 조금 힘들구나'라고 생각하고 잠시 침대에 가만히 누워 있었다. 20분쯤 지났을까? 조금씩 팔다리를 움직이고 몸통도 돌릴 수 있었고 숨도 조금씩 쉴 수 있었다. 조심스럽고 천천히, 아니 정확히 표현하자면 간신히 침대에서 내려와 하루를 보내야 했다.

하지만 문제는 일시적일 것이라고만 생각했던 그날 아침의 경험이 몇 달이 넘도록 지속되었다는 것이다. 매일 눈을 뜨는 아침이 너무 무서웠다. 혼자서 아무것도 못 하고 잠든 아내 옆에서 간신히 숨만 쉬는 이삼십 분의 시간이 너무나 길고 고통스러웠다. 이러다 갑자기 죽어도 하나도 이상하지 않을 것 같았다.

무거운 몸으로 물리치료실에서 환자들을 운동시키고 치료하는 것조차 너무 버거웠다. 살기 위해 무언가 해야 했는데, 다행히 몸을 통해서 공부할 수 있는 알렉산더 테크닉을 만나게 되었다. 알렉산더 테크닉을 만나 마주하게 된 내 몸의 통증은 전혀 다른 시각으로 새롭게 나를 만나는 시간이었다. 만약 통증이 없었다면 나는 나에게 집중하고 많은 관심을 줄 수 있었을까? 사람마다 다르겠지만 나는 그렇게 할 수 없었을 것이다.

'통증은 잘못된 나의 습관 때문에 나타난다'는 단순한 진리를 그동안 이해하지 못했다.

나는 통증을 통해서 나를 제대로 바라볼 수 있었다. 허리와 목 그리고 어깨의 긴장을, 나의 잘못된 습관을 통증이라는 강력한 정보가 아니었다면 어떻게 알아차릴 수가 있었을까?

《뇌는 세상을 어떻게 보는가?》의 저자 빌리아누르 라마찬드란 캘리포니아대학 교수는 "통증은 매우 유용한 적응 메커니즘으로 저주가 아닌 선물"이며 "만성통증의 고유 목적이 회복을 위한 일시적 마비"라고 설명한다. 실제로, 통증이 나타나지 않았거나 엄청난 긴장이 나의 몸을 강제로 꼼짝하지도 못하게 할 정도로 만들지 않았다면 나는 어떠한 변화도 시도하지 않았을 것이다.

인체는 다양한 정보를 통해 반응하고 움직인다. 시각, 청각, 촉각, 전정기관과 고유감각 등의 감각 작용은 인간이 움직임을 만들고 살아가기 위한 필수 조건이다. 두개골 안에 갇힌 뇌의 입장에서 이러한 정보들은 나에게 유익한 정보인지 그렇지 못한 정보인지를 판단하는 것 또한 중요하다.

감각 분류에서 통증은 대표적인 유해 감각에 해당한다. 통증을 통해 자극이 나에게 해를 끼치는 것을 알 수 있고 뇌는 새로운 경험을 한다. 가령 따뜻한 물에 손을 담그고 있다가 물의 온도가 일정 온도 이상으로 올라가면 따뜻한 감각이 아니라 뜨거운 감각으로 느끼게 되고 그러한 유해 감각이 인지되면 몸은 보호 반응을 나타내며 반사적으로 얼른 손을 물 밖으로 꺼내게 된다. 일정 온도 이상에서는 유해 감각에 반응하는 감각 센서가 발동하는 것이다. 가령 가시에 찔리거나 뜨거운 냄비를 손으로 잡았을 때처럼 위험한 신호를 느끼면 정보가 대뇌까지 올라가지 않고 척수 수준에서 반사적 회피 동작을 한다. 일종의 보호 반응이다.

실제로 잘못된 자세 습관으로 인해 통증이 나타나면 대부분 최대한 자세를 바꾸어 통증을 회피한다. 통증은 매우 강한 두려움을 주기 때문에 피하고 싶어진다. 하지만 통증을 피하기 위한 보호 반응이 부정적 결과로 나타날 수도 있음을 알아야 한다. 예를 들어, 처음 허리가 아프면 허리가 안 아픈 자세를 만들기 위해 자세를 조금 회전하거나 아픈 허리에 무리가 가지 않도록 자세를 바꾼다. 하지만 다른 곳에 집중된 부하나 움직임의 비효율성으로 인해 허리 외의 부분 예를 들면, 고관절이나 발목 등에 반드시 탈이 난다. 자세 변화로 인해 나타난 발목의 문제는 또다시 다른 보상적인 자세 변화를 초래한다.

이런 상황이 지속적으로 반복되고 오랜 시간이 흘러 통증을 피할 수 없는 막다른 상태에 이르러서 자신을 바라보면 원래 갖던 자세는 사라져 되돌릴 수 없는 막막하고 캄캄한 낯선 곳에 선 자신을 발견한다. 나중에 피할 곳이 없어진 상태에서 엄청난 통증과 마주하는 것은 정말 괴로운 일이다.

물리치료실에서 오래 근무하면서 실제 환자들을 볼 수 있었다. 환자 중에 심한 통증을 견디지 못해 허리를 수술했는데, 이후 목을, 또 어깨를 수술하는 상황을 많이 보았다. 얼마나 힘들고 아프면 수술을 택하셨을까? 혼자 생각할 때가 많았다. 왜 우리는 처음 통증이 왔을 때 잘 대처하지 못할까? 심각한 상황이 오기 전에 아무것도 할 수 없었을까? 통증 반응에 대한 대응이 부족했던 것은 아닐까? 결론적으로 아픈 통증에 대한 대처와 원인에 대한 이해가 부족했다는 것을 알게 되었다.

"왜 아플까?"라는 말보다 "왜 아프게 되었을까?"

나는 앞의 질문을 통해 내 몸과 자세에서 그 답을 찾을 수 있었다. 가령 수술까지 이르지는 않았지만 통증으로 힘들어 물리치료실에 방문하는 분들을 살펴보면 주로 통증을 호소하는 곳 외에 반드시 통증과 연관된 곳이 항상 뚜렷하게 나타난다. 연세가 많으신 경우 상당히 복합적이고 어디가 먼저인지조차 알아보기 힘든 경우도 있다.

하지만 환자들과 이야기를 조금 나누어 보면 항상 환자 스스로가 문제가 시작된 때를 알고 있는 것을 발견한다. 굳이 말하자면 본인 스스로 알아내도록 내가 옆에서 도움을 드린다. 허리 통증으로 고생하시던 환자가 나와 이전 상황을 이야기하던 중 무언가 생각해 내고는 "아! 그때 다리가 아팠어요!"라고 말한다. 통증이 있는 자기 몸으로 인해 스스로 생각하게 되는 것이다. 상황이나 자신의 문제를 확실히 인식했을 때 환자들은 통증으로부터 훨씬 자유로워진다. 이는 통증의 이유를 알고 받아들이는 과정에서 매우 중요하다.

치료사로서 나는 필요한 곳의 긴장 해소와 치료적 운동을 적용해 잘못된 몸의 정렬을 도와주지만 환자 스스로 피해야 할 여러 가지 잘못된 습관들과 관련해서는 반드시 환자의 노력이 필요하다. 따라서 환자가 통증이 시작된 당시 자신의 상태나 실수를 인식하면 치료를 받아들이는 태도와 마음가짐이 달라져 이후의 치료 과정이나 자세를 개선하는 데 큰 도움이 된다.

환자 스스로 문제를 알았을 때 불안감이 사라지고 통증에 대한 새로운 방향이 생길 수 있다.

자세 습관을 통해 아프게 된 이유를 본인 스스로 알 수 있는 힘이 생기는 것이다. 통증이 있으면 주변에서 많은 도움을 받을 수 있지만 환자 자신이 통증과 관련해 주도적으로 문제 해결을 위해 접근할 수 있다. 앞으로 더 구체적으로 이야기할 것이다.

2
'통증'은 '잘못된 습관'에서 시작된다

누구나 통증이 나타나면 움직일 수 없을지 모른다는 불안감이 든다. 움직일 수 없으면 아무것도 할 수 없기 때문에 빨리 통증이 없어지기를 바라는 편리함에 대한 욕구가 나타난다. 주사 한 방에 통증이 사라지기를 원하고 치료 한 번에 혹은 처방약 한 번에 통증이 개선되기를 바란다. 하지만 근본적 해결 없이 통증을 없애면, 어쩌면 바르지 못한 자세 같은 잘못된 나의 습관을 관찰할 수 있는 기회가 사라질 수도 있음을 알아야 한다.

통증은 괴로움을 주지만 실제적으로는 몸을 보호하는 기능을 한다. 통증은 우리의 몸이 잘못된 방향으로 향할 때 나타나는 신호이며 경고이자 기회라는 것을 생각해야 한다.

통증 뒤에는 반복된, 잘못된 습관이 있다.

특히, 잘못된 습관에 의한 통증은 원인이 명료하고 분명하게 잘 보인다. 예를 하나 들어보자. 습관을 누구나 쉽게 알 수 있는 방법 중 하나가 의자에서 앉고 일어서는 것을 관찰하는 것이다. 누구나 같이 해볼 수 있다.

먼저, 두 사람이 마주 보고 앉아서 한 사람은 관찰하고 다른 한 사람은 앉고 일어나기를 해본다. 마주 보고 있는 사람이 다른 사람에게 앉은 자세에서 일어나라고 했을 때 어느 쪽 다리에 힘을 주고 일어나는지 관찰하면 된다. 아주 간단한 방식이다.

의자에서 일어난 다음 다시 의자에 앉으라고 하면 된다. 이 과정을 통해 관찰자나 당사자 모두 간단한 습관 한 가지를 확인할 수 있다. 대부분 아니 모든 사람의 습관 중의 하나는 왼쪽이든 오른쪽이든 한쪽 다리로만 일어나고 앉기를 반복한다는 것이다. 처음에는 관찰이 잘 안되더라도 몇 번 일어서고 앉기를 반복하다 보면 누구나 쉽게 한쪽 다리를 주로 사용한다는 것을 관찰할 수 있다. 다른 사람의 도움 없이 혼자 거울을 사용하여 일어나고 앉기를 하면서 스스로 관찰할 수도 있다. 몸 전신이 다 보이는 거울을 이용해 앉고 일어나는 모습을 통해 관찰하기를 권한다.

상대방이 왼쪽 다리로만 일어나고 앉기를 하는 것이 관찰된다면, 일어나고 앉는 당사자 본인은 어느 쪽으로 앉고 서기를 하는지 스스로 인지하는지 질문하는 것이 중요하다. 왜냐하면 실제로 왼쪽 다리로 일어나고 앉기를 하면서도 정작 본인은 잘 모르거나 반대가 되는 오른쪽 다리로 일어나고 있다고 생각하는 경우가 많기 때문이다.

'자기 몸인데 어떻게 그렇게 모를 수가 있지?' 하고 의아하게 생각할 수도 있다. 하지만 실제로 많은 사람이 자신이 어느 쪽 다리에 의지해 일어나는지 알지 못한다. 직접 해보면 그 상황이 쉽게 이해가 간다. 혼자서 또는 주변에 있는 가까운 지인들과 같이 해보기를 권한다. 관찰을 통해 알 수 있는 문제는 다음과 같다.

첫 번째, 스스로 어느 다리에 의지해 일어나는지 알지 못하는 사람은, 가령 당신은 왼쪽으로만 일어나니 오른쪽 다리로 일어나라고 다른 사람이 말을 해 주어도 스스로 인정하지 않기 때문에 타인의 의견을 받아들이기 어려워한다.

두 번째, 자신이 왼쪽 다리로 일어나고 앉기를 한다는 것을 아는 사람도 스스로 그 행동을 바꾸지 못하고 오른쪽 다리는 잘 사용하지 않는다. 습관의 뿌리는 엄청나게 깊고 두껍다.

가끔 내가 환자에게 "왜 계속 왼쪽으로만 일어나세요?"라고 물어보면 그렇게 하는 자신도 이해가 안 가는 듯 웃음을 터뜨릴 때가 많다. 분명히 스스로 왼쪽으로 일어나고 앉기를 하면서 오른쪽으로 하지 못하는 상황에 대해 이해가 안 가서 나타나는 행동이다. 내가 만나는 대부분 사람에게 나타나는 공통적인 현상이다. 다른 쪽 다리로 바꾸는 것이 쉬울 것 같지만 대부분이 실행하지 못한다.

습관을 바꾸는 것이 얼마나 어려운 작업인지 위의 사례처럼 하나의 동작으로 판단할 수 있다. 오른쪽으로 일어나면 되는데 그렇게 하기가 힘들다. 하루에도 수없이 앉고 서기를 왼쪽 다리로 하고 앞으로도 계속 그렇게 사용할 것이다. 이후에 왼쪽 무릎 어딘가에 불편함을 넘어 통증이 나타나도 계속 왼쪽으로 일어나고 앉는다. 결국 너무 아파서 어쩔 수 없거나 수술을 생각할 정도로 심각한 상황이 도래했을 때 비로소 오른쪽으로 일어나고 앉기를 선택한다. 그 상황은 선택이 아닌 앞장에서 설명한 회피적 보상 작용이다.

하나의 작은 '습관'은 세월이 흘러 '통증'이라는 커다란 문제로 다가온다.

《아주 작은 습관의 힘》의 저자 제임스 클리어는 "습관의 반격"이라는 표현을 사용하며 다음과 같이 말했다. "습관에 이점도 있지만 치러야 할 대가도 있다. 먼저 반복이라는 것을 통해 유창함, 속도, 기술을 증진시키지만 그 습관이 자동화되면 우리는 그 피드백에 무뎌지고 아무 생각 없이 그저 반복하는 상태에 빠지게 된다." 아울러 "습관의 긍정적인 측면은 의식하지 않고도 그 일들을 할 수 있는 것이지만 작은 실수들에는 전혀 주의를 기울이지 않는다. 경험이 생겼기 때문에 자신이 계속 나아지고 있다고 생각한다."라고 하였다.

중요한 부분들을 빠뜨리는 것이다. 어쩌면 나의 자세 습관에 잘못된 오류가 많을 수 있다는 점을 인식해야 한다. 차라리 일어나고 앉을 때 무릎에서 통증이 바로 나타나면 대책을 세우거나 문제를 빨리 파악하고 잘못된 습관을 개선할 수 있다. 하지만 무릎 관절 자체는 해부학적으로 매우 튼튼하고 강한 하퇴와 대퇴의 뼈와 근육들을 가지고 있을 뿐만 아니라 강한 충격에도 관절을 지킬 수 있는 인대와 연골조직이 잘 발달되어 있어 오랜 시간이 지나야 통증이 나타나고 그제야 문제를 제대로 인식한다. 따라서 이미 통증이 나타났다면 그 통증과 많은 시간을 함께해야 할 수도 있는 것이다.

하나의 사례를 통해 조금 더 자세 습관에 대해 알아보자. 목이 아파 물리 치료실에 방문한 30대 남성 환자가 있었다. 자세를 살펴보았다. 사무실에 오래 앉아서 업무를 해 특징적으로 오른쪽 다리의 긴장이 목에 안 좋은 영향을 미치고 있었다. 기본적으로 앉아 있을 때 우측 발로 계속 바닥을 한쪽으로 밀다 보니 몸통은 좌측으로 향하게 되었다. 좌측으로 넘어지지 않으려고 머리와 목에 힘을 주고 있었다. 자세 보상을 우측으로 하기 위해 목이 과하게 긴장했다.

앞에서 예를 든 것처럼 먼저, 오른쪽 다리로 몸을 왼쪽으로 밀고 있다는 것을 환자 스스로 알 수 있는지 질문하였다. 환자는 전혀 알지 못했다. 두 번째로, 밀고 있는 우측 발과 목에 과도한 힘을 주고 있다는 것을 스스로 알고 있는지 질문하였다. 역시 환자는 전혀 알 수가 없다고 대답하였다. 스스로 밀고 있는 것도, 힘을 많이 주고 있는 것도 모르고 있었다. 당연히 본인 자신은 그러한 자신의 상태를 알지 못하였다.

다리를 밀지 않으면 목의 문제는 금방 해결된다. 하지만 밀고 있다는 사실을 알 수 없으니 계속 밀 수밖에 없다.

환자는 하루 종일 한쪽 다리에 힘을 주고 몸통은 반대쪽으로 계속 민 채 컴퓨터 앞에 앉아서 일을 하고, 사람들과 대화하고, 쉴 때도 변함없이 그런 자세로 쉬고 있었다. 계속해서 목이 아프다. 앉아서 몸을 사용하는 전략적 선택이지만 잘못된 습관이 되어버린 것이다. 목의 통증 치료를 위해 쉬는 시간을 가지거나 운동하고 치료를 해도 긴장의 총량이 항상 많기 때문에 신체의 균형 유지가 어렵다. 근본적으로 발을 밀지 않아야 근본적인 문제가 해결된다.

왜 환자는 잘못된 자세 습관을 계속 가지고 있는 걸까? 왜 잘못된 자신의 자세 습관을 전혀 알지 못하는 걸까? 설사 밀고 있다는 것을 안다고 하더라도 왜 계속 밀고 있는 걸까? 내가 환자에게 "다리를 밀고 있는지 느낄 수 있나요?"라고 질문을 하면 환자의 표정은 마치 자욱한 새벽안개 속에 갇힌 사람처럼 낯설어한다. 자기 몸인데 잘 모른다는 사실에 가장 크게 당황한다. 다리를 밀고 있다는 것을 아느냐는 간단한 질문에 무척 어려워한다.

대부분 사람은 매번 하는 동작이나 자세에 익숙하다. 그 익숙함을 낯섦으로 바꾸고 싶어 하지 않는다. 자신의 잘못된 습관을 바꾸기 위해서는 그 낯섦 앞에 마주 서서 내가 어느 쪽 다리로 일어나고 있는지 혹은 어느 다리에 더 힘을 주어서 밀고 있는지 알기 위해 노력해야 한다. 당연히 알아야 하는 것이고, 그냥 알 수 있는 것이지만 첫 단계에서는 스스로 몸에만 집중해서 알기 위한 노력을 분명히 해야 한다.

산 위에서 바라보는 커다란 운무는 아름답기 그지 없지만 그 속에서 길을 찾아 목적지로 나아가는 사람들에게는 답답하고 힘든 존재이다. 자세는 안개와 같다. 자신의 자세 습관을 스스로 보고 관찰하고 이해하기가 정말 어렵다는 말이다. 이미 자동화 되어 저장된 몸의 움직임이나 자세를 뇌에서 적극적으로 바꾸려 하지 않는다. 뇌에서 이미 물리적으로 만들어진 강력하고 두꺼워진 신경 회로와 커지고 단단해진 신경의 축삭들의 연접은 바꾸기 위한 새로운 학습 환경이 될 때까지는 쉽게 바뀌지 않는다. 하지만 통증이 나타났기 때문에 분명히 달라져야 한다.

운동선수는 개인의 운동 스킬을 키우기 위해 수많은 반복 연습을 통해 운동학습을 한다. 운동학습에는 대뇌뿐만 아니라 감각 시스템, 신경근, 소뇌, 기저핵, 시상 등 수많은 복잡한 신경 시스템이 작동한다. 새로운 학습은 반복을 통해 자동적인 동작이 나올 수 있도록 프로그램이나 패턴으로 저장된다. 그런데 수많은 시간을 들이고 연습한 동작 때문에 몸이 아파진다면? 그 동작은 새로운 운동학습을 통해 재학습해야 한다. 뇌에 재구조화가 일어나야 한다. 많은 시간 연습으로 만들어지고 강력한 뇌의 작용으로 강화된 동작이기 때문에 바꾸는 것이 당연히 어렵다. 하지만 통증이 있는 이상 잘못된 자세 습관을 개선해 나가야 할 것이다.

좋은 운동 기술 습득을 위해서는 좋은 몸의 습관이 필요하다.

MIT 공대의 그레이비엘과 캘리포니아 대학교의 그래프턴 교수는 뇌의 기저핵이 학습 습관과 운동 기술 습득과 관련하여 주요한 기능을 한다고 하면서 운동 기술 습득과 습관에 대해 다음과 같이 이야기한다. 신발을 신은 후에 신발 끈을 묶는 것은 우리가 아는 습관이며 행동 행동 루틴이며 끈을 제대로 묶을 수 있는 능력은 기술(Skill)이라고 표현하였다. 습관과 기술은 공통적인 특징이 많지만 습관은 특정 상황에서 발생하는 적절한 사건(늘 그렇지는 않지만 외부 자극)에 의해 유발되는 일관된 행동인 반면 신체적 기술은 신체적 레퍼토리의 변화라고 표현하였다. 또한 충분한 연습을 통해 두 가지 모두 '자동성'이 생기며, 다양한 동작에 대한 탄력성으로 이어질 수 있다고 하였다.

습관과 기술 모두 학습을 통해 이루어지지만 잘못된 나쁜 습관을 들이면 동작에 대한 탄력성이 떨어져 기술을 학습하는 데 많은 문제가 발생한다. 예를 들어 골프선수가 골프 스윙을 시작할 때 어깨나 목에 긴장하는 나쁜 습관이 몸에 학습되어 있다면 부드러운 골프 스윙을 위한 운동 스킬을 배우는 과정이 매우 어렵게 된다. 반면 긴장 없는 좋은 습관이 몸에 학습되어 있다면 매우 빠르고 효율적으로 스윙 기술을 익힐 수 있다.

안개 속에서는 그만큼 조심하고 집중해서 운전해야 한다.

모든 감각을 나와 주변 환경에 집중해 차량에 안개등을 켜고 속도는 줄이며 어느 때보다 더욱 신중하게 운전한다. 차가 우측으로 기울어지는지 아니면 좌측으로 기울어지는지, 어떤 물체가 앞에 있는지 등, 평상시에는 신경을 조금만 써도 운전에 문제가 없지만 이 상황에서는 어느 쪽으로 기

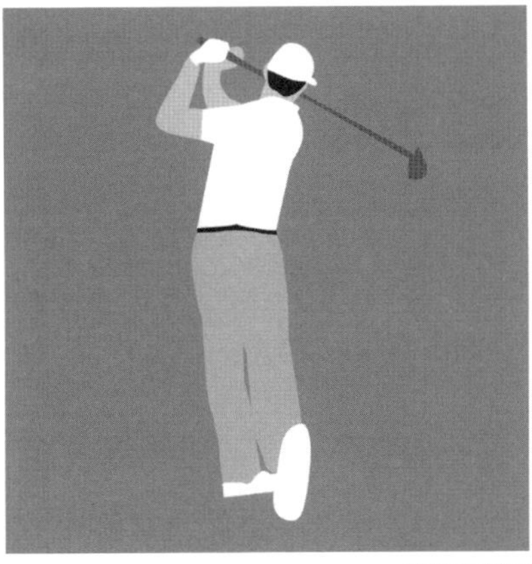

출처 픽사베이

울어지는지 알면 알수록 도움이 된다. 더 민감해져야 한다. 그렇게 안개 지역을 조심히 지나오면 반드시 환하게 앞이 트인 세상을 다시 마주할 수 있다. 결코 당황하거나 좌절하지 말자.

대부분 사람은 안개 속에 갇혀 있다가 빠져나오는 것처럼 한 가지 잘못된 자세 습관을 알아차리는 데도 많은 시간과 정성이 필요하다. 물론 일부는 몇 가지 습관에 대해 금방 알아차리는 경우도 있다. 어떤 경우든 자신의 자세를 볼 수 있는 시간이 필요하다. 스스로 습관적인 자세를 관찰하는 것은 어렵지 않다. 이 책에서 어떻게 자세 습관을 개선할 수 있는지 계속해서 다룰 것이다.

3

문제의 시작은 작은 외면, "통증, 난 괜찮아!"

첫 번째 외면은 통증에 대한 외면이다.

통증 때문에 물리치료실을 찾아온 분들의 이야기에 나오는 공통된 단어는 "괜찮아!" 또는 "괜찮겠지!"라는 말이다. 환자에게 "처음에 무엇을 하다가 통증이 나타났나요?"라고 질문을 하면 "짐을 옮기다가 갑자기 허리에 통증이 나타났어요!"라고 대답한다. "혹시 짐을 옮기기 전에도 허리에 조금 불편한 느낌이 없었나요?"라고 추가 질문을 하면 "조금 아팠는데 심각한 정도는 아니라서 괜찮겠지 하고 생각했어요!"라고 답을 한다. 다음으로 환자의 보호자에게 질문을 하면 "남편이 처음에 일을 시작하며 조금 아프다고 했는데 본인이 괜찮다고 해서 정말 괜찮은 줄 알았어요!"라고 이야기를 한다.

괜찮다는 기준은 무엇일까? 또한 분명히 처음에 몸이 아주 작은 신호로 아프다고 했는데 왜 본인은 괜찮다고 했을까? 왜 아픈 신호에 대해 외면을 할까? 몸에서 아프고 불편하다고 표현하는 것을 얼마나 오래 외면하며 지내왔을까? 항상 통증이라는 결과가 나타난 후에 그때 잘 살피지 못했던 자신의 과거를 후회한다. 우리는 외면하는 것이다. 아니 외면하고 싶어 한다. 나에게 관심을 두는 것을 어려워하기 때문이다. 또한 스스로 못나 보이거나 나쁜 자세인 자기 몸을 보고 인정하기 싫기 때문이다.

내가 담배를 즐겨 피우던 20여 년 전, 아내가 아무리 담배를 끊으라고 해도 나의 대답은 "괜찮아!"였다. 담배로 인해 폐가 나빠진다는 것을 알면서도 그것을 진지하게 생각하거나 직시하려 하지 않았다. 실제로는 피했다. 왜냐하면 담배를 피워야 하기 때문이었다. 오히려 담배를 피우면서도 100살까지 건강하게 살고 있다는 텔레비전에 나온 어느 할아버지의 이야기를 영웅담처럼 했다.

"괜찮다!"라고 말하는 사람은 굳이 외면하는 것이다. "난 절대 바꾸지 않겠어!"라고 이야기하는 것이다. 어쩌면 "나는 절대 바꿀 수 없어!"라고 고백하는 말일 수도 있다.

《아주 작은 습관의 힘》의 저자 제임스 클리어는 "습관은 고속도로 진입로와 같으며, 무의식 중에 이미 우리를 어떤 길로 이끌고 빠르게 질주할 뿐만 아니라, 어려운 뭔가를 시작하기보다 이미 하는 것을 계속하게 한다. 그것이 쉽기 때문이다."라고 하였다. 또한 "뇌는 당장 위협이 되는 것들에 대해서는 과대평가하지만, 실제로 미래에 일어날 가능성이 높은 위협이지만 그 위협이 당장이 아니고 나중이라 여겨질 때는 그것을 과소평가한다."라고 하였다.

이전에 나의 뇌도 내 몸이 심각한 상황이 되기 전까지는 위험을 과소평가했다. 아무 근거 없이 "괜찮아!"라고 했다. 그냥 해오던 자세 방식을 바꾸기 위해 나를 돌아보고 살펴볼 생각조차 하지 못했다. 실제로는 엉망진창인 내 몸을 제대로 마주 보기가 무서웠는지도 모른다. 내가 확인하고 인정하지 않으면 나는 문제가 아직 없는 것이라고 착각했기 때문이다. 그리고 어쩌면 아무것도 하지 않고 괜찮기를 바라는 나의 한심한 생각 때문이었을 수도 있다.

대부분 사람도 나와 같이 자기 몸을 돌볼 수 있는 시간을 많이 허비한다. 앞장에서 언급한 사례와 같이 왼쪽 다리가 아픈데도 무시하고 계속 왼쪽으로 일어나고 앉기를 멈추지 않는다. 결국 심한 통증이 찾아온다. 이 과정을 부정적인 방향으로 몸의 모든 관절에서 반복한다.

두 번째 외면은 아프고 긴장한 신체 부위에 대한 외면이다.

통증 감각은 매우 중요한데, 가령 당뇨가 심한 환자나 감각이 제한된 신경 손상 환자의 경우 상처가 더 심하게 진행되어도 통증에 의한 감각기능이 작동하지 않아 욕창에 이르거나 이후 발이나 다리를 절단해야 하는 경우도 발생한다.

신체가 손상되면 몸을 보호하기 위해 그 부위는 통증 감수기의 역치가 낮아진다. 역치가 낮아지면 아주 작은 자극에도 통증 부위의 통증 감수기가 작동한다. 어떠한 물리적 자극이 통증 부위에 주어지지 않도록 통증에 예민해져 그 부위를 보호하는 것이다. 이 때문에 통증이 심해지면 몸에서는 통증을 회피하는 자세 반응이 나타난다. 통증은 가급적 피하고 즐거움과 행복은 누리고 싶은 것이 당연하기에 이런 자세 반응이 나타나는 것이 어쩌면 당연할 수도 있다.

통증이 나타난 허리 부위는 급격히 근육이 긴장되고 관절은 뻣뻣해진다. 이는 스스로 더 움직일 수 없다는 강력한 신호를 보내고 있는 것이다. 길이가 짧아진 아픈 허리 근육은 감각 센서의 기능이 떨어져 근육 고유의 역할이 제한된다. 오랜 시간이 흘러 지속적인 과긴장으로 고정된 허리는 나의 의식에서 멀어져간다. 허리가 잘 느껴지지가 않는다.

어느 순간부터 허리는 뇌의 의식적인 영역인 체감각 영역에서 많이 사라진 것이다. 허리의 입장에서는 철저하게 소외되고 외면당하는 것이다. 몸을 사용할 때도 아픈 곳보다는 다른 곳을 사용한다. 이것이 많은 사람이 허리를 스스로 인식하기가 어려운 대표적인 이유다. 이 때문에 척추가 중요하니 허리를 펴라고 하는데도 도대체 자기 허리가 정확히 어디인지 알지를 못한다.

하지만 몸은 생존을 위해 움직여야 한다. 아픈 곳은 조금만 움직여도 통증이 있기 때문에 고정해 놓고 움직이지 않는다. 대신 다른 곳을 사용한다. 허리가 아프면 허리를 보호하기 위해 어깨에 힘을 더 주어서 몸을 사용하는 방식이다. 그 결과 어깨도 과긴장해 사용할 수밖에 없다. 어깨의 보상적 움직임은 이후 어깨까지 힘들어지게 만드는 결과를 초래한다.

어깨가 아파지면 결국 몸은 목이나 혹은 다른 곳을 사용해서 일상생활을 할 수밖에 없다. 아픈 곳은 움직일 수 없고 움직이지 않는 곳은 나의 의식에서 사라지는 반복적인 악순환이 발생한다. 몸에서는 자꾸만 내 의식에서 사라지고 외면받는 곳이 많아지는 것이다. 대신에 의식에 남아 있는 곳은 적어진다. 몸의 사용을 효율적으로 사용할 수가 없다. 남아있는 곳에서 모든 일과 움직임을 책임져야 하니 과한 피로가 생길 수밖에 없고 몸에서는 항상 무거움을 느낄 수밖에 없는 것이다.

실제로 치료실에서 만나는 환자들을 보면 고관절이나 무릎의 문제로 치료를 받아 통증이나 움직임이 개선되고 편해지면 이후 반드시 허리가 아프거나 어깨가 아프다고 이야기한다. 고관절이나 무릎에 과도한 긴장을 하다가 그 긴장이 사라지는 순간 그동안 감추고 외면받고 있었던 허리나 어깨에 긴장이나 통증이 나타나는 것이다. 그곳들은 다리가 아프기 이전에 이미 아팠던 곳이다. 그렇게 열심히 일하고 편하게 쉬지 못했던 다리가 편하게 쉬게 되자 이전의 내 모습을 볼 수가 있는 것이다.

무릎의 개선을 통해 알게 된 허리나 어깨의 통증을 다시 외면하지 않으면 된다. 잠깐의 불편함이나 통증 때문에 다른 곳에 새로운 긴장을 만들지는 않는지 항상 주의 깊게 자신을 관찰해야 한다. 외면하지 않는다는 것은 관심을 가진다는 뜻이다. 당연히 아픈 허리를 부정적이고 힘들게 하는 존재로 인식하지 말고 내가 관심 가지고 보살펴 주어야 할 관심의 대상으로 생각해야 한다.

의식을 통한 관심은 내가 나를 외면하지 않는 방법이다.

내가 의식하지 못하는 곳은 그만큼 관심을 받지 못하는 곳이다. 본인 스스로 자기 신체를 의식하는 과정이 생각보다 어렵다고 토로하는 경우가 있다. 잘 아는 곳은 잘 인식이 되는데 허리와 같은 어떤 곳은 인식이 잘 안 된다. 때로는 나 역시 나의 몸의 일부인데도 낯설게 느껴지는 곳이 있다. 자기 몸을 자신이 낯설어 한다는 것이 이론상 말이 안 되지만 모든 사람이 자기 신체에 대한 의식이 심각하게 결여되어 있다.

의식하는 것 자체가 처음에는 어렵다. 자기 몸에 의식을 두는 것이 익숙한 일도 아니기 때문이다. 따라서 이 과정에서 의식이 잘 되지 않더라도 실망하지 말아야 한다. 《열두 발자국》의 저자이며 뇌과학자인 정재승 카이스트 교수는 "개인이 결핍이 있을 때 원하는 것을 얻기 위해 노력하며, 스스로 부족하거나 결핍이 있다고 인정하면 그만큼 집중할 수 있다." 라고 하였다. 의식하다 보면 '아! 내가 이렇게 나를 모르고 있었구나!'라고 사실을 받아들이게 된다. 무엇이 부족한지 어느 수준에서 결핍이 있는지 알 수 있고 그곳을 알기 위해 시간을 사용할 수 있다.

나에게 의식이 머무는 순간이 많아질수록 부족한 부분들이 더 많이 느껴지고 알게 된다. 나의 몸에 외면받는 곳이 점차 사라지고 관심받는 곳이 많아지게 된다. 많은 곳을 알게 될수록 나는 '괜찮지 않다!'는 사실도 빨리 인지할 수 있고 대처할 수 있는 기회가 생기는 것이다. 스스로 몸에 의식을 두고 깨어 있으면 일상에서 경험하는 많은 일을 몸을 통해 바라볼 수 있다. 다양한 경험이 온전히 자기 성장에 도움이 된다. 또한 몸에서 무겁고 힘들다고 이야기하는 소리를 외면하지 않는다. 나의 몸을 어떻게 사용해야 하는지 알게 된다.

4

신체 의식(Body Consciousness)의 균형과 통증

건강에서 가장 중요하게 고려하는 것은 신체의 균형이다. 몸 내부와 외부의 균형을 통해 호흡하고, 혈액 순환을 통해 신진대사의 균형을 맞춘다. 또한 교감신경계와 부교감신경계의 적절한 균형과 호르몬 균형이 건강한 몸을 만든다. 세포 내에서 칼륨과 나트륨의 비율이 깨지면 세포 안과 밖에서 순환과 흐름이 멈추게 되고, 몸에 수분의 균형이 깨지거나 산소와 이산화탄소의 균형이 무너지면 생명까지 위험한 심각한 상황을 맞을 수도 있다.

균형이 무너졌다가 다시 돌아오지 못한 상태, 다시 말해 균형이 깨진 상태가 지속적으로 고정될 때 몸에서 문제가 나타난다. 신체 자세에서도 균형은 너무나 중요하다. 물리치료사들에게 자세 평가는 환자를 치료하기 전과 후 과정 모두에서 항상 우선순위로 고려해야 하는 부분이다. 물리치료뿐만 아니라 스포츠 관련 종사자, 요가 혹은 필라테스 등 자세를 기반으로 몸을 다루는 모든 곳에서 균형은 항상 일차적인 고려 사항이다.

자세가 불균형하면 신체의 기능도 비효율적으로 바뀐다. 비효율적인 움직임이 지속되면 근육이나 관절에 무리가 가거나 과 긴장을 하게 되고 결국 통증이 나타날 확률이 상당히 높아진다. 뼈의 정렬과 근력, 감각, 신경근 작용 등 신체의 균형을 유지하기 위한 많은 요소가 있다. 하지만 대부분 자세를 만드는 신체 인식의 역할 역시 매우 중요하다.

터키 파묵칼레 대학 물리치료학과의 바스칸 등은 206명의 노인을 대상으로 실시한 신체 인식과 관련한 연구에서 만성 근골격계 통증이 신체 인식을 감소시킬 수 있기 때문에, 적합한 재활 프로그램을 계획하기 전에 먼저 신체 인식에 영향을 미치는 관련 요소를 평가해야 한다고 하였다.

트라브존 과학대학의 보건과학부 칼키슈 교수 등도 신체 인식은 사람의 정서적, 인지적, 신체적 과정에서 완벽한 매개 변수로 무시되고 있지만 건강의 필연적인 요소 중 하나라고 강조한다. 건강한 사람들의 신체 인식과 정서 및 신체적 측면의 연관성을 조사하는 것은 건강을 지키고 향상하는 측면에서 중요함을 강조하였다. 18세에서 25세 사이의 건강한 참가자 289명을 대상으로 사람의 신체 인식과 근골격계 통증과의 관계에 대한 연구를 진행하였다. 연구 결과는 신체 의식 정도에 따라 신체적 통증과 심리적 변화에 많은 관련이 있음을 발견하였다. 이를 토대로 신체자각에 도움이 되는 신체자각요법body awareness therapy과 요가 등의 방법이 필요하다고 이야기한다.

해부학적 관점에서 볼 때 신체 인식에 필요한 의식적인 영역은 뇌의 겉표면 80%를 차지하는 대뇌 피질이 담당한다.

몸에서 의식되고 사용되는 부위는 과연 얼마나 될까?

대뇌 피질

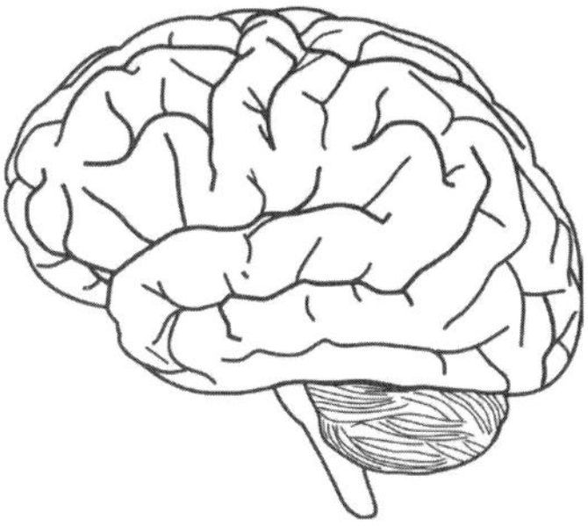

출처 픽사베이

대뇌 피질과 피질하 구조인 소뇌나 기적핵, 뇌간 등은 지속적으로 정보를 주고받으며 새로운 자세를 학습하거나 갑작스러운 상황에 대처하기도 하며 잘못된 동작 등을 수정한다. 대부분의 숙련되거나 습관화된 무의식적인 움직임은 소뇌를 통해 학습되며, 이때 만들어진 동작을 기저핵에서 프로그램 형태로 저장하고 필요시 꺼내어 자동적으로 사용한다.

여기서 우리가 생각해 보아야 할 중요한 점은 신체 인식을 통한 의식적인 영역의 뇌를 얼마나 잘 사용하는가에 대한 문제이다. 예를 들어 아침에 침대에서 일어나 욕실까지 이동하고 욕실에 들어가 세면하고 이를 닦는 등의 행동은 특별히 하나하나 신경 쓰지 않아도 자동적으로 이루어진다는 것을 누구나 알고 있을 것이다.

실제로 특별한 위험이 없는 한 의식을 기울일 필요가 없다. 하지만 욕실 문을 열고 어느 다리부터 욕실에 들여놓는지, 욕실을 나올 때 어느 방향으로 몸을 돌리는지 기억할 수 있는 사람이 있을까? 가만히 생각해 보면 하루 동안 아주 많은 시간을 의식 없이 몸을 사용한다는 것을 알 수 있을 것이다. 신경과 전문의 올리버 색스는 그의 저서《아내를 모자로 착각한 남자》에서 "자기 몸을 통제하고 움직이는 것이 기본적이고 중요하지만 그런 일은 저절로 이루어지고 아주 익숙한 일이기 때문에 정작 우리는 그것에 대해 관심도 갖지 않는다."라고 하였다.

예를 들어 욕실에서 일어나는 모든 일은 이를 닦고 세수를 한 결과만 있으면 된다. 그 두 가지가 목적이기 때문에 목적에 이르는 과정은 전혀 중요하다고 생각하지 않는다. 무의식적으로 자세에 신경 쓰지 않아도 내 몸은 운동학습이 되어 있기 때문에 자동적으로 이루어진다. 자동적인 움직임이 일어나면 뇌는 하고자 하는 과제를 학습하거나 집중할 수 있기 때문이다.

《열두 발자국》의 저자인 뇌과학자 정재승 박사는 우리의 뇌에는 습관적인 뇌 영역habit system이 있어 일상적 과제를 수행할 때 더 나은 선택을 위해 고민하기보다는 고민을 줄이는 선택을 한다고 하였다. 우리가 앉고 일어설 때 주로 사용하는 다리를 불편하더라도 쉽게 바꾸지 못하는 중요한 이유다. 그냥 일어날 수 있기 때문에 뇌에서는 굳이 선택하지 않는다. 하지만 잘못된 사용으로 통증이 나타난 다리의 입장에서 보면 그 선택이 최선이 아닐 수 있다.

내 몸을 의식의 영역에 두어야 움직임의 과정이 중요해진다.

움직이는 전 과정에서 자기 신체에 대한 인식이 함께해야 한다. 지금의 자세가 정답이 아닐 수 있음을 명심하자. 일어나고 앉을 때 나의 무릎이나 한쪽 다리에 통증이나 불편함이 있다면 진지하고 성실하게 자기 몸을 살펴봐야 한다. 앞장에서 언급한 통증에 대한 이야기로 잠시 되돌아가 보자. 통증이나 불편한 자세가 나타나면 반드시 원인이 존재한다. 그에 대한 이유를 살피며 이전 상황으로 거슬러 올라가 보면 근본적인 원인에 이르게 된다. 원인과 결과에 항상 나의 책임이 있고, 그곳에는 항상 나의 부족한 의식 영역이 존재한다.

멜러니 선스트럼은 그의 저서 《통증 연대기》에서 "통증은 감각 정보를 처리하고 문화와 기억, 정서, 연상에 관여하는 뇌 영역의 활성화와 연관된 신체적 의식의 한 측면이다."라고 설명한다. 어떠한 이유로 통증이 나타났다면 결국 그것을 아는 것은 의식을 통하는 것이다. 아픔을 느끼는 신체 부위를 척수의 통증 경로를 거쳐 뇌로 전달된 정보를 통해 대뇌 피질에서 알 수 있다.

평상시에는 자신의 허리가 어디인지 알기가 사실은 매우 힘들다. 앞서 언급한 바와 같이 통증이 아니었다면 스스로 허리라는 부위를 인식할 수 있었을까? 다시 말해 허리가 아프지 않았다면 나는 나의 허리를 스스로 알 수 없었다는 것이다. 나는 나를 너무 모른다. 내가 나를 부정할 때, 몸은 아프다.

자기 몸에 대한 전반적인 신체 인식이 부족하다.

사람들은 자신의 다리를, 자신의 등을, 자신의 어깨를 생각보다 잘 모른다. 양쪽 발등에 대한 인식 수준이 다르고 양쪽 종아리도 느끼고 아는 감각 정도가 다르다. 이것은 신체 인식의 불균형 때문이다. 내가 잘 아는 곳만 사용하고 그렇지 않은 곳은 철저하게 무시한다. 몸에도 우선순위가 있는 것이다. 예를 들어 가만히 자리에 앉아 있다가 일어나려 할 때 내 모습을 관찰하자. 누구라도 지금 자신의 모습에 집중해서 다음과 같이 관찰하면 스스로 얼마나 잘 의식하는지 알아볼 수 있다.

앞장에서는 다리 전체를 의식한 반면 지금은 발바닥이라는 한정된 부위에만 관심을 가지고 자신을 관찰하자.

- 먼저 의자에 앉는다.
- 어느 쪽 발바닥이 잘 느껴지는지 관찰한다.
- 천천히 일어나 본다.
- 어느 쪽 발로 일어나는지 확인한다(체중이 실리는 곳).

막상 스스로 관찰하면 어느 발이 더 잘 느껴지는지 잘 모를 수도 있다. 하지만 명확하게 어느 한 발이 의식이 잘된다고 느껴진다면 일어날 때 반드시 그쪽 발을 사용해서 일어나게 될 것이다. 만약 왼발이라면 일어나고 앉기를 계속 왼발로 한다. 철저하게 우측 발은 내 신체 인식 속에 없기 때문에 참여하지도, 사용이 되지도 않는다.

학습된 비사용Learned non-use이 나타난다. 학습된 비사용은 체성감각 감소로 인해 나타난다. 이는 처음 영장류 실험을 통해 소개되었는데, 뇌졸중 환자와 같은 신경계 손상 환자에게 많이 나타나는 문제이다. 한쪽 다리만 계속해서 강화되고 사용되지 않는 다리는 방치되어 효율적인 몸의 사용이 방해받는다.

뇌졸중 환자는 감각 이상으로 잘 서지 못하는 등 움직임에 어려움을 겪는다. 바닥에 잘 딛고 몸을 세워도 발이 어디 있는지 몰라 한쪽으로 몸을 밀거나 몹시 두려워한다. 회복되는 오랜 시간 일어나고 걷는 등 일상생활을 하기 위해 사용할 수 있는 다리만 주로 사용한다.

하지만 중추신경의 문제가 전혀 없는 의학적으로 정상인 사람들도 서 있을 때 혹은 의자에서 일어설 때 계속해서 한쪽 다리만 사용할 수밖에 없는 이유는 신체 인식이 명확히 되지 않기 때문이다.

하루 중 내 몸에 관심을 가지는 시간이 1%도 안 된다. 관심을 가지는 시간이 절대적으로 부족한 심각한 불균형 상태다.

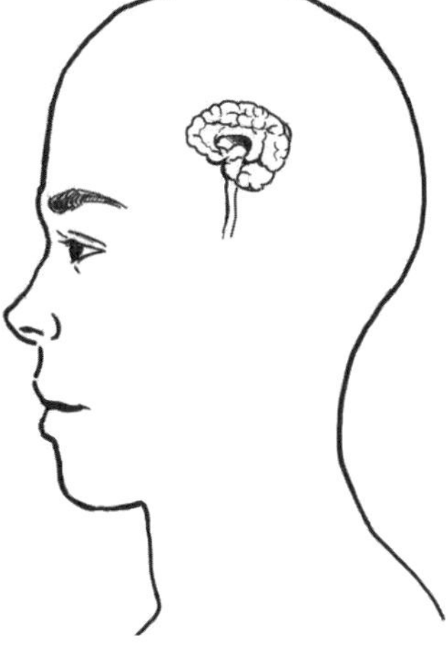

자기 몸이나 자세에 뇌를 통한 관심의 양이 너무 적기 때문에 몸은 건강해질 수 없고 자세의 균형도 힘들다. 하지만 우리가 업무 중이나 일에 몰두하다가 한 번씩 자세를 고쳐 앉는 경우가 있다. 대부분 자세를 무의식적으로 사용하다가 그 많은 시간 중 한 번이라도 자세에 관심을 두는 시간이다.

컴퓨터를 많이 사용하는 직업을 가진 40대 남자 W씨의 사례이다. 프로그램을 개발하기 위해 오랜 시간 의자에 앉아서 작업을 한다. 당연히 신체 곳곳에 불편함과 통증을 느낀다. W씨는 여느 때처럼 몇 시간이고 같은 자리에서 같은 자세로 일을 한다. 하지만 어느 정도 일하는 시간이 길어지면 자신도 모르게 무의식적으로 하는 자세가 불편하고 힘들어진다. 몸이 너무 힘들어서 도저히 참을 수 없을 때가 되서야 자신이 어떤 모습으로 앉아 과제를 수행하는지 바라본다. 이는 뻐근한 감각을 통해 조금이라도 정신 차릴 수 있도록 하는 과정이다. 이럴 때 우리는 잘못된 자세를 고쳐 앉게 된다. 너무나도 짧은 시간이지만 그나마 그 순간이라도 몸을 의식하고 돌보아 준 자체로 몸은 위로받는다.

자세를 고쳐 앉는 것은 '나를 새롭게 의식'한다는 뜻이다.

아주 짧은 순간이나마 자기 몸을 바라보는 시간이다. 아주 잠시 잠깐이지만 의식을 사용해 만든 새로운 나의 모습으로 조금 더 편안하게 일을 할 수 있다. 잠깐의 '새로 고침'이 더 많아질수록 나는 편안해질 기회를 더 많이 갖는다.

내가 인식할 수 없는 신체 부위가 많기 때문에 마치 작은 퍼즐 하나하나를 맞추어 가는 것처럼 의식을 확장해야 한다. 의식하면 그동안 어둠에 가려 보이지 않던 나의 몸의 공간이 선명하게 나타날 뿐만 아니라 긴장이나 습관 등 나의 새로운 모습을 발견할 수 있다.

누가 코로나에 감염이 되면 보건소에서 맨 처음 하는 일은 역학 조사였다. 어디서 감염되었는지 찾아나간다. 그 사람의 주소를 확인하고 또 어디서 누구에게 바이러스를 전파했는지 확인할 수 있다.

자기 신체에 대해 인식하면 자신을 알 수 있는 힘이 키워진다. 스스로 역학 조사를 할 수 있다. 무릎이 아픈 원인을 자기 몸과 습관을 통해 알게 된다. 내가 나를 알 수 있도록 의식의 힘을 키워나가야 한다. 그 힘은 나의 몸에 대한 실제적 관심이다. 움직임의 99%는 무의식적인 움직임이다. 당연히 무의식적인 움직임이 중요하다. 그렇기는 해도 의식 영역의 사용이 자꾸 사라져간다. 1%의 의식 영역을 제대로 사용하지 못한다.

아침에 침대에서 일어난 상황으로 다시 돌아가 보자!

다음의 질문에 답을 해보기를 바란다.

- 아침에 침대에서 눈을 뜨면 어떻게 일어나는가?
- 어느 발을 침대에서 먼저 내리는가?
- 침대에서 내려와 어느 발을 먼저 움직이는가?
- 안방 문은 어느 손으로 여는가?
- 화장실 문은 어느 손으로 여는가?
- 화장실에 들어가 어느 발부터 신발을 신는가?

- 어느 손으로 어느 방향으로 화장실 문을 닫는가?
- 어느 손으로 세면대의 수도꼭지를 트는가?
- 어느 손으로 치약을 잡는가?

이 질문들에 몇 가지나 대답할 수 있을까? 수년 혹은 수십 년간 해오던 행동들인데 금방 떠오르지 않는다면 나는 매 순간 의식적인 몸의 사용이 부족한 것이다. 내가 만난 사람들 대부분은 한 가지도 제대로 기억하지 못했다. 누구나 그렇게 자신을 의식하지 못한다.

의식하지 않아도 우리는 오늘도 정상적으로 출근을 했고 하루를 보냈다. 내일도 그렇게 움직일 것이다. 이사해서 문의 위치나 화장실의 위치가 바뀌지 않는 이상 고정된 습관은 바뀌지 않을 것이다. 하지만 의식을 사용해 바꾸어야 한다, 왜냐하면 아프기 때문이다. 아파질 수 있기 때문이다.

5

민감한 몸 & 예민한 몸의 감각

우리는 몸을 통해 세상을 느낀다. 이것을 보통 감각이라고 말한다. 감각은 다양한 경로를 통해 우리의 뇌로 전달된다. 피부, 근육, 관절과 눈, 코, 입, 귀에서 오는 감각은 척수를 통해 시상 부위를 거쳐 대뇌에 전달된다. 감각을 통해 전달된 정보는 우리의 몸을 어떻게 움직여야 할지 판단하는 데 절대적으로 중요한 요소이다.

한 발을 들어 앞으로 움직여도 될지 아니면 조금 움직여야 할지 많이 움직여야 할지, 더 빠르게 이동할지 쉬어야 할지 등 수많은 움직임을 결정하는 데 근간이 되는 중요한 시스템이다.

대표적으로 사지에 감각 소실이 나타나는 뇌졸중 환자의 경우 움직임에 제한이 생길 수밖에 없다. 잘 느껴지지 않는 발을 바닥에 딛고 선 것이 두렵고 한 발을 들어 옮기는 것은 마치 절벽 위에서 한 발을 앞으로 내딛는 것과 같은 극심한 두려움을 야기하기도 한다. 감각이 없으면 움직임은 어렵다.

나도 코로나에 걸려 입맛에 대한 심한 탈 감각을 경험했다. 음식에서 아무 맛이 느껴지지 않았다. 처음 느끼는 그 경험이 당황스러웠다. 아무것도 할 수 없고 꼼짝달싹 못 하고 3일을 누워 있었다. 모든 움직임이 정지한 것처럼 지나갔다. 그런 와중에도 가장 힘들었던 것은 전혀 먹고 싶지 않다는 것이었다. 감각이 없다는 것은 정말 힘들다. 아무리 애를 써도 살아나지 않는 입맛을 갈구했던 그때가 나에게는 감각의 소중함을 일깨우는 소중한 시간이었다.

《사피엔스》의 저자 유발 하라리는 다음과 같이 이야기한다. "수렵 채집 시기에 인류는 주변의 동물, 식물, 물건뿐 아니라 자기의 신체와 감각이라는 내부 세계에 대해서도 완벽히 터득했다. 다른 동물이 숨어 있는지 알기 위해 풀밭에서 나는 아주 미세한 소리까지 귀를 기울이고 주변의 나뭇잎들조차도 주의 깊게 관찰하였다. 또한 이들은 최소한의 노력으로 소리를 내지 않고 이동했으며 가장 기민한 방식으로 앉고 걷고 달릴 수 있었고 신체를 다양한 방식으로 사용한 건강한 인류"였다고 표현한다. 아울러, 최근 몇백 년간 발전한 인류 문명이 수십만 년간 초원에서 살아온 인류에게 많은 감각을 잃어버리고 사용하지 않게끔 불균형을 가져왔다고 지적한다.

수많은 맹수나 다양한 위험에서 벗어나고 상대방이 적인지 아닌지를 온전히 몸의 감각으로 구별해야 했던 시기의 수렵 채집인들에 비해 그러한 위험이나 중요성이 덜해진 지금 인류의 감각 민감도는 현저하게 떨어진 상태이다.

그런데도 불구하고 누구나 타고난 개별적인 감각 영역을 가지고 있다. 어떤 사람은 맛에, 어떤 사람은 소리에 남다른 감각을 가지고 있다. 어떤 사람은 손으로 느끼는 감각이 남다르다. 감각의 차이는 나이, 성별, 인종, 개개인에 따라 무한히 다양하다. 잘 느끼고 안 느끼는 문제가 아니라 누구나 자신의 감각을 가지고 있다는 것이다.

사람마다 감각의 민감도에 따라 차이가 존재하기 때문에 자극에 대해 각기 다른 반응과 행동을 한다.

다음은 내가 만나는 고객 중에 한 분이 질문한 내용이다.

"다른 사람들이 저를 보고 까칠하고 예민하다고 해요!"

"어떤 면에서 예민하다고 하시는 건가요?"

"물리치료실에 가면 물리치료 선생님을 가려요. 아무에게나 치료를 못 받아요. 도수치료를 받을 때 어떤 선생님에게는 엄청 불편함을 느껴요. 그 때문에 제가 편해지는 손을 가진 물리치료 선생님을 찾게 되는 것 같아요. 그렇다 보니 제가 다니는 병원의 물리치료실에서는 제가 기피 대상 환자가 되는 것 같아요! 제가 너무 까칠한 건가요?"

몸이 많이 아프다 보니 많은 시간 물리치료실을 이용하고 계셨고 내가 물리치료사이다 보니 물리치료실에서의 경험을 이야기하셨다.

"까칠한 것이 아니고 감각이 좋은신 겁니다. 특히 다양한 감각 중에 고유감각이 좋으신 겁니다!"라고 대꾸해 주었다.

고유감각은 신체의 위치나 움직임에 대한 정보를 우리 뇌에 전달한다. 근육이 얼마만큼 길어져 있는지 짧아져 있는지, 혹은 어깨가 올라가 있는지 내려가 있는지 등 신체 위치는 물론이고 몸이 무거운지 가벼운지 등의 정보를 제공한다. 고유감각이 다른 사람보다 더 민감해 잘 느끼는 사람이 있다.

이런 사람들은 남들보다 몸에서 느끼는 감각이 민감하고 좋다 보니 당연히 손이 더 좋은 치료사를 찾게 된다. 후각에 민감한 사람들은 남들이 알지 못하는 냄새를 금방 알아차린다. 불쾌한 냄새를 금방 알아차리기 때문에 분명히 불편함이 있다. 하지만 좋은 향기도 다른 사람보다 더 잘 맡고 구별할 수 있다. 맛에 민감한 사람은 더 맛있는 음식을 찾게 되고 소리에 민감하고 좋은 사람은 더 좋은 음악을 찾아서 듣게 된다. 맛을 평가하는 백종원 씨를 좋은 감각을 가지고 있다고 생각하지 까칠하다고 생각하는 사람은 없을 것이다.

몸의 감각이 좋은 것은 어쩌면 인간으로 태어난 당신에게 신이 준 특별한 선물일 수 있다.

또한 감각이 좋아 잘 보고 잘 느끼지만 그만큼 남들보다 더 불편하고 힘든 경우가 많고 아프다. 남들보다 더 예민하게 맛을 알지만 그것 때문에 주위에서 입맛이 까다롭다는 말을 들어야 하고, 남들보다 잘 들을 수 있는 능력이 있지만 들리는 게 많으니 반응을 해야 할 상황이 다른 사람에 비해 더 많아지는 것이다.

지나가는 버스 소리는 물론이고 굳이 남들은 신경 쓰지 않는 소리에 반응하고 생각하느라 금세 피곤해지고, 짜증이 많아지고, 힘들어진다. 당연히 예민한 사람으로 비추어질 수도 있다. 그 때문에 내가 만난 감각이 좋은 많은 사람이 대부분 더 아프고 힘들어했다. 그들은 대부분 작은 자극에도 몸이 긴장한다. 마치 무엇에 찔려 상처를 입은 것처럼 자세를 웅크리고 힘들어한다.

《나는 둔감하게 살기로 했다》의 저자 와다나베 준이치는 "몸의 감각이 예민할수록 더 아프며, 몸의 감각이 좋은 것이 불편함을 초래할 수 있다."라고 이야기한다. 중요한 것은 좋은 감각을 선물로 받았지만 그 선물을 주로 긍정적인 방향으로 사용하는지 부정적으로 반응하며 사용하는지 스스로 생각해 보아야 한다는 것이다. 느껴지는 자극과 반응을 어떻게 하는지 자신을 바라보며 관찰해야 한다.

내가 키우는 반려견들은 어렸을 때 아주 작은 소리에도 반응하였다. 누가 현관에 오는지 엄청난 청각으로 알아차리고 소리를 내며 짖었다. 너무 민감했기 때문에 모든 자극에 반응했다. 때로는 짖는 소리 때문에 이웃에서 민원이 들어오기도 했다. 그 때문에 강아지들에게 소리를 치고 혼내야 하는 상황도 있었다. 소리에 어떻게 반응하는지가 중요하다. 모든 소리에 반응하고 짖게 된다면 본능에 충실하고 예민한 것이다. 청각이 개의 엄청난 장점인데, 그 감각을 예민하게 사용한 것이다. 민감하게 반응하며 긍정적인 방향으로 사용할 수 있다.

감각을 예민하게 사용하면 자신과 주변 모두 힘든 상황에 놓이는 경우가 많다. 민감한 강아지는 도둑을 지키고 주인이 집에 돌아오는 것을 미리 알려 줘 가족들을 즐겁게 하지만, 정작 강아지 자신은 예민하기 때문에 주변 모든 상황에 스트레스를 받는다.

세월이 흘러 우리 집 반려견들도 현재는 나이가 많이 들었다. 지금은 내가 퇴근해 현관문을 열고 들어가 다가가도 계속 잠만 잔다. 청각 기능이 많이 떨어진 것이다. 못 듣는 경우가 많아 이전에 비해 덜 짖는다. 둔감해진 것이다. 물론 개가 덜 짖으니 주변 눈치를 보는 일도 많이 줄었다. 개들이 짖지 않아서 좋은 건가? 예민한 것은 좋지 않으니 강아지들도 행복하고 나도 행복한 건가? 실은 개들이 이전보다 건강하지 않은 것이다.

예민한 것은 민감한 것이고 매우 건강한 것이다.

모든 자극에 예민하게 반응한다고 자극을 피해서 살아갈 수 있는 세상은 어느 곳도 없다. 남들이 가지지 못한 좋은 감각을 통해 나의 장점은 살리고 발전시키고 부정적인 감각에 대해서 내가 어떻게 반응해야 하는지 알고 있어야 한다. 어떻게 하면 감각을 잘 사용할 수 있는지 아는 것이 중요하다.

몸의 감각을 불평하는 도구로만 사용하지 말고 어떻게 하면 잘 사용할 수 있을지를 생각하자.

몸을 잘 사용해야 한다. 인간은 의식을 통해서 몸을 올바로 사용할 수 있다. 자신의 감각을 칭찬하고 받아들이는 과정도 필요하다. 인간은 의식 영역이 발달했기 때문에 자극과 반응 사이에서 어떻게 해야 하는지, 얼마든지 좋은 방향으로 사용할 수 있는 지혜가 있다. 물론 이 책에서는 알렉산더 테크닉을 중심으로 이 과정을 설명하겠다.

《니체는 나체다》의 저자인 지식 생태학자 유영만은 먼저 몸으로 느끼라고 말한다. 머리로 생각하는 것은 복잡한 과정을 거치지만 몸으로 느끼는 것은 단번에 다가온다고 하였다. 또한 몸을 통한 느낌은 뭔가를 좋아하는지 싫어하는지 금방 알 수 있으며 그 느낌은 우리를 속이지 않는다고 했다. 다시 한번 강조한다. 몸으로 느껴지는 예민함을 민감한 도구로 잘 받아들이고 사용하자.

고유감각이 발달하지 않거나 감각이 민감하지 않은 사람은 몸의 불편함이나 통증 그리고 긴장도를 덜 느낀다. 때문에 그러한 사람들은 긴장을 많이 한 다음에도 자신은 전혀 불편함이 없다고 이야기한다. 하지만 실제로 몸의 긴장 상태는 안 좋은 경우가 많다.

엄청난 긴장과 무거움을 많이 쌓아 놓고도 그것을 모르기 때문에 어쩌면 나중에 더 심각한 상황에 부딪힐 수도 있다. 예민한 사람은 잘 느끼기 때문에 조금만 긴장해도 불편하거나 아프다고 자주 표현한다. 분명히 더 많이 아픈 것 같지만 미리 알아서 나타나는 통증이기에 이를 잘 활용하면 건강을 훨씬 더 잘 지키고 만들어 갈 수 있다. 예민한 몸은 잘 아는 것이고 내 몸을 더 잘 보호할 수 있음을 명심하자. 대신 민감한 몸을 사용할 수 있어야 몸이 즐겁다.

6

아플 때 어떻게 하지? – 힘을 빼라

통증은 그대로 방치하면 더 심각하게 악화할 수 있기 때문에 적극적으로 통증 치료에 임해야 한다.

힘을 빼는 것이 기본인데 힘을 빼는 것이 무엇인지 잊은 지 오래되었다.

그동안 어깨는 무거움이나 불편함과 같은 감각으로 나에게 지속적으로 표현하고 이야기했을 것이다. 몸에 통증이 나타났다는 것은 이제는 정말로 힘을 빼라고 강력하게 이야기하는 것이다. 힘을 뺄 수 있을까? 우리가 살아가면서 힘을 줄 수밖에 없고, 주던 힘을 쉽게 뺄 수 없는 이유가 있다.

통증이 있는 사람을 우리는 쉽게 알아볼 수 있다. 통증만큼 자세를 통해 잘 표현될 수 있는 것도 없을 것이다. 아픈 사람은 이미 표정에 드러난다. 얼굴에 주름이 생기고 생기가 없으며, 무거운 표정을 짓는다. 머리의 위치도 많이 달라진다. 표정과 자세를 보면 누구나 아픈 사람이라는 것을 알 수가 있다. 기쁜 일이 있어서 웃고 싶어도 충분히 표현하지 못하고 웃지 못한다. 얼굴 근육의 힘이 빠지지 않는 것이다. 힘을 뺄 수가 없다.

나의 어머니는 오랜 농사일과 고령으로 만성통증 질환을 앓으며 고생하고 계신다. 한번은 새벽 2시에 집에 있는 물건들을 하나하나 정리하시는 어머니의 모습을 보고 놀란 아버지가 전화를 주셨다. 자식들 모두가 놀랐다. 얼마나 아프시면 당신의 물건을 정리하고 난 후 해서는 안 될 생각까지 하셨을까. 실제로 어머니께서는 오랜 통증으로 인해 밤에 잠을 잘 못 주무시는 것은 기본이고 이미 심각한 우울 증상까지 갖고 계셨다.

멜러니 선스트림은 저서 《통증 연대기》에서 많은 만성통증 환자가 우울증을 가지고 있으며, 통증과 우울의 관계를 묻는 것은 마치 '닭이 먼저냐 알이 먼저냐?'를 묻는 것과 같고, 통증이 심할수록 우울증도 심한 상태가 된다고 하였다.

팔순을 넘기신 엄마가 자식의 말을 잘 듣지 않는 것을 알면서도 나는 "어머니 왜 이렇게 다른 일에 신경 쓰세요. 너무 신경 쓰시니까 아픈 거에요."라고 말씀드린다. 어머니는 항상 초긴장 상태로 24시간을 보내신다. 자식 걱정, 남편 걱정, 동네 걱정은 물론이고 멀리서 잘 살고 있는 사돈의 팔촌 걱정까지 오만 걱정을 하시기 때문에 목에 긴장이 끊임없이 나타난다. 어머니의 목에서는 힘이 빠질 겨를이 없다. 특히, 농사일로 인해 쉬는 날보다 몸에 무리가 가는 일을 하는 날이 더 많기 때문에 당신 몸 하나로 감당하실 수가 없다.

어머니가 갑자기 바뀌지 않으실 걸 알면서도 오늘도 나의 일상적인 대화는 "어머니! 신경 좀 쓰지 마세요!"다. 조금이나마 힘을 뺄 때 훨씬 몸이 편해지고 근육의 긴장이 덜해지기 때문에 나는 아프다고 하시는 어머니께 다음과 같이 말씀드릴 때가 많다.

"이번에 아프신 거는 어머니 기운이 없어서 그런 거 같아요!"라고 말씀드리면 어머니는 수액을 처방받아 맞으신다. 내가 보기에도 어머니 스스로 통증을 이기기 어려운 상황인 것처럼 느껴질 때는 통증의학과에 가거나 물리치료를 받으시라고 권해드린다. 심리적으로 지지가 필요해 보일 때는 누나, 동생과 상의하고 전화를 자주 드리거나 시골집에 가기도 한다. 자식들 목소리를 듣고 얼굴을 보고 나면 얼굴에 웃는 표정이 나타나신다. 힘을 조금이라도 빼신 것이다.

'신경을 쓴다'는 것은 긴장을 하는 것이고, '긴장을 한다'는 것은 과한 힘을 쓰고 있다는 뜻이다. '신경 좀 쓰지 마세요!'는 '힘을 빼세요!' 또는 '신경을 쓰지 않아야 힘이 빠져요!'란 뜻이 된다.

환자들에게 치료를 하면서 가장 많이 하는 말 역시 "힘을 빼세요!"이다. 치료를 잘하는 물리치료사는 환자가 힘을 잘 뺄 수 있도록 만든다. 누구나 힘을 빼고 싶을 때 빼고 힘을 주고 싶을 때 주는 방법을 알고 있다면 얼마나 좋을까?

누구나 몸에서 힘을 빼는 것이 어렵다.

일상에서 문제가 나타나는 경우를 예를 들어 설명하겠다. 우리가 움직일 때 머리, 목, 몸통은 각각의 역할이 있으며 서로 조화롭게 움직이도록 되어 있다. 만약 누군가가 오른쪽을 바라보라고 하면 머리만 회전하면 되는데 대부분 몸통까지 전부를 회전한다. 에너지 효율성 측면에서도 너무나 비효율적인 방식이다. 그럼에도 불구하고 목은 고정한 채 몸통을 사용한다.

이러한 습관이 언제부터 생겼는지 알 수는 없지만 이렇게 움직여도 당장은 아무 문제가 없었을 수 있다. 하지만 결과적으로 목에서는 계속 고정된 상태로 인해 통증이 나타날 수 있고, 지속적인 과 사용에 힘들어하는 허리에도 반드시 통증이 생긴다. 관절마다 있는 근육과 뼈 등의 작용으로 우리는 일상생활을 하는 데 필요한 동작을 한다. 목이 고정되어 있다면 우리가 옷을 옷장에서 꺼내거나 옷을 고르기 위해 좌우로 목을 회전하거나 옷을 입고 단추를 잠그기 위해 목을 숙여야 하는 일상적인 움직임을 수행할 때 문제가 생길 수 있다.

실제로 우리 대부분은 뇌나 척수 등 중추신경계에 문제가 있지 않음에도 목을 회전하는 법을 잊었다. 효율적으로 사용해야 할 내 몸을 쓸데없는 비사용과 과 사용으로 잘못 사용하는 것이다. 시간이 지날수록 결국 되돌리기 힘든 습관적인 자세의 틀 속에 자기 자신을 가두게 된다.

허리나 목에 긴장을 만드는 자세와 동작을 선택한 잘못이다. 움직임을 스스로 제한한 결과로 목의 동작이 줄고 원래의 움직임을 제대로 인식할 수 없는 지경에 이른다. 목에 많은 힘을 주고 있어서 역할을 제대로 수행하지 못하는 것은 안타까운 일이다. 아이러니하게도 힘을 주고 난 다음 힘을 빼지 않는 것은 바로 우리 자신이다. 과연 목에서 힘을 뺄 수 있을까?

첫째, '목'을 알지 못하기 때문에 목에서 힘을 뺄 수 없다.

힘을 빼기 어렵다는 것은, 자신의 '목'이 어디인지 알지를 못한다는 뜻이다. 자기 목의 앞, 뒤, 옆을 뚜렷하게 인식하는 사람이 과연 있을까? 그런 사람이 분명히 있겠지만 우리가 매일 만나는 주위 사람 대부분은 자기 목에 대해 다 알지를 못한다.

힘을 빼기에 앞서 일단 내 목이 자꾸 인식되고, 인식할 수 있는 수준이 점차 좋아지면 스스로 목에 긴장하고 과하게 힘을 주고 있다는 사실을 인지한다. 그때가 목에 힘을 뺄 수 있는 순간이다. 알면 알수록 이완할 수 있는 기회가 훨씬 많아지는 것이다. 뇌는 가소성이 있기 때문에 대뇌 피질을 사용하여 내 몸에 관심을 가질수록 나의 뇌에서는 신경회로에 더 많은 시냅스가 생겨나고 그 결과 내 몸을 더 잘 인식할 수 있다.

자기 목을 잘 안다면 머리가 기울어지게 하지 않을 것이다. 그동안 힘을 빼야 할 곳을 알 수 없었기 때문에 힘을 뺄 수 없었던 것이다. 힘을 빼기 위해서는 몸에 대한 자기 인식이 우선적으로 필요한 것이다. 습관을 인지하지 못하면 바꿀 수 없듯이 내가 나를 알지 못하면 힘을 뺄 수 없다. 신체 이완은 절대 어렵지 않다. 알면 이완할 수 있다.

둘째, 힘을 빼는 것을 두려워한다."

앞에서 언급한 나의 어머니도, 목에 힘을 주어 고정하고 허리를 사용하는 사람도 힘을 못 빼는 것은 힘을 빼면 스스로 큰일이 난다고 생각하기 때문이다. 항상 목에 힘을 주고 있는 것이 자신의 모습이라고 생각한다. 말할 때에도 목에 과한 힘을 주고, 생각할 때도 목에 쓸데없이 긴장을 한다. 어쩌면 세상의 모든 자극에 목의 긴장으로 반응하는 것인지도 모른다.

세상의 모든 것에 목의 긴장으로 반응하며 살아왔기 때문에 그 긴장을 내려놓으면 자신의 가치와 삶의 기준이 다 무너진다고 생각한다. 습관적으로 힘을 주고 반응하는 것이 항상 자기 자신이다. 긴장이 사라지는 것을 스스로 두려워한다. 목에 잠시 힘이 빠지면 그 모습은 자신이 아는 나가 아니기 때문에 편안해하기보다 불안해한다. 금방 이전의 자기 모습으로 돌아가 버린다. 습관은 참 무서운 것이다.

셋째, 긴장하는지조차 모른다.

사람들은 누워 잠을 자면서도 힘을 빼지 못한다. 내가 내 몸에 관심을 가지면서 가장 놀랐던 때가 바로 잠을 자기 위해서 누웠는데 목과 다리에 힘을 엄청나게 주고 있다는 것을 깨달은 때이다. 잠을 자고 나서도 편하지 않았던 이유를 알게 되었을 때 받은 충격과 놀라움은 생각 이상으로 컸다.

가장 편안한 침대에서조차 몸의 긴장이 해소되지 않는다. 오늘 하루의 긴장을 내일을 위해 충분히 내려놓아야 하지만 모든 사람이 힘을 빼지 않은 채 잠을 자고 일어난다. 마치 24시간 출동 대기를 하듯 잠자는 동안에도 엄청나게 긴장한다. 힘을 빼지 못하고 하루의 긴장을 그대로 가지고 누웠다가 다음날 일을 하면서 또다시 긴장을 쌓고 그 몸으로 잠을 자고, 또 다음날 하루를 시작한다.

많은 사람이 힘을 주고 잠을 자는지조차 모르기 때문에 힘을 빼야 한다고 생각하지도 못하는 경우가 많다. 각 사람의 자세와 환경을 보면 그들이 왜 힘을 뺄 수 없는지 이해할 수 있다. 자신이 얼마나 긴장하고 몸에 힘을 주고 있는지 스스로 자각할 수 있어야 한다. 자기 몸의 자각을 통해서 얼마든지 긴장을 알아차릴 수 있다. 힘을 빼기 위한 최선의 선택이다. 힘을 빼기 위한 방식을 계속 설명하겠다.

7

통증에 대한 관점을 바꾸자

"무릎이 아픈데 빨리 좋아지지 않아요!"

통증을 호소하는 분들은 대부분 이렇게 말한다. 그러면 나는 아프게 된 원인이 있을 텐데 혹시 통증이 나타나기 전에 "무엇을 하셨나요?"라고 질문한다. 아프다고 하는 분께 꼭 먼저 하는 질문이다. 그분의 통증에 대한 이력을 알고자 함이 아니라 환자 스스로 아프게 된 문제를 찾을 수 있도록 도와주기 위해서다.

처음 대답은 보통 이렇다. "잘 모르겠는데요!" "아무것도 안 했는데요!" 환자의 목적은 치료사인 내가 자기 몸을 관찰하고 알아내서 문제를 잘 해결해 주는 것이다. 서로의 목적이 다르니 환자는 질문에 깊게 생각하지 않고 답하는 경우가 대부분이다.

사실 통증이 없으면 몸을 함부로 또는 과하게 잘못 사용할 수 있다. 통증은 나에게 몸에 대해 가장 솔직하게, 지속적으로 이야기한다. 베르나르 칼비노 교수는 《통증을 길들이다》에서 통증과 어떻게 '더불어 살 것인지'

를 배우는 것이 관건이라고 말한다. 몸이 이야기하는 통증을 우리는 어떻게 이해하는 것이 좋을까?

더불어 잘 살기 위해 통증을 새로운 방식으로 바라보고 대할 필요가 있다.

분명한 이유가 있지만 통증에 대한 관점을 바꾸는 일은 간단하지 않다. 특히, 지금 당장 현실적으로 통증을 경험하는 사람들에게 관점을 바꾸라고 하기는 쉬운 일이 아니다. 여러 가지 장벽이 가로막고 있다. 가장 힘든 부분은 '통증을 대하는 환자들의 태도나 관점을 어떻게 바꾸어 주는가?' 하는 부분이다.

통증은 '낫는 것'과 '낫지 않는 것'이라는 고정 관념을 가진 나의 어머니를 비롯해 수많은 사람의 사고를 바꾸기 위해서 설명하기는 더욱 어려운 것 같다. 먼저, 통증을 어떻게 바라보고 이해해야 하는지, 통증 자체만이 문제라는 생각에 대해 어떻게 확장해서 설명해야 하는지, 근골격계 질환으로 힘들어하고 아파하는 분들에게 통증은 내 몸이 내게 잘못하고 있음을 알려 주는 신호라는 것을 어떻게 말해 주어야 하는지. 나는 이런 사항을 중심으로 환자나 통증으로 인해 힘들어하는 사람들에게 자신의 통증을 바라보는 관점을 바꿀 수 있도록 도와준다. 이 과정에서 통증이 개선될 수 있다는 확신과 믿음을 주는 것 또한 중요하다.

통증 자체가 문제라고 생각하고 당장에 통증만 없으면 다 나은 것이라고 생각하는 분들에게 설명하기 위해서는 상당한 시간과 신뢰가 필요할 수도 있다. 환자 스스로 알 수 있도록 설명하거나 몸으로 직접 이해하고 알아가기를 바라며 기다리는 경우가 많다. 다행히 어느 정도 자신의 잘못된 습관 때문에 문제가 발생했다고 자각하면 비로소 통증에 대한 관점과 이해가 달라진다. 통증에 대해 제대로 받아들이면, 통증 자체가 문제가 아니라 힘들다고 이야기하는 몸을 내가 어떻게 대해야 하는지 주도적으로 생각하고 행동할 수 있는 것이다.

결국, 가장 먼저 통증을 인정해야 한다.

통증을 단지 괴롭히는 문제로 여기지 말고 통증이 있는 몸의 부위를 온전히 바라보아야 한다. 아픈 곳 자체를 바라봐 주어야 한다. 그리고 통증이라는 것을 통해 그동안 내가 얼마나 몸을 외면해 왔는지 직시해야 한다. 당연히 아프다. 결과에 대한 책임을 당연히 받아들여야 한다. 통증은 안타까운 일이지만 그러한 통증이 온 이유가 있고 쌓인 시간이 있으니 그 이상의 시간을 잘 보내야 한다. 통증이 있으므로 진찰받고 약을 복용하거나 물리치료를 받기를 권유한다.

《통증을 길들이다》의 공동 저자 중 한 명인 의사이자 작가 마르탱 빙클레르는 "고통스럽다는 것은 고독한 감각이기 때문에 본인만이 알 수 있고, 얼마나 고통스러운지도 오직 본인만이 알 수 있"으며, 통증은 타인으로부터 나를 고립시킨다고 표현하였다. 고립된다는 것 자체도 힘들지만, 아프고 고립된 것 때문에 온전히 자신에게 집중한다. 조심조심하며, 온전히 자기 몸에 집중해서 움직이고 생각한다.

통증에 집중해 우울해지는 것을 바라지 않는다. 당연히 아플 수밖에 없는 사실을 인정함으로써 긍정적인 방향으로 발전해야 한다.

사실 몸은 처음부터 통증으로 표현하지 않는다.

통증은 발생하기 전 처음에는 약간의 무거움이나 불편함으로, 움직이기 싫은 뻣뻣함으로 내게 메시지를 전한다. 하지만 안타깝게도 우리의 뇌는 그 상황을 심각하게 받아들이지 않는다. 어느 정도 무겁고 아픈 것은 내 생명에 당장 심각한 문제가 되지 않기 때문에 전혀 신경 쓰지 않는다. 하지만 그 작은 외면이 어느 순간 내 몸의 기능적인 문제를 일으키며, 나중에는 더 심한 통증으로 삶의 질에 심각한 결과를 초래한다.

사람들은 가시에 찔리면 그다음부터는 가시를 조심한다. 찬 음식을 먹고 금방 화장실을 찾을 정도로 장이 예민한 사람은 냉면 같은 찬 음식을 조심하고, 무언가 몇 번 먹고 속이 더부룩하면 그 음식은 피한다. 그런데 근육과 관절에서 고유감각을 통해 알려 주는 '통증'이라고 이름 붙인 불편한 감각 신호는 너무나도 인색하게 받아들이고 인정하는 역치가 너무 높다.

우리는 몸으로 느낀다. 몸은 항상 이야기해 준다. 무겁고 불편하다고 신호를 보내지만 우리는 무시한다. 대표적으로 우리의 어머니들은 아이들이나 가족을 위해서 언제나 희생하고, 아무리 가혹한 환경이라도 당연히 버텨 내야 한다고 생각한다. 어머니 당신의 입으로 분명히 "힘들어! 무거워! 아파!"라고 해놓고도 안타깝게도 잘못된 방식이나 습관을 반복한다.

몸이 하는 말은 내가 잘못된 방향으로 가고 있을 때나 잘못된 지점에 이르렀을 때 깨우침을 주는 중요한 단서다.

나는 발을 바닥에 내려놓지 못하고 다리를 한쪽으로 밀면서 목에 과 긴장을 두어 통증이 나타났음을 명확히 인정하는 순간 목의 통증에 대한 관점이 달라졌다. 아픈 목을 나를 괴롭히고 짜증스러운 통증을 일으키는 존재가 아닌 오히려 괴롭힘을 당하고 관심을 받지 못한 존재로, 앞으로 잘 보살펴야 할 존재로 대해야 한다.

아픈 것이 힘들지만 당연히 아픈 것을 인정해야 한다. 내가 그렇게 사용했기 때문에 당연히 목이 처절하게 호소하는 것을 인정해야 한다. 아프다고 말하는 목의 이야기를 들어주고 아픈 목과 화해해야 한다.

나는 중추신경계 문제로 운동기능이 저하된 환자들을 휠체어에서 침대로, 그리고 침대에서 일어나 걷게 하기 위해 내 몸을 사용하다가 어느 순간 치료사인 나의 고관절이나 어깨 혹은 허리가 아파왔다. 몸을 잘 사용한다고 생각하고 의식하는데도 통증이 나타날 때가 있다.

고관절이 아프면 항상 왜 아픈지를 먼저 생각한다. 결과에 대한 원인은 나에게 있기 때문에 환자를 이동시키는 과정에서 고관절과 관련된 내 몸을 면밀히 관찰한다.

내 몸을 관찰하면 반드시 답이 나온다.

내가 스스로 얼마나 자만하고 다리를 의식하지 않았는지 깨닫는 순간이다. 이미 통증이 시작되어 물리적으로 충격을 받은 상태다. 이후에 똑같은 실수를 반복하지 않는다. 아픈 통증은 2~3일 안에 사라진다. 통증은 문젯거리나 나를 괴롭히는 것이 아니라 나를 살리려 끊임없이 각성시키는 위대한 감각이다. 또한 나를 겸손하게 만들어 주는 스승님의 회초리 같은 역할을 한다.

그러나 통증은 한번 오면 꽤 오래 몸을 움직이지 못하게 강제적인 고통을 주다가 어느 순간 사라진다. 마치 앞이 보이지 않는 안개처럼 온 세상을 감싸고 있다가 조금씩 사라지거나 갑자기 사라지기도 한다. 하지만 어느 순간 또다시 나타난다.

통증은 또다시 나타난다는 것을 분명히 알기에 우리는 준비할 수 있고 같은 실수를 반복하지 않으면 된다.

《통증을 길들이다》의 공동 저자인 철학박사 카롤린 케로아스 파크로는 "갑작스러운 고통으로 인해 물러날 위험성이 있다는 것은 실제 삶과 관련된 모든 것을 회피할 위험성이기도 하다."라고 말한다. 회피하지 않는 방식은 어렵지 않다.

통증에 대한 관점을 바꿔 보자! 그러면 자세와 통증에 대해 새롭게 이해하고 접근할 수 있을 뿐만 아니라 다양한 치료의 도움을 받더라도 주도적으로 내 몸을 어떻게 사용하고 보살펴야 할지 좀 더 명확하게 알 수 있다.

8

아픈 나를 위해 필요한 변화

사람들은 건강하지 못하다는 생각이 들면 불안해진다. 소중한 내 몸에 대한 고마움을 평소에는 모르다가 꼭 통증으로 인한 고통이 찾아온 이후에야 건강의 소중함을, 몸의 소중함을 생각한다. 잠시 멈춰서 몸에 대해 생각하게 하는 것이 바로 통증이다. 처음에는 급성 통증이 나타나지만 근본적인 문제에 대한 자기 성찰이 없으면 반복적인 문제가 지속돼 만성 통증으로 나타난다.

통증 없이 찾아오는 증상이나 질환은 알게 된 순간 이미 손을 쓸 수 없을 정도로 심각해진 경우가 많다. 소리 없이 다가와 대처할 시간조차 주지 않는 질환이 아닌 통증을 통해서, 더 심각한 상황이 오기 전에 깨닫고 준비한다면, 아픔을 통해 몸의 건강을 바꿀 수 있다면 현명하게 질병에 대비할 수 있다.

그렇다면 아픈 나를 위해 필요한 변화는 무엇일까? 변화를 위한 첫걸음은 언제부터 아팠고 어디서부터 아팠는지 생각하는 것이다.

과연 나는 언제 어디서부터 잘못된 길에 들어선 걸까? 이를 알기 위해서는 전제 조건이 항상 내 몸을 우선순위에 두어야 한다는 것이다. 의식 있는 내 몸이 되어야 한다. 의식이 자기 몸에 머물고 있어야 모든 상황을 마주 보고 과거로부터 현재까지의 몸을 통해 스스로 적극적으로 문제 해결에 참여할 수 있다. 하지만 너무 당연한 말인데도 불구하고 대부분 '난 그렇게 하지 않을 거야!' 혹은 '그렇게 할 자신이 없어!'라고 생각한다. 왜 사람들은 자기 몸을 우선순위에 두기를 선뜻 허락하지 않을까? 그렇게 하면 마치 죄를 짓는 듯 자기 자신밖에 모르는 이기적인 사람이 될까 봐 두려워한다.

실제로는 자기 몸에 우선을 두는 방식을 모르기 때문이다. 어떻게 해야 정말 자기 몸을 우선으로 생각할 수 있는지 명확하게 경험해본 적도 없기 때문에 자기 몸을 먼저 생각하라고 한 의미를 이해하고 실행하기가 어려운 것이다. 특히, 우리의 아버지 어머니 들이 대표적인 사례다.

낙상으로 인한 고관절 골절로 수술을 하고 재활을 위해 물리치료실에 오신 80대 남자 환자가 계셨다. 현재 통증이 어느 정도인지 확인하는 것은 환자의 몸 상태를 파악하기 위해 매우 중요한 정보가 되기 때문에 항상 질문을 한다. 나는 통증이 있는 곳을 확인하고 통증이 1부터 10까지 정도에서 어느 정도로 심하신지 여쭈어보았다. 질문에 어르신은 "아파! 아파!"라는 말씀만 반복하셨다. '귀가 잘 안 들리시나?' 하고 생각하면서 큰 소리로 "통증이 심하시다고요?" 하고 다시 큰 소리로 질문했다. 어르신께서는 나를 답답하게 쳐다보시더니 역시 큰소리로 "아프다고!"라고만 말씀하셨다.

그제야 나는 환자의 뜻을 이해할 수 있었다. "아, 네, 알겠습니다. 아프시군요!" 나는 환자가 통증의 정도를 어느 정도라고 숫자를 대며 이야기하지 않으셨지만 최고로 아픈 것으로 이해했다. "통증이 있는 것이 아니라 아프시다는 거죠?" 나의 질문에 그제야 어르신께서 고개를 끄덕이셨다.

나는 정말로 궁금한 것을 여쭈어보았다. "어르신! '통증'이랑 '아픈 것'이 다른 뜻인가요?" "그럼! 통증은 참을 수 있는 거지만 아픈 거는 아픈 거야!" 시골 어르신의 이 명쾌한 설명은 나의 윗세대 아버지 어머니 들이 통증이 있음에도 왜 습관을 멈추지 않는지 이해하는 데 많은 도움이 되었다. 어르신은 재활 후 퇴원을 하시면 곧바로 자식들의 걱정과 만류에도 불구하고 밭에서 콩을 심고 고추와 딸기를 따실 것이다. 통증은 어르신을 멈추게 할 수 있는 것이 아니었다. 통증은 참는 것이었다. 어르신은 통증이 있을 때 표현하는 것이 아니라 아플 때 표현하신다는 것을 알았다.

왜 어르신은 통증 정도는 참아야 하는 것이라고 생각하실까? 한쪽 다리가 아무리 아파도 참을 수 있는 한 그것은 어떤 문제도 될 수 없다. 이것이 치열한 삶에서 몸으로 체험하며 갖게 된 가치관 중에 매우 중요한 부분이 되었으니 쉬라고 하는 주위의 말이 어르신께 절대 통할 리 없었다. 병원에 와 계시니 환자가 되신 것이지 아무리 아파도 스스로 환자라고 생각조차 해보신 적이 없는 듯 보였다.

누군가에게는 통증이지만 어르신에게 혹은 우리의 아버지 어머니 들에게 통증은 아픈 정도에 포함도 안 되는 것이다. 너무나 주관적인 통증이라는 개념과, 통증과 관련된 자세의 정의는 각 사람의 가치관이나 삶의 방식에 따라 모두 다를 수 있다.

하지만 어르신에게도 아픈 당신을 위한 변화가 필요하기 때문에 언제부터 아팠고 왜 아프게 되었는지 스스로 알게 하는 과정이 매우 중요하다. 따라서 치료를 하며 어르신께 왜 넘어지게 되셨는지 질문을 했다. 당시 황당했던 경험을 이야기하시며 왜 그런 일이 일어났는지 설명을 못 하신다. 너무 갑자기 일어난 일이라고 이야기하신다. 그러면 나는 넘어지시기 전에 몸이 불편하거나 아팠던 곳이 있었는지 질문한다. 대다수 환자가 넘어지기 전에 통증을 느꼈던 이야기를 해주신다. 무릎이, 어깨가 혹은 허리가 아팠던 분도 계신다.

통증에는 반드시 이력이 있다. 나는 아픔을 표현하거나 이유를 물어보는 사람들에게 꼭 거꾸로 질문을 한다. 갑자기 아프게 된 데는 그만한 문제가 반드시 있기 때문에 환자 스스로 이유를 알아차리는 순간, 통증이 사라진 것은 아니지만, 통증에 대한 두려움이나 불안 등이 눈 녹듯 사라지는 것을 많이 보았다. 환자는 원인을 깨닫게 되면 당연히 아플 수밖에 없었겠구나 하며 안도하고 환하게 웃으신다.

아팠던 자기 몸을 스스로 되짚어 가면서 자기 몸을 진지하게 이해한다. 처음 제대로 환자 자신에게 의식이 머무는 시간이다. 나는 조금의 도움만 드린다. 환자도 자신이 언제부터 아팠는지 그리고 무릎의 불편함이나 발의 불편함은 어디서부터 시작되었는지 대부분 스스로 알게 되신다. 그러면 환자의 얼굴이 편안해진다. 어르신은 어디서부터 잘못된 길로 들어섰는지 아픈 몸을 통해 스스로 알게 되었다. 당연히 알려 드리는 운동도 병실에서 스스로 잘하시게 된다. 지혜로운 삶의 경험을 가지고 계시기에 같은 실수를 하지 않으실 것이다.

변화를 위한 두 번째는, 스스로 인정하고 받아들이는 것이다.

어느 날 집 소파에 앉아 휴대전화를 하던 아내가 "여보 오른쪽 집게손가락 위쪽이 이상하게 아픈데 왜 그렇지? 아무렇지도 않다가 갑자기 아프네?"라고 물은 적이 있다. 질문을 한 아내는 분명히 손가락 관절이나 근육 또는 힘줄에 염증 등 어떠한 문제가 생겼을 거라는 가정하에 나에게 질문을 했을 것이다.

나의 대답은 "잘 생각해 봐 손가락이 아픈 이유가 있을 거야."였다. 그러면서 나는 이미 휴대전화를 손으로 터치하면서 잔뜩 긴장한 아내의 집게손가락을 보고 있었다. 나의 시선이 그곳에 머물러서인지는 모르겠지만 아내는 순간 깜짝 놀라며 자신의 과신전 되어 있는 손가락의 긴장을 빨리 알아차렸다.

처음 질문할 때 아내의 표정과 목소리에는 불안과 걱정이 가득했다. 하지만 손가락에 계속 과도한 힘을 주었기 때문에 손가락이 아픈 것임을 인지한 후부터는 그 통증 때문에 생겼던 불안감이 사라졌고, 힘을 빼니 통증이 금세 감소했다.

아픈 이유를 알고 스스로 인정한 것이다. 불안함은 사라질 수밖에 없다. 왜냐하면 자신이 만든 잘못이라는 것이 명백해졌고, 그것을 인정을 했기 때문이다. 이면에는 내가 앞으로는 그렇게 사용하지 않으면 된다는 확실한 자신감도 생긴 것이다.

누구나 자기 몸이 왜 아픈지 스스로 알 수 있다. 가령 어깨가 아플 때는 반드시 그와 관련된 인과 관계가 존재하기 때문이다. 또한 의자에서 일어날 때 오른쪽 다리만 계속 사용했기 때문에 오른쪽 다리가 아픈 것처럼 스스로 그 사실을 알고 인정해야 한다.

'왜 아픈가?'

'아! 아플 수밖에 없구나!'

통증이 생기는 과정을 스스로 인정하고 받아들여야 한다.

《통증 혁명》의 저자 존 사노 박사도 "자신의 통증이 어디서부터 오는 문제인지 받아들이고 이해한 환자가 물리치료를 받았을 때 훨씬 효과가 좋았다."라고 하였다. 먼저 알아야 그것을 받아들일 수가 있다. 일단 인정하면 바꾸기가 쉽다. 인정을 하면 내 몸을 대하는 방식이 달라진다.

아픈 것은 분명히 힘들다. 내가 아프다는 것을 몸 탓으로 돌리지 말자! 그냥 아픈 자체를 인정해 주자! 빨리 낫는 것에 초점을 맞추는 것이 아니라 진짜 내 몸에 초점을 맞추고, 통증이 있는 내 몸을 돌보아야 한다. 그러면 내 몸이 나에게 항상 좋은 협력 관계가 되어줄 것이다.

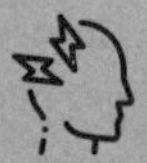

TENSION

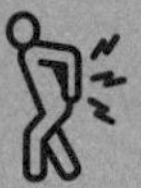

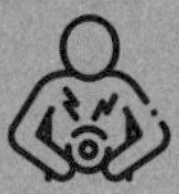

PAIN

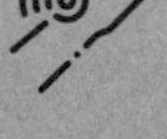

2장

통증 없는 자세의 시작 (바꾸고 싶은 자세 이야기)

1 자세를 위해 필요한 이야기

올바른 자세는 활력과 즐거움을 주지만 나쁜 자세는 피로와 더 많은 에너지를 소비하게 만든다. 자세가 가진 이점을 많이 알기 때문에 사람들은 자세에 관심이 많고, 자세를 바꾸기 위해 많은 노력을 한다. 하지만 대부분이 좋은 자세를 경험하지 못하고 '자세는 어려운 거야!'라는 마음만 가진 상태로 포기하는 경우가 많다. 그리고 전문가를 만나지 못하면 자세가 좋아질 수 없다고 생각한다.

자세는 정말 어려운 것일까?

많은 사람이 자세에 대해 궁금해하면 나는 거꾸로 그분들에게 자세가 무엇이라고 생각하는지 질문한다. "자세란 무엇인가? 자세를 어떻게 해야 하는가? 내 자세를 어떻게 해석하고 이해해야 하는가?"라는 질문들은 자세의 작동 원리를 이해하기 위해 필요한 과정이다. 하지만 자세를 막상 설명하려니 녹록지 않음을 누구나 느끼게 된다.

자세라는 용어는 정말 다양한 분야에서 다양한 관점으로 사용하지만 통증이나 자세 개선을 목적으로 오신 분들은 일반적으로 똑바른 자세란 힘을 주어 유지하는 것이라고 이야기한다.

사람들은 한 가지 명확한 목표를 가지고 자세를 생각한다. 그 한 가지만이 가장 정확한 자세라고 생각한다. 교과서에 나와 있는 완벽한 사진의 모델처럼 정확한 자세를 취하는 모습이다. 그 때문에 통증을 줄이기 위해서나 건강을 위해서 좋은 자세를 만들기 위해 힘을 더 주고 모델을 따라하려고 많은 노력을 기울이는 경우가 많다. 스스로 자세를 바꾸기 위해 시도해 본 사람이라면 자세를 만들기 위한 노력이 상당히 힘든 여정임을 알 것이다.

어찌 보면 인생이 몸의 자세를 무너뜨리고 세우고, 또 무너뜨리고 세우는 과정의 연속이다. 사람들은 자세를 이기기 위해 끊임없이 도전한다. 앉아 있는 자세는 금방 무너지고 다시 세우기를 반복한다. 하지만 무너지는 횟수가 많아질수록 다시 세우기 위한 노력은 훨씬 많은 에너지를 필요로 한다. 다시 말해 무너지는 것은 쉬우나 다시 돌아가기는 어렵다. 너무 힘들어 포기할 수밖에 없다. 많은 사람 중 일부만 좋은 자세를 경험한다.

책이나 매체에서 본 적이 있는 정확한 자세를 그리며 계속 무언가를 해야 한다는 집착은 나의 몸에 과한 긴장과 스트레스를 준다는 점을 명심하자. 그러한 자세를 유지하기 위해서는 많은 것을 희생해야 한다는 것 또한 알아야 한다. 과정이 어렵다는 사실을 인정하는 데 엄청난 용기가 필요할 수도 있다. 당연히 어렵다. 그렇기 때문에 자세 개선을 위해 도전했다가 실패했다고 생각할지라도 스스로 나약하거나 문제가 있어서 자세를 포기한 것이 아니라는 사실을 이야기해 주고 싶다.

그렇다면 자세는 왜 이렇게 어려운 걸까? 자세에 대한 관점을 너무 좁게 가지고 있는 것은 아닌지 살펴보아야 한다. 나는 많은 방식 중에서 알렉산더 테크닉을 통해 나의 자세를 볼 수 있었다. 근육과 관절 이외에도 굉장히 많은 생각과 삶의 모습이 자세에 강력하게 영향을 미치고 있다는 것을, 치료사로서 아는 지식뿐만 아니라 나의 몸을 통해서 경험할 수 있었다.

훌륭한 치료사들과 훌륭한 연주자들은 좋은 감각과 많은 시간의 노력을 통해 만들어진다고 생각했지만 거기에 더해 자기 몸을 통해 수많은 자기 성찰의 깊이가 있었다. 지식으로 이해하는 것이 아니라 삶의 깨달음을 통해 훌륭한 치료와 연주를 할 수가 있다는 것을 이해하게 되었다.

나의 자세는 나의 삶에 반응한다. 예를 들면, 아내와 심하게 다투고 출근한 날은 그 어떤 자세에 대한 노력도 중력을 이기지 못했다. 이전에는 무너진 자세에 대한 이유를 모르다 보니 내 자세에 어떻게 대처해야 할지 혼란스러울 뿐만 아니라 무거움이 싫어 계속 몸을 세워 이기려 노력했다. 하지만 그럴수록 나의 피로는 더 커져 갔다.

분명히 많은 노력을 기울이고 신경을 쓰는데 왜 나는 더 힘들어질까? 나는 어떻게 해야 할까?

첫째, 자세에 대한 관점을 넓히자!

자세를 만들기 위해 노력하기 전에 자세에 대한 나의 관점을 넓게 가져야 한다. 그래야 자세에 대해 잘 받아들일 수 있다. 나의 생각, 태도, 감정,

인간관계 등 모든 것이 나의 자세이다. 모든 삶이 자세라고 생각하면 자세에 집착하지 않고 불편한 자세가 느껴질 때 유연하게 자세에 대처하고 문제를 해결해 나갈 수 있다. 자세를 폭넓게 이해하면 자신의 자세 문제를 확장된 인식을 통해 이해할 수 있다.

나는 자세를 통해서, 아내와 다툰 일에 몸이 반응한다는 것을 알아차렸다. 몸이 무거워 무너져 있음을 당연하게 생각할 수 있었다. 몸에 힘을 주어 이기기 어려운 상황임을 인지하고 조용히 바닥에 내 몸을 눕혔다. 그대로 몸을 쉬어 주었다. 비로소 몸이 편해졌고 잠시 후 회복된 몸을 조금씩 움직일 수 있었다. 몸에 맞게 대처할 수 있었던 것이다.

그동안 자세를 개선하기 위한 노력이 내 몸을 괴롭힌 건 아닌지 되돌아보아야 한다. 몸이 할 수 없는 많은 것을 강요하지 않았는지 살펴보아야 한다.

둘째, 좋은 자세를 위해 힘을 더 줄 필요는 없다!

사람들은 왜 더 편안하고 좋은 자세를 원하지 않을까? 사람들 대부분은 앉은 자세나 선 자세에서 더 힘을 주지 않아도 되는데 척추에 한 번 더 힘을 준다. 과도하게 힘을 주는데, 그것을 '과긴장'이라 부른다. 현대인은 몸을 똑바로 세우고 자세를 유지하는 일에 필요 이상의 많은 에너지를 소비한다. 충분히 몸이 펴져 있고 괜찮은데 과한 힘을 준다. 뇌에서 그렇게 해야 한다고 이야기하는 것이다. 힘을 한 번 더 주면, "그래, 이제 괜찮다."라고 말한다.

뇌에서는 도파민이 분비된다. 도파민은 강력한 보상과 관련된 신경전달물질이다. 그 때문에 멈추고 싶어도 멈출 수 없이 힘을 자꾸 주는 것이다. 도파민을 통한 보상이 내 자세의 정답이 아닐 수도 있다. 그렇다면 모든 사람이 자세 때문에 괴로운 일이 없고 스트레스가 없어야 한다. 내가 믿고 있는 나만의 자세가 정답이 아닐 수 있으며, 나만의 함정일 수 있다. 어느 정도 잘 앉아 있는데 부족하다고 말하는 것이다.

허리를 한 번 더 밀어서 긴장을 만들며 힘을 주어야 비로소 뇌에서는 "잘했어!"라고 도파민이 분비되는 보상 시스템이 작동한다. 자꾸 나는 그곳을 떠날 수가 없고 바꾸기가 힘들다. 그곳에 있을 때만 도파민이 분비되어 매우 만족하게 되기 때문에 그 만족감을 버리기가 쉽지 않다. 자세를 바꾸기 위한 노력이 얼마나 고되고 힘든 것인지 이해할 수 있다.

항상 과한 긴장으로 움직이고 말하고 생각하는 자신을 너무 몰아세우지 말자. 거기서 더 힘을 주면 더욱 힘들어지는 것은 결국 자기 자신임을 이해하자. 지금 이 순간 스스로 서 있거나 앉아 있는 자세에서 무언가를 더 하는 부분이 있는지 살펴보자. 그것을 알아차리고 인정할 때 몸이 편해지고 자연스럽게 호흡이 되는 것을 금방 경험할 수 있을 것이다.

셋째, 자세를 통해 과거 현재 미래를 알 수 있다.

자세를 통해서 그 사람의 과거 현재 미래를 볼 수 있다. 미래를 본다니 거창하게 들리겠지만 아주 단순한 이야기다. 앞에서도 예로 든 의자에 앉아서 일어나는 모습을 통해 그 사람이 나중에 어느 쪽 다리가 아플지 미리 알게 되는 것이다. 현재의 모습을 통해 미래의 문제를 예방할 수 있는 것이다. 지금이라도 의자에서 일어날 때 한쪽 다리에만 힘을 준다면 바꿔 보자. 혹시 약간의 급성 통증이 있다면 적극적으로 바꿔 보자. 일주일 후 통증이 사라졌을 가능성이 매우 높다.

자세를 통해 지나온 날의 내 모습을 돌아보기도 한다. 특히 현관에 벗어 놓은 신발은 내게 어떤 습관이 있는지 내가 어떻게 걷고 움직이는지, 얼마나 아무 생각 없이 살고 있는지 명확히 말해 준다. 신발이 놓인 모습을 통해 내가 지금 얼마나 몸을 함부로 사용하는지 알 수 있고, 자세가 안 좋은지 알 수 있다.

한겨울에 눈 내린 길을 걷다가 뒤를 돌아보아도 내 모습이 보인다. 내가 걸어온 자취를 통해서 알 수 있다. 눈 위에 선명히 남아 있는 내 발자국

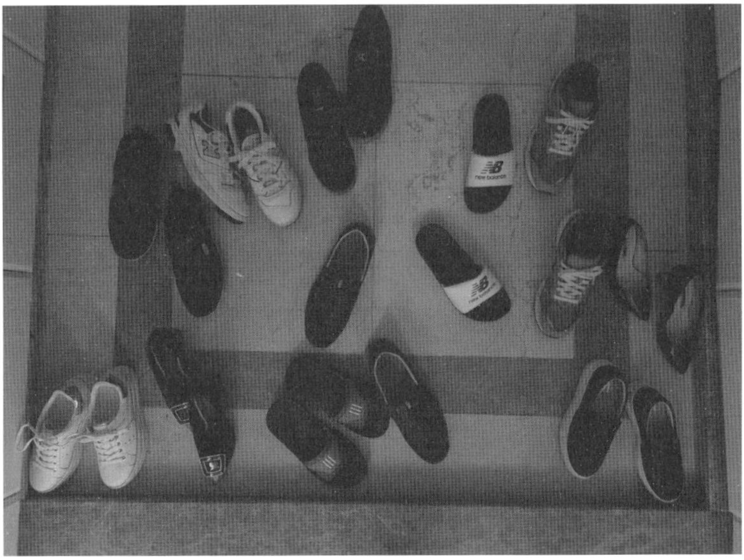

에서 내가 어떻게, 어떤 자세로 걸었는지 알 수 있다. 남겨진 신발과 발자국을 나만 보는 것이 아니다. 자세는 세상 사람들에게 보이는 내 모습이자 세상에 내가 존재하는 방식이다.

사람의 자세는 많은 의미를 갖는다. 자세를 통해 과거와 현재까지 살아온 삶의 많은 이야기를 들을 수 있고, 자세를 통해 나아가고자 하는 신체의 방향을 잘 알 수 있다.

2

허리를 펴고 똑바로 앉아라!

허리를 펴고 똑바로 앉아라!

가장 완벽한 말이지만 평생을 실천해도 이해하고 몸으로 구현하기가 어려운 말이다. "똑바로 앉아!" "똑바로 서 있어!" "자세가 안 좋아!" "허리를 똑바로 펴!" "어깨도 펴고 가슴도 내밀고!"

지금은 성장한 아들이 말을 알아듣는 나이가 되었을 때부터 물리치료사인 내가 입버릇처럼 했던 말이다. 아빠의 강압적인 명령조의 말투와 자세 때문에 아들은 자신의 방식으로 몸에서 무언가를 만들어 냈다. 나름대로 허리를 펴고 아빠의 마음에 드는 모습을 갖추기 위해 노력했다. 아이의 반응에 만족스러워져야 나는 아이에게서 시선을 거뒀다. 그 순간 내가 만족했던 것처럼 아이의 자세가 개선되고 더 나아졌을까? 또한 아들은 그 자세를 얼마나 유지할 수 있었을까? 결과는 항상 정반대로 나타났다. 얼마 지나지 않아 원래 자세로 되돌아왔으니까.

이런 상황은 학교나 직장 등 사회 곳곳에서 늘 접한다. 나에게 자세란 허리를 똑바로 펴는 것이었고 직업적인 마인드로 타인의 자세를 평가하고 분석했다. 몸 공부를 스스로 시작하고서, 모든 사람에게 "허리를 똑바로 펴!"라고 했던 나의 모습을 되돌아보았고, 특히 아들에게 글로 담을 수 없을 만큼 너무도 미안한 마음이 들었다. 온종일 속상한 마음에 눈물이 그치지 않았다.

나도 한 번도 경험하지 못하고 알 수도 없는 '똑바로'를 아이에게 하라고 강요했다.나는 똑바르게 있다고 생각했지만 스스로 거울을 보거나 다른 사람이 볼 때 나 역시 똑바로 서 있지 못하다는 것을 알게 되었다. 나는 몸에서 똑바르다는 것을 알지 못했고, 심지어 똑바르지도 않았다. 또한 내 몸에 분명히 있는 허리인데 허리가 어디인지조차 인지하지 못했다.

허리가 어디지? 또, 내 어깨는 어디지?

나조차 잘 모르면서 아빠로서 아이에게 무조건 하라고 강요했던 일들에 대해 자책이 되었다. 아들의 입장에서 아빠를 보면 당신 스스로도 자세가 무엇인지도 모르고, 아무리 봐도 똑바른 자세라고 인정하고 싶은 부분이 하나도 없는데, 그러한 아빠가 자세를 똑바로 하라고 했으니, 아빠를 어떻게 생각했을까? 생각하니 얼굴까지 화끈거렸다. 또한 똑바르지 않은 내가 타인과 세상에 똑바른 자세를 만들어 내기란 쉽지 않다는 것을 알았다. 내 몸에게도 미안했다. 어쩌면 잘못된 나의 관점이나 생각을 가지고서 즐겁기는 커녕 고생스럽게 일해 왔다.

자세를 통해서 많은 사람을 만난다. 항상 사람들에게 먼저 하는 말은

"자세를 똑바로 해보세요!"나 "허리를 펴세요!"다. 또한 허리가 어디이고 어깨가 어디인지 물어본다. 사람들이 생각하는 허리나 어깨가 전부 다르고 허리를 펴는 방식이나 모습 또한 다 다르다. '편다'는 의미를 실제로 몸은 이해하지 못한다.

이 때문에 자세 개선을 위해 워크숍에 참석한 사람들은 허리를 편다는 것이 사람마다 얼마나 다른지 서로의 모습을 통해 확인하곤 한다. 사람들에게 허리를 펴라고 하면, 모든 사람이 각자의 생각과 경험으로 해석해서 허리 펴기를 한다. 이후 허리를 펴고 있는 모습을 서로 관찰하게 하고 자신의 모습도 관찰하도록 도와주는데, 이는 자신을 아는 것이 자세 개선의 핵심이기 때문이다.

특히, 학교 교육을 담당하는 학교 선생님의 자세에 대한 언어적 표현은 아이들에게 자세에 대한 강화를 만들 수 있다. 선생님이 허리를 펴라고 50명의 학생에게 말을 한다면 한 명 정도는 몸에서 이해했을 수도 있지만, 대부분은 이해를 못 한다.

나름의 방식으로 허리를 똑바로 하는 아이들을 둘러보고 선생님이 유 · 무언의 긍정적인 사인을 보내면 학생들은 '아! 똑바른 자세는 이런 거구나!' 한다. 그 학생들에게는 똑바른 자세란 바로 그때 그 자세가 되는 것이다. 선생님이나 부모님의 의도와 다르게 아이들은 자세에 대한 부정적인 경험으로 인해 자세라는 말을 자신을 힘들게 하는 언어로 여긴다. 부모님이나 선생님이 지켜볼 때만 과도하게 몸을 젖히거나 잘못된 힘을 주어 취하는 똑바른 자세는, 아이들에게 힘들고 괴로운 경험을 준다.

자세라고 하는 것은 이미 아이들에게 마주하기 싫은 대상이 되어 버렸다.

초등학교 학생들이 자세 교육에 참여하면 나는 부모님도 같이 참여하기를 요청한다. 프로그램에 참여한 부모님들은 아이들의 자세에 대한 걱정과 속상함을 많이 표현한다. 프로그램의 시작은 부모님의 이야기를 경청하고 아이들이 어떻게 부모님이 원하는 자세를 하는지 같이 탐구하는 시간을 가진다. 두 번째 순서로, 자녀들의 자세에 부모가 얼마나 커다란 영향을 끼치는지 부모님들이 이해할 수 있도록 진행한다. 그러면 부모님들은 아이들의 자세가 자신들의 문제임을 빨리 인식하고 깨닫는다.

프로그램 마지막에 이르면 원래 참여하기로 했던 아이들은 주변에서 놀고, 부모님들만 자세 프로그램에 열심히 그리고 즐겁게 참여한다. 아이들의 자세 교육이 필요하다고 생각하는 부모님이 계신다면 반드시 부모님 자신이 자세 교육을 받아야 한다.

인간의 뇌에는 자신이 직접 움직여서 행동하거나 경험하지 않고 옆에서 바라보기만 해도 활성화되어 학습할 수 있는 '거울신경'이라는 신경세포가 존재한다. 아들은 아빠의 걸음걸이를 따라 할 수밖에 없고 딸은 엄마의 자세를 똑같이 닮아간다. 내가 만난 아이를 키우는 어머니들은 아들이 아빠와 같이 '팔자걸음'을 걷는 모습을 보면서 "어쩜 그렇게 닮았는지…" 하며 신기해하고 행복해하지만 다른 한편으로는 아들의 자세가 좋은 것 같지 않다고 걱정한다.

부모님이나 선생님은 아이들의 자세에 가장 강력하게 영향을 미친다. 아이들은 부모님이나 선생님을 좋아하든 싫어하든 상관없이 거울신경의 작용으로 자세를 따라간다. 엄청난 힘이다. F. M. 알렉산더도 습관이란 깊이 내린 나무 뿌리만큼이나 강력해서 바꾸기가 무척 힘들다고 말했다.

나는 부모님들이 자녀의 자세를 어떻게 해야 교정할 수 있는지 물어보면 다음과 같이 얘기한다. "엄마 아빠만 잘하면 아이들 자세는 걱정이 없습니다!" 학교 선생님들이 물어보면 "아이들은 선생님의 자세를 따라 합니다. 특히, 좋아하는 선생님의 자세를 따라 합니다!"라고 말한다.

거울 뉴런의 작용은 모방을 통해 사회를 학습할 수 있도록 작용하는 효율적인 신경체계이다. 아이들은 삶의 과정에 영향을 아주 많이 미치는 부모님과 선생님의 자세를 따라 할 수밖에 없다. 항상 짝다리를 하는 선생님의 자세를 좋은지 나쁜지 판단하기도 전에 몸이 따라 한다. 긍정적이고 자세도 편안한 선생님이 곁에 있다면 아이들은 선생님의 모습을 따라 하고 모방한다.

이제 나는 아들에게 자세를 똑바로 하라고 말하지 않는다. 아이 앞에서 언제나 그렇듯이 내 몸에 의식을 두고 호흡하고 편안한 자세로 이야기한다. 아들은 아무리 자세를 엉망으로 하고 싶어도 그렇게 될 수가 없다. 우리 집에서는 아빠만 잘하면 아이의 자세는 걱정할 것이 없다.

어릴 적 살던 마을에서 동네 아주머니께서 나의 걷는 모습을 언젠가 보시고 아버지랑 걷는 게 똑같다고 이야기를 해준 적이 있었다. 어린 나는 그 말에 기분이 너무 좋았다. 아버지처럼 걷기 위해 노력했다. 완전 팔자 걸음에 느리게 걷는 아버지의 모습으로…. 그런데 나는 몸이 아팠다. 나의 몸을 잘못 사용했다. 지금은 아버지와 비슷한 나의 뒷모습이 달라져 있다. 자세나 체형이 바뀌었지만 여전히 아버지의 아들이다. 지금 팔순의 아버지를 바꿀 수는 없다. 하지만 앞으로 더 많은 시간 몸을 사용해야 하는 아들의 자세만큼은 내가 깨어 있음으로 인해 나빠지지 않고 계속 좋은 방향으로 나아갈 수 있을 것이다.

자녀의 자세 교육은 부모님이 참여해야 하고 학생의 자세 교육은 선생님이 참여해야 한다. 그만큼 영향을 많이 미치기 때문이다. 부모님을 탓하거나 선생님의 잘못이라고 이야기하는 것이 아니다. 너무도 중요해서 이렇게 말하는 것이다.

지금 부모님도 누군가의 자식이고, 선생님도 또 누군가의 제자이다. 그 위에 부모님은 또 그 위의 부모님의 자식이기 때문에 부모의 잘못도 아니다. 그러므로 전혀 자책할 필요가 없다. 결론적으로 아이들이 몸을 움직이며 즐겁게 뛰어노는 한 아이들의 자세는 어른들이 생각하는 나쁜 쪽으로 향하지 않는다. 아이들의 자세가 걱정된다면 나의 자세를 살펴보고 돌아보기를 바란다. 나도 나의 부모님의 걱정의 대상이기 때문이다.

내가 서 있을 때 짝다리로 서 있다면 그것부터 멈추어라! 내가 텔레비전을 보는데 한쪽으로 과하게 머리가 꺾여 있다면 역시 그것부터 멈추어라! 내가 그 자세를 멈추지 않으면 어느 날 가족 모두가 똑같이 그런 자세로 텔레비전을 보고 있을 것이다.

지금 곁에 있는 자녀의 자세가 마음에 들지 않는다면 잔소리하는 대신 자신의 자세를 한번 살펴보기를 권한다.

진심으로 내 아이의 자세를 걱정하는 아빠가 그리고 엄마가 되어 보자!

3

나쁜 자세는 없다

자세를 나누는 기준은 좋은 자세와 나쁜 자세이다. 누구나 좋은 자세를 원한다. 좋은 자세에는 노력이 필요하다. 따라서 자세를 위해 무언가를 해야 하는 압박감이 생기고 아무것도 하지 않으면 자세가 나빠지는 것 같아 불안해진다. 계속 힘을 주어서 무언가를 할 수밖에 없다. 그러면 에너지가 빨리 소진되고 피로가 높아진다. 영어 공부를 평생 부담으로 느끼듯 많은 사람이 실제 자세로 인한 불편함보다 '자세'라는 단어가 주는 중압감에 눌려 있다. '자세'라는 말만 들어도 그 자체로 스트레스를 받는다.

'자세'라는 단어에 스트레스받거나 부담을 갖지 말자!

사람들 대부분이 자기 스스로 자세가 좋지 않은 사람이라고 굳게 믿고 있다. 자신의 자세를 스스로 좋다고 생각하는 사람이 얼마나 될까? 자신의 자세가 정상이라고 확실하게 말할 수 있는 사람은 또 얼마나 될까? 본인의 자세가 정상이라고 생각하는 사람보다 정상이 아닌 것 같다고 생각하는 사람이 훨씬 많을 것이다. 한순간 자신의 자세가 완벽하게 느껴져 행복하다가도 또 어느 순간은 너무 마음에 들지 않아 짜증이 나는 경우도 있다. 자세에 대해 끊임없이 생각하니 그만큼 스트레스가 있는 것이다.

오래전 텔레비전을 통해 거북목이 몸에 좋지 않다고 이야기하는 건강 강좌를 보고 있었다. 깜짝 놀란 것은 강의를 해주시는 강사님이 누구보다도 더 거북목이었다. 이 사실은 자세 개선을 통해 환자를 치료하는 나에게 큰 충격이었다. 나 또한 다르지 않음을 알고 있었기 때문이다. 아무도 없는 거실에서 혼자 텔레비전을 보고 있었지만 순간 쥐구멍이라도 있으면 숨고 싶었다.

매일 환자들에게 자세를 이야기하면서 내가 더 심한 거북목인 것을 알았을 때 너무 창피해졌다. 어디 가서 내가 자세를 가르치는 물리치료사라고 어떻게 앞에 나설 수 있을까 걱정도 들었다. 내 거북목만 눈에 보였다. 나는 치료를 할 수도, 사람들에게 자세를 통해 도움을 줄 수도 없을 것 같았다. 진작에 알았지만 피하고 싶었던 나의 문제를 그때 명확히 인식했다.

이때부터 새로운 스트레스가 다가왔다. 마음이 초조하고 급해졌다. 왜냐하면 자세라는 것이 뚝딱 바뀌는 것이 아니기 때문이다. 목에 좋은 운동을 했지만 재미가 없었다(이후 알렉산더 테크닉을 접하고서는 왜 운동할 때는 재미가 없고 즐겁지 않았는지 이해하게 되었다). 원래 게으른 성격이고 내 몸에 투자를 잘 못하는 성격이기 때문에 걱정에 걱정만 늘어났다. 또 하나의 문제가 생긴 것 같았다.

하지만 실제로 주변을 살펴보면 나뿐만 아니라 많은 사람이 거북목이다. 현대에는 보편적으로 그렇다. 아침에 출근하면서 만나는 사람들, 직장에서 만나는 사람들, 그리고 주위의 지인들 대부분이 거북목이다. 사람을 그리거나 조형물을 만드는 작가들조차 거북목을 이해해야 사람의 모습을 그릴 수 있다. 외계인이 대한민국에서 인간을 살펴본다면 거북목이 인간의 가장 중요한 특징이라고 생각할 수도 있겠다.

이제는 너무나 많은 사람이 거북목이다. 80% 이상이면 보편적이라 할 수 있으므로 이제 거북목 자세를 정상이라 여겨야 하는 것은 아닌지 모르겠다.

나만 나쁜 자세라고 탓할 필요는 없었다.

현대의 삶이 거북목을 만들고 거북목인 사람들과 살아가다 보니 나도 당연히 거북목을 할 수밖에 없었다는 것을 알았다. 자신의 자세가 마음에 들지 않더라도 있는 그대로의 자신을 보는 연습부터 해야 한다. 지금까지 살아오면서 어쩔 수 없이 직업 때문에 환경 때문에 이런 모습을 할 수밖에 없는 자기 자신을 받아들이는 것이 중요하다. 거북목이 된 현재의 모습부터 천천히 알아가는 것이 먼저이다. 알면 할 수 있는 것들이 많기 때문이다. 나 역시 자세에 대한 조급증이 사라졌다.

머리가 아닌 몸으로 알아가는 것이 좋다.

지금도 "나는 골반이 틀어졌어요!" "나는 다리 길이가 달라요!" "나는 어깨가 비대칭이에요!"라고 말하는 사람들을 매일 만난다. 그때마다 그

분들에게 나는 똑같이 대답한다. “지금까지 몸이 안 틀어지고 비대칭이 아닌 사람을 본 적이 없습니다!” 따라서 너무 걱정할 정도로 문제가 되지는 않는다고 말해 준다.

골반이 틀어졌다고 누군가에게 듣게 되면 나는 골반이 틀어진 사람이 된다. 그리고 자신의 자세에 대해 위축된다. 무언가 잘못된 사람이 된 것 같은 기분이 들기도 한다. 자존감도 떨어진다. 나는 다른 사람의 자세에 관해 말하는 것이 얼마나 조심스러운 일인지, 그리고 자세를 가르쳐주고 바꾸는 일이 얼마나 어려운 일인지 매일 경험한다.

골반이 틀어졌다고 생각하는 사람은 틀어진 골반을 바로잡기 위해 끊임없이 노력한다. 그러다가 골반을 바로잡는 행동을 하지 못할 때는 죄책감을 느낀다. 골반을 바로 하기 위해서 다른 곳에 만드는 문제는 전혀 중요하게 생각하지 않는다. 열심히 노력했고 어느 순간 골반이 바로 된 것 같은데 어깨가 틀어져 있다. 누군가가 어깨가 비대칭이라고 이야기해 주면 그때부터 나는 어깨가 틀어진 사람이 된다. 계속 노력하는데 역시 힘들고 지친다. 자신에 대해 정확하게 인식하지 못한 상태에서 틀어진 골반에 계속 무언가를 더 하는 것이다. 많은 시간과 에너지를 들이지만 잘 개선되지 않는다.

그렇기 때문에 나는 가까운 친구의 자세가 좋지 않아도 단 몇 마디로 설명해 줄 수가 없는 경우가 많다. 나의 말 한마디가 친구의 일상을 많이 바꿀 수도 있기 때문이다. 친구가 감각도 좋고 자기 몸에 대해 잘 알고 있다면 그나마 문제가 안 될 수 있지만, 그렇지 않다면 나의 말 한마디 때문에 친구는 하루종일 신경을 쓰게 된다. 골반을 열심히 왼쪽으로 틀기 위해 노력하지만 자기 몸을 잘 모르는 상태에서 자신만의 방식으로 진행하다가 잘못된 방향으로 만들어 갈 수 있는 것이다.

노력하는 것이 안 좋다는 말이 아니다. 자신을 알지 못한 상태에서 골반이 잘못됐다고 생각해 잘못된 행동을 할 수 있다는 뜻이다.

그래서 골반이 틀어졌다고 이야기하는 분이라면 의자에 앉게 한 후 골반이 틀어진 것을 본인이 정말로 알고 있는지 확인을 한다. 계속 언급했듯, 대부분 본인이 어느 쪽 골반에 힘을 주고 앉아 있는지조차 모른다. 골반이 틀어졌다는 사실을 고유 감각을 통해 명확하게 인식해야 하는데 실제로는 틀어졌다는 사실을 전혀 못 느끼는 경우가 많다. 자기 신체에 대해 표현을 잘하지 못한다. 지금 틀어진 것을 느끼는지, 어느 정도 틀어진 것인지 잘 알지를 못한다. 그러고는 나중에 이런 사실을 알게 되면 많이 당황한다. 골반이 틀어졌다고 누군가에게 이야기를 들었을 뿐 스스로는 서 있거나 앉았을 때 골반이 틀어진 것을 모르는 것이다.

자세가 나쁘다기보다 본인의 자세가 어떤지 잘 모른다.

본인이 그렇게 한다는 사실을 스스로 명확하게 알 때 비로소 "나는 골반이 비뚤어져 있어요!"라고 말할 수 있다. 내가 나를 알아야 한다. 잘 모르기 때문에 자신의 자세가 나쁜지 판단할 수 없다. 왜냐하면 그 판단이 틀릴 수 있기 때문임을 명심하자.

스스로 분석을 잘하는 사람들도 있다. 내가 아는 Y씨는 자기 몸에 대한 분석이 매우 뛰어난 사람이다. 골반이 틀어지고 어깨가 돌아간 것들을 정말 잘 분석하고 알고 있다. 그래서 그것을 바꾸기 위해 끊임없이 노력한다. 안 좋은 자세라고 느껴질 때마다 계속 힘을 주어서 자세를 만들어 가다 보니 과도하게 긴장을 해 처음에 가졌던 좋은 몸의 감각이 제 기능을 못한다. 어느새 안 좋은 자세가 습관적으로 나온다.

'좋은 자세를 위해 최선을 다하는데 왜 계속 아프고 힘들까?'라고 끊임없이 반문하며 노력을 게을리하지 않는다. 또한 자세 전문가가 아닌 주위의 친구들이나 가족에게 자신의 자세를 한번 봐 달라고 수시로 요청한다. 그러면 분명히 어깨의 위치나 머리 위치 등 틀어진 자세와 비대칭적인 몸에 대해 마구 지적당한다. Y씨는 언제쯤 자기 자세에 만족할 수 있을까?

Y씨는 자신의 '자세가 잘못되었다!'라는 시각을 갖고 자세를 개선하기 위해 노력한다. 잘못된 것을 더 큰 힘으로 바꾸려고 노력한다. 나쁜 것을 더 큰 힘으로 바꾸고 제압하려는 것은 너무나 당연한 태도이지만 이렇게 추가된 힘은 필요할 때 뺄 수 없고 오히려 더욱 긴장하게 만든다. 결국 철갑을 두른 무사처럼 힘을 주기만 하는 긴장한 몸이 된다.

자신의 자세에 관심이 많고 적극적으로 자세를 개선하기 위해서는 문제를 해결하기에 앞서 자신이 정말로 어떠한 모습을 하는지를 봐야 한다. '나는 자세가 나쁘니까 이렇게 해야 해!'가 아니라 자신의 모습을 더 바라봐야 한다. 좋은 자세인지 아닌지 판단하기 위해서는 내 몸을 더 많은 시간을 들여 관찰해야 한다.

세상에 나쁜 자세는 없다! 현재의 내 모습만 있을 뿐이다.

정상과 비정상을 나눠 섣부르게 자신을 평가하지 말자. 자신의 자세는 세상에 자신이 존재하고 세상과 소통하는 자기만의 방식이다. 누구나 자세를 본다. 자세를 보면 성격과 직업을 알 수도 있다. 지금 좋은 일이 있는지 속상한 일이 있는지도 알 수 있으며, 심지어 상대방이 나를 대하는 태도 또한 알 수가 있다. 누구나 나의 자세가 나의 삶이라는 것을 안다. 나의 직업, 관념이나 생각이, 곧은 신념이 또는 게으름이, 나의 자세를 만들고 표현한다. 나를 더 알게 되었을 때 자세가 바뀌는 것을 볼 수 있을 것이다. 나를 잘 아는 것이 아프기 전에 예방하는 자세로 바꾸는 것임을 꼭 기억하자.

4

자세 습관과 긴장

우리는 일상의 대부분을 습관에 따라 살아간다. 습관적으로 형성된 많은 행동과 생활 방식은 편안하고 어려움 없이 하루를 살아갈 수 있도록 한다. 하지만 적절하지 않은 습관으로 인해 문제가 나타나 습관을 개선해야 하는 경우, 습관을 바꾸는 일은 생각보다 쉽지 않다.

통증이 나타나면 가장 먼저 드는 궁금증 가운데 하나가 자신의 자세에 관한 것이다. 궁금증이 생겨도 나쁜 자세 습관 역시 바꾸는 과정이 어렵다고 생각할 수 있다. 자세를 개선하기 위해서는 먼저 자세가 나의 습관이라는 사실을 명백하게 알아야 한다. 습관으로 인식해야 자세에 대한 유연한 대처가 가능하고 스스로 선택할 수 있는 옵션이 많아진다.

나는 나쁜 자세 습관을 가지고 있는 걸까? 나쁜지 안 나쁜지는 어떤 기준으로 판단할 수 있을까?

자세 습관이 좋은지 안 좋은지 판단하고 인정하는 기준은 '몸의 긴장'이다.

과한 긴장은 나쁜 자세 습관의 결과물이면서 몸의 사용을 매우 비효율적으로 만들뿐만 아니라 통증을 야기할 가능성이 매우 높다. '나쁜 자세 습관'이라는 말을 좀 더 풀어서 이야기하면 '하루 종일 쓸데없이 긴장하는 몸'이라는 뜻이다. 따라서 '나쁜 자세 습관'이란 말과 '긴장'이라는 말은 서로를 설명하거나 이해하기 위해 항상 붙어 다니는 표현이다.

내 몸에서 과한 긴장을 하는 곳은 어디일까? 나는 알렉산더 테크닉을 통해서 몸을 관찰하고 나의 자세를 스스로 보기 시작할 때만 해도 내 몸이 불편하다고만 생각했지 엄청나게 많은 곳이 긴장을 한다는 사실은 알지 못했다. 하지만 실제로 나는 온몸에 긴장을 했고, 그런 곳을 찾을 때마다 '아, 이렇게 힘을 주고 있었구나!'라고 인정하기 바빴다. 오랜 시간에 걸쳐 온 몸에 학습된 동작이나 자세가 온통 긴장이었다는 사실이 처음에는 안타까웠고 받아들이기가 어려웠다.

학습과 기억의 신경 생물학 연구소 소장인 제임스 L. 맥고 박사는 저서 《기억과 감정》에서 윌리엄 제임스의 말을 인용하여 "습관은 많은 연습을 통해 생기는 기억의 결과물이며, 단순히 학습된 반사"라고 하였다.

좋고 나쁜 것을 판단할 수 없는 학습된 반사에 내 자세나 동작이 매몰되어 있었다. 내가 긴장하고 아픈 이유는 너무나도 단순하고 안이하게 그리고 반복적으로 내 몸을 사용한 결과였다. 잘못된 습관적인 몸의 사용으로 긴장 자체가 어느덧 나와 하나가 되어 있었고, 잘못된 습관이라고 인식할 수조차 없는 경우가 너무 많다는 것을 알게 되었다. 긴장을 만드는 몸의 습관을 찾다 보니 매일 한 개씩, 1년에 365가지의 습관을 찾을 수 있었다. 일주일에 한 가지라도 이런 습관을 찾으면 훌륭하게 자세를 개선할 수 있다.

자신의 자세 습관이 문제가 있는지 없는지를 확인하는 방법은 다음과 같다.

첫 번째로 '나는 자세에 긴장이 많은 사람인가?'를 질문해 보아야 한다.

자신에게 질문을 해보자. 나는 몸에 긴장이 많은 사람인가? 매 순간 변하는 자세와 움직임 속에서 내가 얼마나 많이 긴장을 하는 사람인지 알기가 쉽지는 않을 것이다. 실제로 아침부터 일어나 출근 준비를 하고, 출근해서 직장에서 일을 하고, 또 내일을 준비하는 과정들이 결국은 지속적인 긴장 상태로 이루어지고 있다는 것을 우리는 너무 잘 안다. 적당한 스트레스와 긴장이 우리를 움직이게 하지만 스스로 생각하기에 내가 지금 너무 긴장하며 생활하는 것은 아닌지 질문을 통해 자신을 잠시 바라보자.

만약 내가 피리라면, 바람이 불어와야 피리 소리를 낼 수 있다. 바람이 불지 않으면 소리가 나지 않는데 계속 긴장된 상태로 소리를 내려 한다. 우리는 매일 무언가를 준비하는 몸, 해내야 하는 몸이 되어야 하기 때문에 긴장 상태를 유지한다. 긴장을 하지 않으면 야생과 같은 사회에서 살아남을 수 없기 때문에 긴장을 하는 것이다.

또한 앞서 언급한 것처럼 통증의 원인이 사라져 어깨와 허리의 아픈 증상이 호전되었는데도 계속해서 긴장하는 경우가 많다. 또한 잠을 자는 편안한 시간에도 몸의 긴장은 사라지지 않는다. 아침에 일어나도 몸의 가벼움이나 편안함보다는 아직 뻣뻣하고 묵직한 기운만 남아 있는 것을 발견한다.

나는 알렉산더 테크닉을 처음 공부하면서 '하루 동안 나의 뻣뻣함의 양은 어느 정도인가?'라는 질문을 나 자신에게 해보았다. 그 결과 24시간 내내 나의 몸 전체가 긴장한다는 사실을 알게 되었다. 시간적으로도 물리적으로도 엄청난 양의 긴장이었다.

손가락같이 신체의 작은 부분에 조금 긴장이 들어가도 지금 당장은 전체적인 건강이나 생명에 큰 영향을 주지 않는 듯해 괜찮다고 생각할 수 있지만, 쓸데없이 과한 긴장이 오래되면 신체 시스템을 얼마나 빠르게 망가뜨리는지 심각하게 인지해야 한다.

두 번째로, 내가 혹시 쓸데없이 긴장하지는 않는지 확인해야 한다.

뇌는 외부 환경의 정보와 내부에 경험하고 학습되어 저장된 정보를 처리해 어떻게 신체가 활동하고 반응해야 할지 결정한다. 새로운 정보가 외부에서 들어와 소뇌를 포함한 신경 회로를 통해 운동학습이 되면 뇌신경세포의 연접이 달라지는 등 구조적, 기능적 변화가 일어난다. 이를 '신경가소성'이라 부른다.

자세와 관련해 긴장하면 근육과 관절에 있는 감각 기능이 제대로 작동하지 않는다. 다양하고 정확한 정보를 받지 못한 상태로 자세를 만들고 피아노를 치는 것과 같다. 결국 나쁜 자세 습관이 올바른 몸의 학습을 방해한다. 운동선수가 안 좋은 자세 습관을 갖고 있으면 운동 능력을 향상하는 것이 매우 어렵다. 또한 자세를 바꾸고 싶어도 쉽지 않은 도전이 된다.

그렇기 때문에 야구선수가 공을 던질 때 힘을 과하게 주고 던지는지 긴장을 하고 던지는지 알아야 한다. 힘을 과하게 주어 공을 강하게 던지면 공의 위력은 강해지지 않고 오히려 약해지기 때문에 타자에게 쉽게 안타를 허용한다. 그러면 투수는 더욱더 힘을 주어 던지려 하고, 이것이 계속 반복되면 부상을 초래한다. 결국 투수는 자신을 믿지 못한다. 자신에 대한 믿음 결핍은 올바른 몸의 사용보다 과도한 긴장으로 문제를 해결하려는 의욕만 앞서게 한다.

나는 물리치료사이기 때문에 환자를 치료할 때는 상황에 맞게 적절히 긴장한 상태로 일을 한다. 피아노 연주자 또한 좋은 연주를 위해 적절히 긴장한다. 그러나 무언가를 하면서 계속 힘을 주거나 긴장을 하는 자세의 틀을 버리지 않으면 나의 몸은 평생 좋은 자세를 경험하기가 어렵다. 힘을 주는 것을 자세라고 여기는 고정 관념을 이 책을 통해 조금이라도 바꿀 수 있기를 간절히 기대한다.

세 번째, 긴장한 자세를 만드는 요인은 다양하다는 것을 알아야 한다.

목의 통증은 오랜 시간 지속된 잘못된 습관 때문에 나타날 수 있다. 그리고 조급한 성격 때문에도 나타날 수 있다는 사실을 몸에 대해 공부하면서 명확히 이해하게 되었다. 목에서 힘을 빼야 하는데 조급한 성격으로 인해 지속적으로 목에 긴장을 한다. 물을 먹기 위해서 움직이더라도 이미 목에 힘이 잔뜩 들어간 상태로 물을 마시고, 어떤 일을 하기에 앞서 항상 목에 힘을 먼저 주고 시작하는 나쁜 습관이, 조급한 성격 때문에 나타나는 것이다. 따라서 목이 아파 찾아오신 분에게 자세가 아니라 조급함을 내려놓는 것을 이해시키는 것이 매우 중요하다.

나는 예전에 환자들에게 퇴원 후 필요한 운동을 하실 수 있도록 알려 드렸다. 하지만 나의 바람과 달리 환자들은 집으로 돌아가 혼자 운동을 잘 하지 않았고, 나는 그 부분에 대해 이해를 하지 못했다. 그래서 운동을 알려 주는 나의 방식 역시 바뀌지 않았다. 그러다가 환자와 대화를 나누면서 이전의 잘못된 자세 때문에 지금 나타난 통증이나 불편함에 대해 다양한 관점에서 이해할 수 있도록 도와드리면 알려 준 운동을 잘하신다는 것을 알게 되었다. 환자가 자세를 습관으로 인식하면 본인의 현재 문제를 잘 이해할 수 있다. 치료사 또는 운동지도자 또한 자세 긴장을 만드는 요인이 다양함을 알고 환자나 고객에게 다가간다면 운동이나 치료 혹은 다양한 분야에서 몸을 사용하는 사람들에게 많은 도움을 줄 수 있을 것이다.

네 번째, 긴장을 더 큰 긴장으로 해결하려 하는 나쁜 습관을 가지고 있는가?

인간이 적당한 긴장도로 반응하는 대신 과한 힘을 주고 반응하는 이유는 자극에 대해 쉼없이 반응을 해야 하기 때문이다. 지속적인 외부 자극으로 인해 계속 힘을 주고 있을 수밖에 없다. 계속 무언가를 해야 하고 긴장을 풀면 마치 게으른 사람이라는 생각이 들어서 긴장하는 것을 당연하게 생각한다.

그렇다면 긴장을 해소할 수 있는 방법을 알고 있는가? 나는 몸의 긴장을 어떻게 해결하는가? 예를 들어 시험에 대해 스트레스를 가진 학생이 스트레스에 대한 심한 압박감에서 주먹을 꽉 쥐고 그 힘든 시간을 넘어갔다면 다음번 시험을 앞두고 같은 방식으로 문제를 해결하려 할 것이다. 하지만 다음에는 더 많은 긴장과 힘을 주어야 한다. 문제는 시험 외 다양한 상황을 만나거나 부정적인 새로운 스트레스를 경험할 때도 역시 같은 자세 방식을 선택할 가능성이 매우 크다는 것이다.

스트레스로 인해 안정을 찾고 싶어 하지만 실제로 안정을 찾는 일이 쉽지 않다. 본인을 확인하고 느끼기 위해서 다른 사람의 따뜻한 손길과 관심 또는 편히 기대고 자신을 확인할 수 있는 무언가를 찾는 대신에 힘을 주어 나를 확인한다. 이는 평소에 의식적으로 나에 대한 관심이 없었기 때문에 꼭 필요한 순간에 힘을 주어서 자신의 존재감을 확인하는 것이다. 이러한 존재감으로 스트레스를 받는 힘든 시간을 견디며 지나간다. 하지만 과 긴장을 통해 자신을 알아가는 방식은 오히려 스스로 통제할 수 없을 만큼 큰 문제를 야기한다.

정신적, 신체적 자극에 대해서 오로지 과긴장이라는 한 가지 방식으로 반응하지는 않는지 스스로 살펴보아야 한다.

왜 스트레스를 더 큰 긴장으로 해결하려 할까?

결국은 나쁜 자세 습관이다. 지금 앉아 있는 자세에서 자신을 천천히 관찰하고 질문해 보자.

- 지금 나는 몸에 긴장을 하고 있는가?

- 나는 긴장이 많은 사람인가?

- 내가 계속 쓸데없는 긴장을 만들어 내는 것은 아닌가?

- 긴장을 더 큰 긴장으로 해결하려 하는가?

전혀 모르겠다면 내 몸을 찾는 연습을 먼저 해야 한다. 다음 장에서는 의식을 통해 내 몸을 찾아가는 과정에 대해 설명할 것이다.

5

내가 선택하는 자세
(의식적인 선택)

의식적으로 나쁜 자세를 선택하지 않을 수 있어야 한다.

사람들은 자기 몸에 부정적인 영향을 끼치는 자세를 편하다고 느끼는 경우가 많다. 그 편안함을 포기할 수가 없다. 하지만 그것은 단지 습관에 따른 익숙함이라는 것을 이해하면 그 습관적인 자세를 바꾸기 위해 스스로 할 수 있는 일이 많다는 것 또한 알게 된다. 나 역시 몸의 중요함을 알기 전에는 몸에 좋지 않은 구부정한 자세로 수십 년을 지내 왔다. 항상 등에 뻐근함이나 어깨에 긴장감이 있었다. 고단하고 힘들기는 했지만 당연히 그 정도 불편함과 무거움은 늘 있어야 하는 증상이라고 치부했기 때문에 참고 넘어가면 된다고 생각했다.

그 당시 나는 항상 편안한 자세를 선택했다. 굳이 표현하자면 거실에 옷가지들이 널려 있듯이 나도 그와 같은 모습으로 있었다. 의자에서도 바닥에서도 서 있을 때도 전혀 신경을 쓰지 않는 의식 없는 자세로 생활했다. 아무 생각 없는 자세로 지내는 나를 식구들은 답답한 눈으로 바라볼 수밖에 없었을 것이다.

당시 나는 나의 자세를, 나의 존재를 스스로 선택하지 못했다는 것을 나중에야 알게 되었다. 나의 자세는 내가 아니었다. 나 스스로 존재감 있는 나로서의 역할을 하지 못했다. 나는 좀비처럼 앉았고, 누웠고, 움직였다. 나도 자세를 바꾸고 싶기는 했다. 나를 바라보는 가족들도 내 모습이 바뀌기를 원하는 것처럼 보였다. 하지만 나를 포함해 사람들 대부분이 자세라는 것의 의미 자체를 어려워한다. 또한 그것을 실행하는 방식은 더욱 어려운 과정이라고 생각한다. 그래서 자세를 바꾸는 것은 복잡하고 어렵다고 단정한다. 어디서부터 어떻게 해야 하고, 또 그것이 올바른지 아닌지 구별하는 것 또한 어렵기 때문이다.

나도 자세를 바꿀 수 있을까?

지금 나의 자세는 내가 선택한 자세일까? 아니면 어쩔 수 없이 선택된 자세일까? 자신이 이미 선택된 자세에만 머물고 있는 것은 아닌지 살펴볼 필요가 있다. 과거에 선택한 자세가 나를 불편하게 한다거나 통증을 만들고 있다면 나는 새로운 선택을 해야만 한다. 실제로 조금 불편하다고 느껴지거나 많이 아프기 전에 다른 자세를 선택할 수 있다면 그것은 더없이 좋은 방식이다. 따라서 올바른 자세 선택을 위한 몇 가지 방법을 제시하고자 한다.

첫 번째, 자세를 선택의 문제로 인식하면 누구나 어렵지 않게 이해하고 자세에 접근할 수 있다.

선택하고 실행하는 것은 쉽지 않다. 선택할 수 있는 힘과 내 몸에 대한 의식이 있어야 하기 때문이다. 선택은 의식을 통해 이루어진다. 기존의 자세를 멈추고 새로운 자세를 선택하는 것은 의식적인 작용이며 자세 습관을 개선하는 매우 간단한 방식이다.

예를 들어 내가 지금 이 순간 매번 사용하던 오른손을 사용하지 않고 왼손으로 차 문을 여는 선택을 하거나 서서 앞으로 팔짱을 낄 때 위아래 팔의 위치를 한번 바꾸어 준다면 나는 자세를 바꿀 수 있는 사람이 되는 것이다. 내가 가진 자세는 익숙한 것이다. 그 익숙함 때문에 선택의 어려움이 있다. 신발을 신을 때 먼저 신는 발을 바꾸는 것도 자세를 바꾸는 것이다.

지금 당장 작은 변화라도 실행을 한다면 그 선택 하나하나가 스스로 자세를 개선하는 것이다. 스스로 의식을 통해 나의 자세나 움직임을 선택하는 것이다. 정말 간단하지만 정신을 바짝 차리고 있어야 한 번 실행할 수

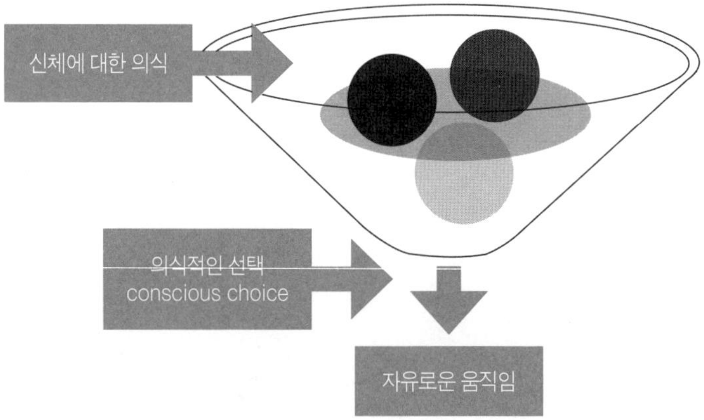

있을 만큼 어려운 일일 수 있음을 기억하자.

두 번째, 내가 선택한 자세가 더 안전하고 편함을 알게 된다면 자세는 순식간에 바꿀 수 있다.

의식을 사용해 내 몸의 변화를 알면 나는 어떠한 자극에 대해 반응하는지 나의 습관을 잘 파악하고 올바른 방향으로 몸을 잘 사용할 수 있다. 의식의 감각 영역은 나를 올바른 길로 안내하는 데 매우 중요한 요소이다. 예를 들어 짠 음식이 고혈압 환자에게 좋지 않은 것은 모두 알고 있지만 싱거운 음식이 싫은 사람은 계속 짠 음식을 섭취한다. 그런데 짠 음식을 먹자마자 바로 혈압이 올라가고 그것을 스스로 바로 알아차린다면 절대 짠 음식을 선택하지 않을 것이다. 고혈압을 침묵의 암살자라고 이야기한다. 서서히 몸이 나빠지고 있는데 특별한 자각 증상이 없어 위험을 감지하지 못하기 때문인데, 이처럼 자세도 서서히 나빠지기 때문에 옳고 그름을 스스로 판단하기가 어려울 수 있다.

지금 유지하는 자세가 나의 몸에 덜 효율적인데도, 그것 때문에 발생하는 불편함이나 문제를 금방 느낄 수가 없다. 따라서 자기 신체에 대한 자각이 필요하다. 자신의 몸을 볼 수 있을 때 선택의 폭은 깊어지고 넓어진다. 지금 자세가 불편한지를 안다면 우리는 그 자세를 선택하지 않는다. 내가 선택한 자세가 좋다는 것을 몸으로 알 수 있어야 한다. 내가 선택한 자세가 나를 더 편안하게 하고 팔을 가볍게 하고 호흡이 잘되게 만드는 것을 스스로 알 수 있어야 한다. 선택한 자세가 편안함을 주고 있다고 스스로 인식하고 인정할 때, 그리고 그 편안함에 대한 가치가 매우 크다고 인식할 때 우리는 선택의 순간에 올바른 선택을 할 수가 있다.

내가 만나는 고객의 대부분은 서 있을 때 배와 골반을 앞으로 내밀고 서 있었다. 나는 그 자세가 얼마나 불편한 자세인지를 바른 자세를 통해 경험하게 해준다. 10년이나 20년 혹은 30년 된 습관이라 하더라도 그 자세가 얼마나 불편하지를 스스로 인식하면 금방 바꿀 수 있었다. 의식의 힘은 선택을 가능하게 하기 때문이다.

척추를 뒤로 밀고 배는 앞으로 내민 자세

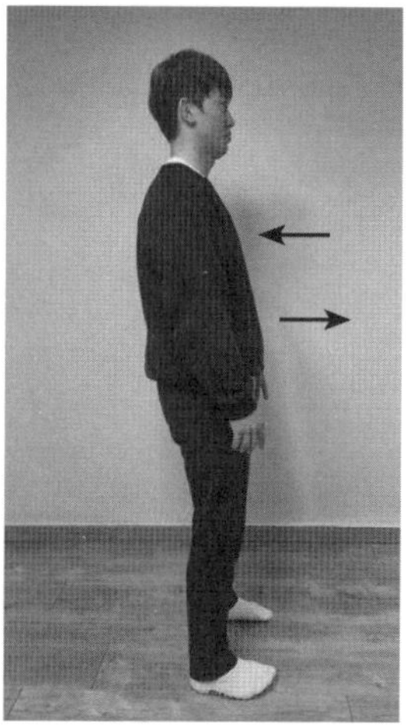

세 번째, 내가 선택할 수 있는 자세가 매우 다양함을 알아야 한다.

올바른 단 한 가지 자세를 선택하기 위해 노력한다면 빨리 생각을 바꾸어야 한다. 올바른 방식이 한 가지만 있는 것이 아닐 수 있음을 생각하자.

앞에서 언급한 의자에서 일어나는 예를 들어 다시 설명해 보겠다. 의자에서 일어날 때 자신의 의지로 매번 사용하는 좌측 발 대신 우측 발로 일어날 수 있어야 한다. 그것을 선택하는 것 역시 자신임을 분명히 알아야 한다. 그렇게 선택하기 위해서는 의식적으로 깨어 있어야 한다. 선택이 쉽지 않은 이유는 좌측 발로 일어나도록 만드는 강력한 뇌의 작용 때문이다. 왼쪽 발로 일어나고 싶은 충동을 멈출 수가 없는 중요한 이유다. 실제로 내가 보아온 많은 사람의 경우 왼쪽 발로 일어나는 사람에게 왼쪽으로만 일어난다고 알려 줘도, 오른쪽으로 일어나지 못하는 사람들이 대부분이다.

만약 지금 앉은 자세에서 한번 일어나기를 해보기를 권한다. 일어날 때 왼쪽 발을 사용하여 일어나는 습관이 있다면 의식적으로 오른발을 선택해 일어나면 된다. 한 가지 덧붙이자면 여기서 선택의 의미는 오른발로만 계속 사용하라는 것이 아니라 때로는 왼쪽으로, 때로는 오른쪽으로, 또 때로는 두 발을 같이 사용하라는 의미다. 효율적으로 다양한 옵션을 택하라는 말이다. 또한 의자에서 일어날 때 내가 선택적으로 의식할 수 있는 곳이 다리만 있는 것이 아니다. 손, 허리, 등, 머리, 목, 발바닥 등 일어나고 앉는 순간에 선택할 수 있는 곳이 무궁무진하게 많다. 내가 의식하는 양과 범위만큼 내가 선택할 수 있는 다양한 자세가 존재하는 것이다.

내가 만나는 고객 대부분이 감각이 좋아지고 자신을 잘 인식하기 시작하면서 공통으로 하는 말이 있다. "내가 왜 그동안 그렇게 했을까요?" "너무 힘든 곳에서 내 몸을 혹사했네요!" 항상 하던 대로가 아니라 다양한 방식으로 반응할 수 있음을 알게 되면 자세에 대한 관념도 많이 바뀐다.

나는 가만히 의자에 앉아 있을 때 의식을 바닥에, 때로는 발등에, 또 때로는 손바닥에 두기도 한다. 같은 모습으로 앉아 있지만 의식을 다양한 곳에 두는 것이다. 남들이 볼 때는 비슷하거나 똑같이 보일지 모르지만 자세는 다양하게 바뀌고 변한다. "자세의 다양성은 의식의 다양성이다."

네 번째, 선택하는 순간을 즐긴다.

우리는 끊임없는 선택의 과정을 살아간다. 선택할 수 있는 수많은 방식이 있지만 항상 한 가지 방식만 선택한다. 그것을 습관이라 부른다. 특히, 매 순간 선택할 수 있는 시간적인 기회가 무궁무진하게 많다. 예를 들어 갑자기 앉아서 공부를 하다가 목이 말라 물을 마시기 위해 거실에 있는 정수기로 움직인다고 생각을 해보자.

자리에서 일어날 때부터 물을 마시기까지 엄청난 시간이 있지만 우리의 의식은 그 시간을 전혀 사용하지 못한다. 몸에 수분이 부족하다는 사인이 시상하부를 통해 뇌에 전달되면 수분을 보충하기 위해 몸은 움직여야 하고 실제로 행동한다. 앉아 있다가 정수기가 있는 곳으로 가려고 일어난다. 앉았다가 일어날 때 굳이 오른쪽 다리로 일어날지 왼쪽 다리로 일어날지 전혀 중요하게 생각하지 않는다.

선택할 필요가 없다. 뇌는 물만 마시면 되기 때문에 내가 어떤 과정을 통해 어떠한 방식의 자세를 선택하는지는 관심이 없다. 그렇기 때문에 의식을 통해 스스로 선택하는 순간을 즐겨야 한다. 의자에서 일어나는 순간에, 발을 떼는 순간에, 컵을 가지고 팔을 뻗는 순간에 속도를 줄일지 아니면 잠시 멈출지 등 무궁무진하게 많은 시간 동안 나의 의식을 사용할 수가 있다. 이때 한순간이라도 새로운 선택을 하면 나는 아프지 않을 가능성이 많아지는 것이다.

나의 자세는 시간의 흐름 속에 있다. 내가 선택한 자세는 곧바로 나에게 영향을 줄 뿐만 아니라 지금 선택하는 하나하나의 자세를 통해 미래의 건강을 예측할 수 있다. 또한 다가올 수도 있는 고통에 대비한 예방임을 잊지 말아야 한다.

감각을 키우고 깨어 있는 의식을 통해 올바른 자세 선택을 할 수 있다. 잘못된 선택으로 통증이나 불편한 증상이 나타나 나를 되돌아보면 과거부터 이어진 나의 선택을 볼 수 있을 것이다. 과거로 실제 돌아갈 수는 없지만 과거의 잘못된 선택을 지금이라도 바꿀 수는 있다. 물론 지나온 과거를 송두리째 바꾸는 것은 쉽지 않다. 바꿀 수 없는 지금의 이 모습이 자신이라고 굳게 믿었던 과거가 잘못이었음을 인정하는 것 역시 쉽지 않다. 하지만 자세를 바꾸겠다는 용기 있는 선택을 해보자.

그것도 나고 이것도 나 자신이기에 한 가지로 고정된 나를 만들지 말자. 서 있을 때 의식적으로 자세를 바꿔 보자. 아파지기 전 의식할 수 있는 시간이 많을수록, 나의 선택이 많아질수록, 스스로 나의 자세를 선택하는 것이다.

6

자극에 반응하고 표현하는 몸

자세는 내가 세상을 인식하는 방식이면서 세상의 자극에 반응하는 내 몸의 표현이기도 하다.

나는 자극에 어떻게 반응하는가?

세상의 많은 자극에 내 몸은 어떻게 반응하는가? 이것이 곧 나의 자세이다. 이 책에서 자세를 특별한 사전적 의미로 규정하지 않는 것은 수많은 경우의 수에 몸이 자세라는 형태로 끊임없이 반응하기 때문이다. 몸에서 나타나는 자세 반응을 통해 자신을 관찰할 수 있을 뿐만 아니라 외부 자극에 대해 내가 어떠한 자세 형태로 표현하는지 알 수 있다. 자세 개선을 원하는 사람이라면 자극에 반응하는 자신을 살펴보는 것 자체가 바로 자세의 시작임을 알아야 한다. 자세를 잘하거나 못하는 것을 따지는 것이 아니다. 내가 어떻게 자극에 반응하는지 한 번이라도 자신을 볼 수 있어야 한다.

나는 내 몸을 관찰하면서 사람에 따라 반응이 달라진다는 것을 알았다. 또한 화날 때, 우울할 때, 기분 좋을 때, 행복할 때, 출근할 때, 퇴근할 때 등 너무나 많은 상황에 따라 내 몸은 마치 저장된 프로그램이 작동하듯이 때마다 특정한 방식으로 반응했다. 그 고정된 반응이 너무 강력해 그만큼 뇌의 시냅스 또한 단단하게 연결되어 있다고 생각했다.

《창조성의 비밀》의 저자 모기 겐이치로는 존 케네스 겐브레이스가 한 말을 인용하면서 "사람은 단추만 누르면 언제나 같은 반응을 하는 기계가 아니며, 살아간다는 것은 어떤 일이 일어날지 알 수 없는 불확실성을 어떻게 마주할 것인지에 달려 있다."라고 이야기했다.

하지만 나의 몸은 다양하게 나타나는 자극에 마주할 준비가 되어 있지 않았다. 나는 어떤 상황에 반응할 뿐만 아니라 타인의 행동이나 손짓과 같은 간단한 제스처에도 몸이 반응했다. 파블로프의 실험에 나오는 종소리에 반응하여 침을 흘리는 개처럼 모든 자극에 대해 반사적으로 한 가지 반응이 자세와 움직임으로 나타나고 있었다. 내가 선택하는 자세가 아닌 내가 만들어 놓은 프레임 안에 나를 가두고 자극에 본능적으로 반응하며, 전혀 다양하지 못하게 몸을 사용하였다. 항상 같은 패턴의 반응을 하는 상태 그것이 나의 자세 습관이었다. 그 반응의 대부분은 나를 힘들게 하는 몸의 긴장이었다.

다른 사람의 말에 내 몸이 어떻게 반응하는지 스스로 살펴보자. 그렇게 몸이 반응하는 것을 살펴보고 안다면, 자세 개선을 위한 중요한 한 걸음이 될 수 있다. 누구나 수많은 자극에 대한 감정이나 생각 등을 몸의 자세를 통해 표현하고, 때로는 긍정적으로 또 때로는 부정적으로 자세 반응을 한다는 것을 알 수 있다.

부정적 외부 자극에 잘 반응해야 한다.

우리는 대부분 모든 부정적인 자극에 똑같은 자세를 보인다. 반사적으로 학습된 고정 반응을 하는 것이다. 가장 일반적으로 나타나는 모습은 척추를 압박하고 가슴을 조여 호흡이 되지 않도록 몸을 누르는 모습이다.

몸통과 앞가슴을 누르고 있는 모습

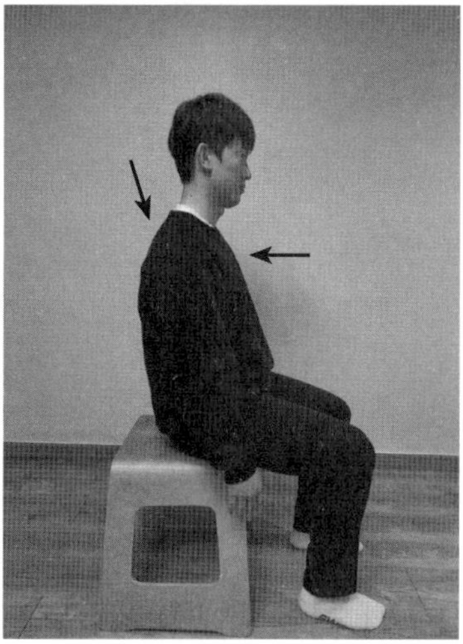

예를 들어 사춘기에 접어든 학생은 부모님의 심한 꾸지람이나 잔소리 혹은 듣기 싫은 소리에 몸은 당연히 무거워지고 척추도 무너진다. 또한 반항할 때 부모님이 원하는 자세가 무엇인지 알기 때문에 최대한 자세부터 무너뜨리기 위해 노력한다. 무거워진 몸에 스스로 더 나쁜 자세 반응을 만들어 낸 결과로 몸이나 척추에서는 상상하지 못할 엄청난 긴장이 나타난다.

자세로 반응하고 표현한다. 엄마 아빠 말에 따라 자동적으로 무거운 몸이 되고 더 안 좋은 자세를 보여 줌으로써 부모님의 말에 따르지 않겠다는 강한 의지를 표현하는 것이다. 그 순간에 몸은 돌이킬 수 없을 만큼 큰 상처를 스스로 만들고 있음을 알아야 한다.

몸의 긴장과 나쁜 자세를 통해 기분 나쁜 나를 다른 사람에게 표현했다면 시간이 흐른 뒤 다시 긴장되기 이전의 몸으로 되돌아가야 한다. 하지만 한번 긴장된 몸이 이전으로 돌아가기란 어렵다는 것을 아주 먼 나중이 되어서야 알 수 있을 것이다.

그 자세 습관 때문에 몸이 아파진다는 사실을 꼭 기억하길 바란다. 걱정이 된다고 턱에 잔뜩 힘을 주고 어금니를 꽉 물어야 할까? 화가 난다고 목에 과한 긴장을 주어야 할까? 화가 난다고 허리나 어깨에 감당할 수 없는 과한 긴장을 만들어 소리칠 필요는 없다. 이러한 자세들은 자동으로 나타나는 반응이 아니라 내가 만든 습관적인 자세 반응이다.

이런 자세 습관은 스스로 바꿀 수 있다. 나쁜 습관은 버려야 한다. 감정이 상해도 자기 몸을 학대하지 않기를 진심으로 바란다. 굳이 척추를 누르고 가슴을 조여서 내 몸까지 아프게 하지 말라는 것이다.

힘들 때마다 만나는 자세

힘들 때 내가 찾아가는 자세 반응은 한결같다. 더 의식이 안 되는 쪽, 더 무거운 쪽으로 내 몸이 향한다. 누구라도 앉은 자세나 선 자세에서 자신을 관찰하면 알 수 있다. 걱정을 하거나 고민을 하는 상황이 되면 내 몸은 한쪽 다리로 향한다. 마치 더 무겁고 힘듦을 즐기려는 듯하다. 왜 굳이 힘든 자세로 걱정하고 속상해할까? 지금까지 계속 그렇게 했기 때문에 그것이 습관에 의한 자세 반응이라는 것을 알지 못하는 것이다.

또한 하루의 생활 중에 어려움이 절반, 즐거움이 절반이라면 항상 평온한 '0Zero'가 되겠지만 하루를 생각해 보면 양적으로나 질적으로 즐거운 순간보다는 힘들고 어려운 상황이 상대적으로 많다. 부정적인 상황에 반응하는 시간이 더 많기 때문에 즐거움의 자세가 부정적인 자세를 이기기는 너무 힘들다는 사실에 동의할 수 있을 것이다.

문제는 경험하는 부정적인 자극에 똑같은 자세로 반응하기 때문에 내 몸이 힘들어진다는 것이다. 힘들거나 무섭거나 외롭거나 슬프거나 화가 났을 때 오직 어깨나 한쪽 다리에 힘을 주거나 머리를 한쪽으로 미는 등 오직 한 가지 자세뿐이라면 내 몸의 다양성은 없고 내 몸의 자세는 개선될 수 없다.

힘들 때도 다양한 자세가 필요하다. 앞선 장에서 언급했듯 기억에 '선택한 자세'라는 것이 존재 선택을 의식적으로 다양하게 할 수 있다. 또한 부정적인 자극에도 좀 더 다양한 반응을 할 수 있는 유연성이 필요하다. 유연성이 없다면 자신을 가두는 것이다. 늘 새로움을 경험할 수 없다.

생각은 항상 자세로 표현된다.

《몸과 마음은 하나다》의 저자 생물학자 김창환은 "지각, 이성, 사색과 감정 표현 등도 결국 뇌와 연결된 근육 운동으로 나타난다."라고 이야기한다. 우리의 많은 생각은 몸을 통해 겉으로 표현된다. 나는 지금 어떤 모습인가? 오늘의 나를 보고 동료 중 누군가가 "힘들어 보이는데 무슨 일이 있어?"라고 물어본다. 그 동료는 이전에 내가 힘들어할 때 표현했던 자세를 직관적으로 기억하고 이야기하는 것이다.

나 자신을 관찰하면 내가 힘든 상황이라고 상상하거나 예전 일을 생각하기만 해도 자세가 만들어지는 것을 볼 수 있다. 관찰하다 보니 무언가에 집착할 때, 각오할 때, 하물며 자세를 바꿀 때조차 내 목은 더욱 뻣뻣해졌다. 생각이 자세를 만드는 것이다. 생각이 겉으로 드러나는 것이다. 동료가 작은 관심을 보이고 어깨를 토닥여 주면 나는 '그래, 다시 잘해 보자!'라고 다짐한다. 그때 동료는 나의 바뀐 자세를 보게 된다.

내가 무언가를 생각할 때 왜 자세가 바뀌는가? 예를 들어 40대 초반의 K씨는 자신에게 언제부터 통증이 나타났고 언제가 가장 힘든지 나에게 이야기했다. 상황을 설명하거나 정리된 생각을 말하기 위해 노력하면서 목에 힘을 과도하게 주고 있었다. 구체적으로는 목을 한쪽으로 갸우뚱하는 동작을 지속적으로 했다. 물론 K씨는 그 작은 동작이 자기 신체에 얼마나 심각한 영향을 끼치는지 모르고 같은 동작을 반복했다. 이 글을 읽고 있는 독자들도 '그 정도는 아무런 문제가 될 것 같지 않은데?'라고 생각할 수도 있다. 하지만 그것은 몸의 시스템을 무너뜨리는 전형적인 몸의 긴장임을 알아야 한다(3장 '알렉산더 테크닉의 원리'에서 중추 조절의 중요성을 설명하겠다.)

K씨는 생각할 때마다 계속 한쪽으로 고개를 기울이며 목에 엄청난 긴장을 가했다. 그가 그렇게 지내온 시간이 아주 오래되었다는 것을 나는 금방 알 수 있었다. K씨에게 생각하면서 말할 때 머리를 항상 오른쪽으로 기울이는 것을 알고 있는지 물었다. 앞서 예를 든 사람들과 마찬가지로 K씨는 당연히 몰랐다. 나는 K씨를 거울을 마주 보고 앉도록 하였다. 눈을 감게 한 후 다시 자연스럽게 이야기하도록 하였고 잠시 후 눈을 뜨도록 하였다. K씨는 자신의 머리가 나의 말대로 오른쪽으로 외측 굴곡과 회전되어 있음을 발견하고 깜짝 놀랐다.

생각한다. 그러면 나는 목이 뻣뻣해진다.

그것이 K씨의 문제라는 것을 K씨에게 이야기해 주었다. 하루에 수만 번을 쓸데없이 긴장하는 목이 아프지 않을 이유가 없었던 것이다.

《버텨내는 용기》의 저자 기시미 이치로는 "인간은 외부 자극에 똑같이 기계적으로 반응하지 않는다. 사고를 겪거나 큰 슬픔이나 상처를 받았을 때 누구나 큰 영향을 받지만 모든 사람이 똑같이 받아들이는 것은 아니다. 마음에 상처를 입어 오래 아파하는 사람이 있는가 하면 곧 충격에서 벗어나는 사람도 있다. 중요한 것은 외부 작용에 어떻게 반응할 것인가를 스스로 결정할 수 있다는 사실이다. 스스로 행위자가 되어야 한다."라고 이야기한다.

잠시 멈춰서 생각해 보자! 생각할 때 나는 어디에 힘을 주고 있는가? 다리나 어깨, 허리 어디라도 자신만의 습관이 나타날 수밖에 없다. 머리를 한쪽으로 돌리지 않으면 생각조차 하기가 어려운 몸의 습관이 있다는 것을 쉽게 알 수 있을 것이다. 너무 심각하거나 힘을 주고 있다면 지금이라도 멈추어야 한다.

스스로 멈출 수 있는 행위자가 되어 보자!

7

왜 감정을 자세에 저장할까?

스위스 로잔대학병원의 정신과 소속인 알렉산더와 그리블은 자세가 감정(예: 두려움, 분노, 슬픔)에 영향을 미친다고 설명한다. 내가 병원 물리치료실에서 주로 만나는 환자는 뇌졸중 환자다. 뇌졸중 환자들은 신체의 편마비로 인해 감각이나 운동 장애가 나타난다. 그래서 앉기, 서기와 같은 일상적인 움직임을 하는 과정에서 손이나 발에 엄청난 경직이나 힘이 들어간다. 불안정성으로 인해 대부분 앞에 있는 치료사의 어깨를 손으로 있는 힘껏 누르거나 잡는다. 마비에 의한 감각 이상과 근력저하로 자세가 불안정해지고 엄청난 힘을 주게 된다.

이해를 돕기 위해 환자의 예를 들었지만, 환자가 아니더라도 누구나 불안하면 안정성을 더욱 추구한다. 그런데 넘어질지도 모르는 불안한 마음을 안정시키기 위해 들이는 노력이 잘못된 습관이 된다. 편안해지려고 선택한 노력이 안정보다 문제를 만드는 경우가 많다. 지속적인 노력은 자동적인 습관이 되고 마음이 불안한 상황이 될 때마다 같은 긴장을 반복한다. 실제로 영국 엑시터대학교 심리학과의 팀커즈 교수 등은 사회 심리학적 관점에서 습관은 안정된 환경에서 뿌리 깊은 행동 패턴을 유지하고 좀 더 나은 대안 채택을 방해하는 개인 내 심리적 구조라고 설명한다.

시험을 앞 둔 중학생의 사례다. 시험 때마다 극심한 불안을 느낀 중학생 K군은 공부를 열심히 하고도 시험 때만 되면 극심한 긴장과 불안에 시달리고 있었다. 혹시 자세를 통해 문제를 해결할 수 있을지 궁금해하였다. 나는 먼저 K군이 의자에 앉아 있는 모습을 살펴보았다. K군은 발가락에 과한 힘을 주고 있었다. K군에게 발가락에 힘을 많이 주고 있는데 혹시 스스로 알고 있는지 질문해 보았다. 당연히 학생은 자신이 그렇게 힘을 주고 있는지도 몰랐다. 하지만 내일이 시험 날이라고 생각해 보라고 말하자 학생 스스로 알아차릴 정도로 발가락에 힘을 많이 주었다.

불안한 감정을 신체를 통해 표현했다.

하지만 불안할 때 안정을 찾는 방법이 힘을 주어 자신의 존재감을 찾아 해결하는 방식으로 이루어지다 보니 불안하거나 힘들 때마다, 다시 말해 시험이 다가올 때마다 몸과 근육에 과도하게 힘을 주어 해결하려고 했다. 물론 처음에는 약간의 힘을 주어 불안한 시간을 잘 넘어갔을 것이다. 문제는 그 경험으로 다음에도 같은 방식으로 불안을 이기고 넘어가려 한다는 것이다. 불안한 감정을 신체를 통해 표현하는 것이다.

과도한 긴장은 근육 자체의 센서 기능 역할을 하는 수용기의 기능을 감소시키고 이로 인해 뇌는 신체의 고유감각을 잘 인식하지 못한다. 그래서 자꾸만 힘을 더 주어야 근육을 통해 조금이라도 더 자신을 인식할 수 있게 된다. 그 결과 다음번에는 더 많은 긴장을 만들어 내야 한다. 악순환이 되는 것이다.

하지만 끝없이 긴장을 만들 수는 없다. K군은 다음에 다가오는 기말고사를 앞둔 상태에서 이미 근육이 상당히 긴장되어 있기에 더 힘을 줄 수도 없는 상황이 되었다. 다시 말해 발가락에 더 이상 힘을 줄 수 없는 상황이 되어 버렸다. 학생은 발톱이 위에서 보이지 않을 정도로 발가락을 구부려 힘을 주고 있었다. 점점 더 힘을 주는 데도 한계가 있고 다른 대안 또한 없기에 더욱 힘들어했다. 시험에 대한 자극에 대응할 옵션이 힘주는 방식 이외에 없었던 것이다. 다양한 문제 해결 방식을 경험해 보지 못한 아이가 스스로 해결 방법을 알아내고 찾아가는 것 또한 결코 쉽지 않은 여정일 것이다.

이것은 비단 K군뿐만 아니라 아이들 대부분의 현실일 것이다. 불안이라는 감정에 대한 대안으로 몸에 힘을 주어 버티고 지나간 기억이 존재하면 다음에 비슷한 상황이 되었을 때 자동적으로 기억된 자세 반응이 작동한다. 이러한 상황이 반복되면 호흡이나 통증 등의 다른 신체적 문제가 동반된다.

기억이나 감정에 따른 자세는 근육에만 저장되는 것이 아니라 우리가 자세라고 생각할 수 있는 모든 신체 기관에 적용될 수 있다. 고유감각이 존재하는 관절, 인대는 물론이고 접촉 감각에 해당하는 피부 등 몸의 모든 곳에 동시반응으로 저장된다. 완벽한 인간의 신경계는 본능적으로 하나의 사건에 대해 온몸으로 기억하고, 실제로 그것을 하나의 자세로 저장한다. 어떤 대상에 따라 자세가 바뀌고 기억에 따라 자세가 바뀌는 것을 보면 '온몸이 기억한다'라고 표현할 수 있을 것이다.

왜 기억이나 감정을 자세에 저장할까?

독일 막스플랑크 연구소의 카사산토와 로테르담 에라무스 대학의 다익스트라는 대학생들을 대상으로 간단한 신체 움직임이 사람들의 감정적 기억에 영향을 미칠 수 있는지 조사하였다. 실험은 상자에 있는 구슬들을 위 또는 아래로 옮기며 이전에 경험한 긍정적 또는 부정적 기억(예: 자랑스럽거나 부끄러웠던 기억)을 말하도록 하였다.

실험 결과 구슬을 이동하는 방향과 감정적 기억이 일치할 때 다시 말해 위쪽으로 이동시킬 때 긍정적인 기억을, 아래로 이동시킬 때는 부정적인 기억을 더 빨리 생각해 내는 것으로 나타났다. 결과적으로 감정과 행동 사이에 많은 연관이 있으며, 구슬을 옮기는 무의미하고 반복적인 몸의 단순한 행동이나 자세가 기억의 감정들을 결정할 수 있음을 강조하였다.

다익스트라는 기억과 관련하여 신체에서의 감각 및 운동 기능이 중요하다고 설명한다. 실제로 젊은 성인과 노인을 대상으로 특정한 신체 자세가 자전적 기억을 더 잘 떠올릴 수 있는지 조사했는데, 자신이 경험한 신체 자세를 취할 때 이전에 겪었던 기억에 대한 질문에 응답이 빠르게 나타났다고 보고한다. 자세를 통해 감정의 기억을 만들고 있는 것이다.

시드니 뉴사우스 웨일즈 대학의 심리학과 에디 하몬 존스 교수는 신체를 통한 표현이 우리의 감정 경험에서 중요한 역할을 한다고 말한다. 얼굴 표정과 자세가 심박수, 피부 전도성 및 뇌 혈액의 온도와 같은 생리적

이동 장치와 구슬 Casasanto, D. & Dijkstra, K(2010)

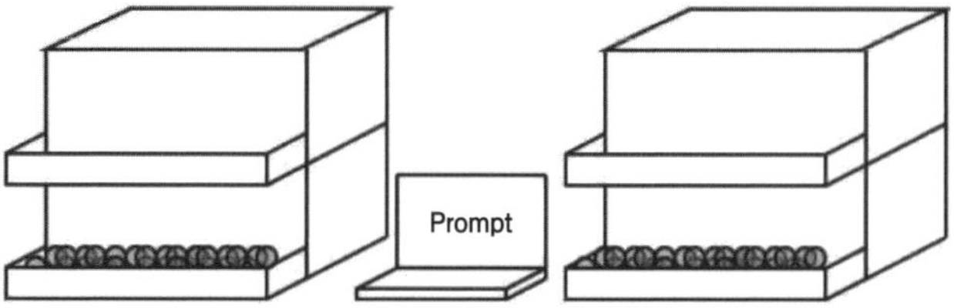

반응뿐만 아니라 자극에 대한 감정 반응에 영향을 미친다고 보고한다. 특히, 특정한 신체 상태가 자세에 영향을 미치는 전두엽 피질 활성화에, 그리고 감정에 영향을 미치는 편도체 활성화에 영향을 주고 있다는 것이다. 결국 신체의 습관적 사용의 결과, 신체 움직임이 감정적인 상태를 초래하거나 강화할 수 있다고 이야기한다.

인체의 모든 시스템은 신경계를 통해 연결되어 있다. 특히 자율신경계를 통해 몸과 정신적인 부분이 연결되어 있다. 따라서 복잡한 신경계를 이해한다는 것은 신체가 자극에 대해 어떻게 반응하는가를 이해하는 것과 같다.

우리 뇌에는 기억을 담당하는 편도체라는 구조가 있다. 편도체는 기본적으로 뇌에서 갑작스럽게 위험한 상황을 발견했을 때 작동된다. 많이 알려진 예시 중 하나가 길을 걷다가 갑자기 발견한 나뭇가지를 뱀이라고 느꼈을 때의 반응이다. 본능적이고 무의식적으로 몸이 먼저 반응한다. 놀란 반응이 몸에 그대로 나타나 교감신경계에 영향을 미치고 아드레날린이 분비돼 초긴장 상태가 된다. 몸의 근육은 최대로 긴장된 상태가 되고, 동공이 확장되며, 순간 숨이 멈춰질 정도로 강력한 반응이 일어난다. 놀라고 가슴이 두근거리고 등골이 오싹해지지만 나중에 뱀이 아닌 나뭇가지라는 것을 알게 되면 뇌의 대뇌 피질이 작동한다. 대뇌 피질을 통해 나뭇가지임을 인식하면 다행이라 생각하며 심적으로 안도하지만 몸의 두근거림이나 긴장도는 금방 사라지지 않는다.

시간이 지난 후, 친구에게 그 놀랐던 상황에 대해 이야기할 때면 다시 기억이 떠오르고 나도 모르게 그때의 상황이 몸에서 재현된다. 가슴이 두근거리고 호흡이 잘 안되기에 안정을 위해 호흡을 크게 하거나 손을 가슴에 가져다 대고 이야기한다. 중요한 점은 이미 안정이 되었어도 긴장의 일부가 몸에 남아 있다는 것이다. 그리고 진짜 문제는 이후 다른 이유로 놀라거나 싸우거나 감정을 상하는 일이 생겼을 때 이미 있던 해소되지 않은 긴장에 새로운 긴장이 더해진다는 것이다.

K군과 같은 학생들이 수많은 자극을 받아 가며 어른이 되어 간다. 적절하게 반응하는 것이 아니라 과도한 신체의 긴장을 가지고 반응한다. 현명한 아이들은 신체를 적절하게 잘 사용하며 생겨난 긴장이나 감정들을 잘 처리할 수 있는 반면 대부분의 청소년은 온전히 고된 시간을 보내고 당연히 그 고통도 삶의 일부라고 생각하며 살아간다. 안타까운 일이다.

그동안 알렉산더 테크닉 그룹 워크숍에 여성이 많이 참여했던 경우를 예로 들어보고자 한다. 의자에 앉아 일어섰다가 다시 앉아 보라고 요청하면 모두 각자의 방식으로 의자에서 일어나고 앉는다. 다음에 시어머니를 생각하며 일어나고 앉으라고 하면 대부분 몸이 굳어 버려서 아주 움직이지 못하는 분들을 비롯해 간신히 일어나는 경우가 많다. 아들이나 딸을 생각하면서 일어나고 앉아 보라고 하면 각자 자녀에게 가진 자세를 가지고 움직인다. 물론 남편을 생각해도 몸이 바뀌고 자세가 바뀐다. 이러한 자신의 몸을 살펴보고는, 감정이 내 몸의 자세를 어떻게 바꾸는지 알게 되어 다들 놀라워한다.

나는 어릴 때부터 척추에 대해 심한 열등감이 있었다. 척추가 건강하지 않다고 스스로 생각했고 어린 나이에도 벽에 등을 대고 있으면 척추가 벽에 반듯이 붙지 않는다는 것을 알고 있었다. 어린 시절의 소심한 성격과 몸가짐이 고스란히 나의 자세에 드러나고 있었다. 나의 자세는 불안감이나 놀란 기억이 있는 아주 어린 시절로 거슬러 올라갈 수도 있다. 성장하면서 수많은 사건과 다양한 환경을 경험하며 새로운 자세들이 만들어졌다.

특히 힘들거나 걱정이 되는 부정적인 경험을 하면 페인트를 한 겹 더 덧칠한 듯 무겁고 힘든 자세를 계속 만들고 있었다. 나의 자세는 성장하고 어른이 되어갈수록 나빠질 수밖에 없다는 것을 나중에야 이해하게 되었다. 또한 과거부터 만들어 온 나의 자세 습관에서 벗어나는 것이 얼마나 힘든지도 알게 되었다.

난 이것을 '기억의 자세' 혹은 '자세 기억'이라고 스스로 표현한다.

그 기억의 자세에서 탈출하는 것이 얼마나 어려운지, 또한 그 깊이는 얼마나 깊은지 몸으로 경험하였다. 예전 기억에 대한 몸의 반응은 놀라울 정도로 명확하고 확실하게 사건에 따른, 감정과 기억에 따른 특유의 자세를 만든다. 가령 가슴을 누르거나 척추를 쥐어짜거나 주먹을 쥐거나 목의 엄청난 긴장을 만든다.

《통증혁명》의 저자인 재활의학과 의사 존 사노 박사는 "정신적 긴장이 몸으로 표출된 것"이 긴장성 근육통증후군(TMS)이라고 말한다. 억압된 감정에 대한 방어는 무의식으로 주의를 감정 외적인 것으로 돌리게 한다. 이런 요구조건을 가장 잘 충족시키는 것이 바로 통증을 통한 신체적 방어라고 한다. 또한 존 사노는 통증 치료에서 가장 중요한 요소는 환자가 마음에서 일어나는 일을 자각하는 것이라고 해결책을 제시하였다.

마음이나 감정에서 생긴 일에 대해 몸은 긴장하고 그것을 감정이라고 착각하는 경우가 많다. 반복적인 잘못된 신체 자세가 감정의 기억이 되는 것이다. 실제로 클라크 대학의 제임스 더글러스 레어드 교수는 감정적인 경험과 기억에 대한 자세의 지속적인 영향을 연구하면서 참가자들에게 행복한 상태의 자세와 분노나 슬픈 상태에서 취하는 반복적인 자세를 표현하도록 하였다. 이후 나무나 차, 집 등이 인쇄된 카드를 보여 주고 단어와 관련된 삶의 경험을 생각하도록 하였다. 교수는 실험 결과 대상자들의 행복이나 슬픔, 분노 등 감정 표현은 30분 동안 휴식을 취한 후에도, 다시 말해 표현 행동이 멈춘 후에도 계속 존재했다고 보고했다. 또한 자세와 관련된 감정적인 요소가 더 많은 삶의 사건을 떠올렸다고 했다. 신체 자세를 통해 감정적 효과가 지속해서 나타나고 있다는 것이다.

"그건 몸의 '자세'이지 '감정'이 아닙니다!"

내가 몸에 긴장을 가진 사람들을 만날 때 항상 하는 말이다. 알렉산더 테크닉을 통해 가장 크게 깨달은 것은, 내가 감정이라고 생각하고 기억이

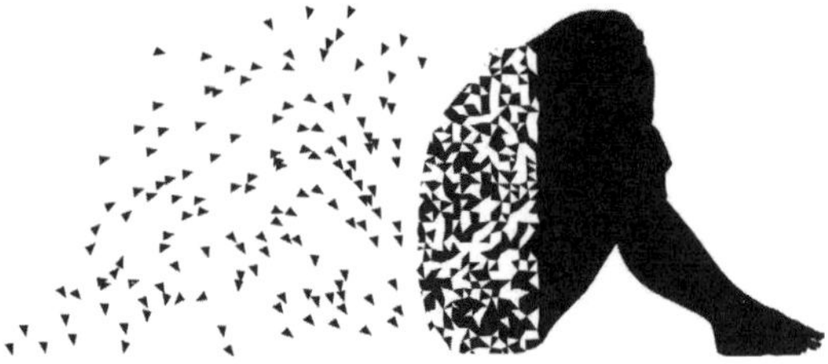

출처 픽사베이

라고 생각하며 견디고 힘들어했던 느낌은 실제가 아니라는 것이다. 신체의 의식을 통해 몸이 가벼워지고 몸에서 오는 고유감각에 대한 정보가 뚜렷해지니, 그때의 감정과 기억이 생각보다 아프지 않고 생각보다 힘들지 않다는 것을 알게 되었다. 자세가 바뀌니, 내가 그 기억을 통해 온전히 느껴 왔던 감정은 자세의 긴장과 합쳐진 어떤 것임을 깨닫게 되었다.

내 몸에 집중하고 관심을 기울였을 때 비로소 감정에 대해 깊이 이해했다. 몸을 통해 공부하면 감정을 이해하기 위해 오랜 시간 시행착오를 겪지 않아도 된다. 몸을 관찰하고 이해하면 실제로 감정을 분리해서 볼 수가 있다. 몸의 긴장으로 인해 볼 수 없어 감춰지고 숨어 있던 감정의 실체를 만날 수 있다.

자신이 만든 자세 긴장을 가진 채 힘든 상황을 생각할 때와 스스로 자세를 바꾸고 똑같은 기억을 떠올렸을 때의 반응은 놀라울 정도로 다르다. 실제로 몸의 긴장 없이 아팠던 감정을 마주 보니 생각보다 아픔의 크기가 너무 작아 많이 놀라게 된다. 긴장 없이 의식적으로 건강하게 몸을 사용하는 것은, 편안한 자세와 감정과 밀접히 관련이 있음을 기억해야 한다.

8

자세가 '나 자신'이다

"자세는 바로 그 사람 자신"이다.

자세가 바로 '나'라는 사실에 기반을 둬야, 자세를 바꾸고 변화하는 것의 중요성을 깨닫는다. 지금까지 살아온 모습이자 앞으로 살아가기 위한 과정에서 스스로 자세에 대한 자각이 있어야 한다. 자각할 때 현재 자세에 대한 책임이 자신에게 있음을 스스로 명확히 이해한다.

책의 서두에서 이야기한 것처럼 나는 마음에 들지 않는 내 몸을 향해 끊임없이 짜증 내고 매일 아픈 것밖에 없는 못난 나의 몸을 향해서 원망과 불만만 가득했다. 나에게 매일 화를 냈다. 한동안은 그렇게 화를 내는 이유를 몰랐다. 그러다가 정작 내가 잘못하면서 아무 잘못 없이 최선을 다해 살아온 내 몸에게 원망하고 짜증을 내는 나 자신을 발견했다.

당시 진짜 문제는 몸에서 나타나는 불만과 짜증을 다른 사람에게 돌렸다는 점이다. 조금만 답답해도, 조금만 숨쉬기 힘들어도, 조금만 무거워져도 다른 사람 때문에 생긴 문제라고 생각하며 끊임없이 타인을 미워하고 답답해하며 하루를 보냈다. 하지만 짜증을 낼수록, 마음에 들지 않는다고 투덜거릴수록 나의 몸은 계속 더 무거워졌다. 타인 때문인지 나 때문인지 어떤 게 먼저인지 모를 정도로 내 몸은 지치고 힘들었다. 결국 아침에 눈을 뜨고 나서도 전혀 몸을 움직일 수 없을 정도로 내 몸은 굳어갔다.

나를 볼 수 있는 용기와 시간이 필요했다.

알렉산더 테크닉을 공부하면서 자기 자신을 관찰해야 하는데 나는 나 자신을 바라볼 자신이 없었고, 용기도 나지 않았다. 실제로 나뿐만이 아니라 자세 문제로 고민을 하는 사람에게 거울로 자신을 바라보라고 하면 잘 쳐다보지 못한다. 바라보는 것 같아도 제대로 자기 몸을 직시하지 못한다.

당시에 나는 두려웠다. 무조건 좋지 않은 몸의 문제들만 보일 것이 뻔했고, 그것을 스스로 인정하려면 많은 시간 내가 살아온 모습을 부정해야 할지도 모를 상황을 스스로 만들기가 두려웠다. 나를 더욱 주저하게 만드는 것은 나를 직시해서 알게 된 문제를 해결할 수 있다는 어떠한 희망이나 믿음이 나 자신에게 없다는 사실이었다.

나는 있는 그대로 나를 인정하는 것이 왜 그렇게 힘들었을까? 내가 나를 받아들이는 것이 왜 그렇게 힘들었을까?

통증으로만 표현하는 내 몸을 진심으로 바라보기 시작했다. 그것은 생각만큼 어려운 일이 아니었다. 그냥 단순하게 내 몸을 관찰하면 되었다. 나는 누웠을 때 양쪽 등이 바닥에 닿는 느낌이 다르고, 다리 모양이 다르고, 위치도 다르다는 것을 스스로 알 수 있었다. 다리의 위치가 조금 더 벌어져 있어서 다를 때 어떤 것은 정답이고 그것이 아니면 틀린 것이 아니었다.

그냥 바라보는 것이지 평가해서 해결하려고 하는 부담을 가질 필요가 없었다. 그래서 나는 내 자세나 몸에 짜증 낼 필요가 없었다. 그동안 나는 내 몸에 관심도 두지 않으면서 스스로 사용하기 힘든 몸을 만들어 놓고 마음이나 생각으로는 항상 가볍고 건강한 몸이어야 한다는 부담을 갖고 있었다. 능력은 안 되는데 더 많은 것을 내 몸에 요구했다는 것을 알았을 때 진심으로 내 몸에게 사과할 수밖에 없었다.

현재 나의 자세를 진정한 나로 보기 시작했다.

때로는 다른 사람과 다른 나를 받아들이는 것이 힘들 때가 있다. 정상 자세가 아니라는 생각 때문에 자신의 모습을 보기가 힘든 경우도 많다.

특발성 측만증을 앓는 30대 여성 P씨는 자신의 자세를 보여 주기를 창피해했다. 그녀는 나에게 "저는 어릴 때부터 심한 측만증을 가지고 있었어요. 자세가 너무 안 좋아요!"라고 들릴 듯 말 듯한 목소리로 말했다. 그녀의 목소리를 상당히 위축되어 있었다. 옆에 있던 가까운 친구조차 그녀가 측만증을 가지고 있다는 사실을 그때 처음 알았다고 놀란 표정으로 이야기하였다.

자신의 자세가 안 좋다고 생각할수록 자아존중감이 떨어진다. 나는 그녀가 심한 측만증으로 청소년기부터 자세에 대해 힘들어하고 고민하면서 살아왔다는 것을 몇 마디 말을 통해 충분히 알 수 있었다. 하지만 나는

P씨보다는 덜하더라도 만난 모든 사람이 측만증을 가지고 있으므로 그녀의 자세가 특별히 잘못되거나 이상하다고 생각하지 않는다고 이야기해 주었다.

실제로 옆에 있는 친구도 앉은 자세에 과도하게 힘을 주고 한쪽으로 몸을 밀고 있어서 힘들게 호흡하고 있었다. P씨 입장에서는 옆에 있는 친구는 자세가 정상인 사람이었다. 그럼에도 P씨는 자신이 생각하는 것 이상으로 몸의 움직임이 부드럽고 호흡도 더 편안하게 했다.

P씨는 자기 몸을 매일 마주 보며 스스로 인식했다. 몸을 잘 사용하고 있다고 그녀에게 말해 주었다. P씨는 나처럼 몸에 투덜거리지 않았던 것이다. 자신이 측만증이라는 생각이 만든 위축된 마음은 있지만 평소 몸에 대한 관심이 훨씬 더 많았기에 몸의 사용을 잘하고 있었다.

구조적인 측만증은 획기적으로 향상되기보다 이미 가진 조건에서 덜 긴장하고 덜 아프도록 잠재적인 몸의 기능을 얼마든지 잘 발견하고 활용할 수 있다.

내 자세는 틀린 것이 아니라 다른 것이었다.

100명이 운동을 배우면 100명의 자세와 동작이 모두 다르다. 전선 위에 앉은 새들도 얼핏 보면 같아 보이지만 실제로는 똑같은 모양이나 자세로 있는 새들은 없다.

맞고 안 맞고의 문제가 아니다. 사람들이 모두 다른 환경에서 사는 것처럼 각자의 감각과 기억 그리고 의식 수준에 따라 자신만의 자세를 만들기

모양과 형태가 다른 새들

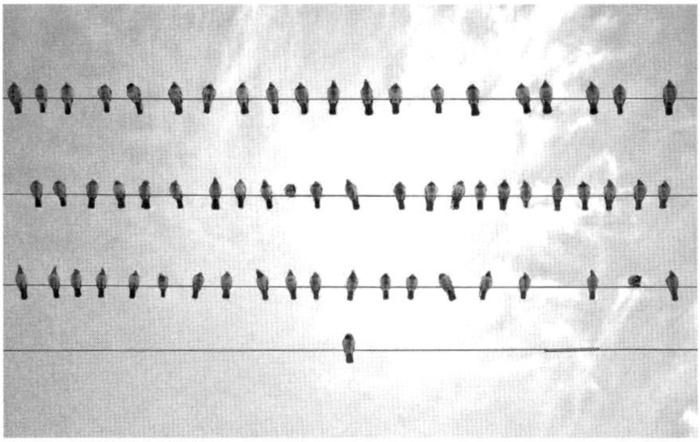

출처 픽사베이

때문이다.

내 몸이 다른 사람의 몸과 다름을 인정하자. 나의 삶의 속도는 다른 사람과 다르다. 앞사람이 빨리 걷는다고 해서 나도 같은 속도로 걷는 것이 정답이 아니다. 옆 사람과 똑같이 걷고 뛰려니 내 몸은 항상 힘들고 빨리 지치고 나중에는 걷기 싫어지고 움직이기 싫어진다. 내 호흡에 맞는, 내가 움직이는 속도에 맞는 나만의 속도가 있다. 호흡이 안 되는 사람이 빠른 랩을 할 수가 없다. 내 속도에 맞는 랩을 하면 된다. 여기에 옳고 그름은 없다. 서로 다른 개인들이 존재하고 살아가는 것이다. 그것을 당연하게 생각하자.

의식이 있는 몸이 되어야 내 자세를 통해 나를 알 수 있다.

의식할 수 없다는 것은 자신을 알 수 없다는 것이기 때문에 스스로 자세를 취하기가 어렵다. 실제로 뇌졸중과 같은 중추신경계 질환으로 고유

감각에 문제가 발생하면 심각한 감각 운동 장애가 나타난다.

신경과 전문의 올리버 색스는 저서《아내를 모자로 착각한 남자》에서 신경 손상으로 고유감각을 상실해 시각과 전정계 등을 이용해 일상생활을 해야만 하는 환자의 사례를 소개한다. 환자 크리스티너는 척수 손상으로 인해 신체의 정보가 뇌로 전달되지 못하는 고유감각의 문제가 있었다. 몸을 통해 자신의 신체를 느낄 수 없기 때문에 스스로 몸이 죽어 버렸다고 생각했다. 그리고 눈과 귀가 없어서 감각을 못 느끼는 상황에 빗대어 고유감각 상실로 인해 자기 신체를 전혀 느낄 수 없음을 다른 이에게 설명하곤 하였다.

올리버 색스는 눈이 보이지 않는 것에 대해서는 누구나 스스로 눈을 감아 보고 경험할 수 있어서 시각 장애가 있는 사람들에 대해서는 이해할 수 있는 부분이 있지만, 고유감각이 없어진 것에 대해서는 이해하고 받아들이기가 쉽지 않다고 말한다. 그래서 크리스티너는 존재하지 않는 세계에 사는 것이라고 설명한다. 크리스티너는 남아 있는 전정 감각과 시각 등을 이용해 아무것도 존재하지 않는 듯한 자기 몸을 움직인다. 자신의 존재를 의식할 수 없는 고통이 얼마나 힘든지 잘 설명한다.

여러분이라면 존재하지 않는 몸을 어떻게 움직일까? 하나의 예로 치과에서 치과 치료를 위해 잠시 잇몸에 마취를 하면 마비된 입술과 입으로 아무것도 느낄 수 없으므로 마취가 풀릴 때까지 아무것도 하지 못한다. 지금 당장 자기 몸에 의식을 둔다면 과연 얼마나 자기 몸을 알 수 있을까? 앞에서도 몇 번 언급했지만 우리는 생각보다 너무 심하게 자기 몸을 잘 알지 못한다. 스스로 대부분의 신체 부위에 긴장이라는 마취제를 놓고 극히 일부만 사용한다. 그런데도 크리스티너처럼 자기 몸을 자신이 잘 모른다고 괴로워하지도 않는다. 나를 잘 몰라 나중에 통증이 나타나면 그때야 괴로워한다.

나를 잘 모르는 것을 괴로워해야 한다. 매 순간 결핍된 나 자신을 자꾸 알고 싶어야 한다.

앞장에서 이야기한 현관에 놓인 나의 신발 이야기를 다시 해보면, 신발은 마치 한순간에 멈춰진 나의 자세를 볼 수 있게 한다. 조금 전 나의 자세를 신발을 통해 확인할 수 있다. 나의 자세는 흔적을 남긴다. 흔적은 하나의 표식처럼 나에게 메시지를 준다. 아무렇게나 놓인 신발을 보면서 내가 하루 동안 얼마나 나를 보지 않았는지도 확인할 수 있다.

아무 의식 없이 아무렇게나 버려진 신발처럼 지금의 나의 발도 나에게서 버려진 느낌일 것이다. 그렇게 오랜 시간 나를 버리고 살아온 것 같았다. 한참을 그냥 널부러져 있는 나의 신발을 바라본다. 그것은 아무리 부정하고 싶어도 순간에 나타난 내 자세이다. 인정하고 받아들인다.

현관에서 신발을 벗고 들어올 때 나의 의식 없음을 명확하게 깨닫게 된 이후로 나는 현관 앞에서라도 의식을 갖고 정신 똑바로 차리고 발을 확인한다. 그 순간 나는 좀비가 아닌 깨어 있는 나로 머물 수 있었다. 신발을 신고 벗는 나의 습관은 조금씩 개선될 수 있었다. 하루에 아주 잠시지만 신발을 벗고 신는 순간 나는 내 자세에 대해 주인으로서 깨어 있는 의식을 가지고 움직일 수 있었다.

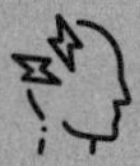

TENSION

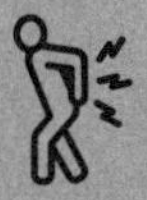

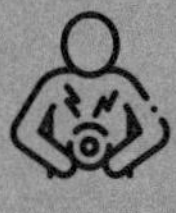

PAIN

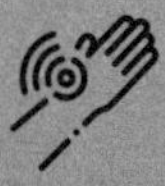

3장

알렉산더 테크닉의 원리

1 알렉산더 테크닉 소개

2 자각(Awareness)

3 중추 조절(Primary control)

4 자제심(Inhibition) - 멈춤

5 지시어(Direction) - 자세를 바꾸는 다섯 가지 지시어

6 방향성(Direction) - 의식이 향하는 곳

7 진행 과정 - 수단(Means - Whereby)

8 목적의식(End gaining)

9 무위와 판단하지 않음(non doing & non Judgement)

1

알렉산더 테크닉 소개

사람들은 자신의 자세에 문제가 있음을 분명히 인정하면서도 왜 자세를 개선하는 데 어려움을 겪는 걸까? 알렉산더 테크닉은 자세 개선을 위해 매우 심플하면서도 강력하게 변화를 만드는 방식을 안내한다. 알렉산더 테크닉의 창시자 F.M. 알렉산더Frederick Matthias Alexander는 1869년 호주에서 태어났다. 몸이 약했던 알렉산더는 말을 좋아했고 드넓은 자연을 사랑했다. 친구와 같았던 말과 함께 지내는 것을 좋아했다.

그의 꿈은 빨리 이루어졌다. 이미 20대에 유명한 낭독가로 왕성하게 활동할 수 있었다. 하지만 한번 무대에 서면 몇 시간 동안 말을 해야 했기에 나중에는 목소리를 낼 수 없을 만큼 심각한 문제가 나타났다. 처음에는 의사를 찾아 진료받고 치료를 받았다. 하지만 약을 먹었을 때만 잠시 개선될 뿐 무대 공연 이후에는 증상이 악화하는 상황이 반복되었다. 결국 새로운 방식을 찾게 되었다. 그 방식은 자신에게 무슨 문제가 있는지 스스로 자기 몸을 통해 확인하는 것이었다.

말이나 자연과 소통을 잘할 수 있었던 그는 다른 사람들보다 뛰어난 몸의 감각과 통찰력을 가지고 있었다. 스스로 자기 몸을 보며 문제점을 찾아가는 노력을 멈추지 않았다. 어느 날 거울에 비친 자신에게서, 발성할 때 머리를 젖히고 목에 과긴장을 만들고 있는 모습을 발견한다. 머리와 목의 관계 이상으로 인한 긴장이 목소리에 심각한 문제를 만들고 있다는 놀라운 발견을 한다.

목의 긴장이 몸의 움직임을 제한하거나 협응된 움직임을 방해한다는 것을 알게 되었다. 그것은 자세를 유지하고 움직이는 상황에서 반복적으로 나타났고, 또한 강력한 습관 때문인 것으로 인지했다. 이후 10여 년에 걸쳐 몸을 관찰하고 경험하면서 잘못된 습관으로 인한 목의 긴장을 멈추고 올바른 방향으로 신체가 향할 수 있는 방식을 확립하였다. 이렇게 깨닫고 알게 된 지식과 경험을 알렉산더 테크닉 원리로 설명했다.

그가 활동하던 1900년대 초반에는 지금처럼 신경과학이 발전하지 않았다. 신경세포(뉴런)가 발견되고 신경과 근육의 연결과 역할들이 조금씩 규명되던 초창기였다. F.M. 알렉산더는 뇌의 작용을 몸을 통해 알아 갔으며, 뇌와 생각 그리고 자극과 반응이 어떻게 몸과 행동에 영향을 미치는지 이해했다.

이후 알렉산더는 1904년 호주에서 영국으로 건너가 도움이 필요한 배우에서부터 다양한 분야의 사람들을 본격적으로 지도하였으며, 유명한 교육자이자 철학자인 존 듀이 등과의 교류를 통해 미국에도 알렉산더 테크닉을 전파하였다.

알렉산더 테크닉은 현재 세계의 많은 곳에서 알렉산더 테크닉 교사들을 통해 다양한 사람들에게 몸의 긴장을 줄이고 즐겁게 몸을 사용할 수 있도록 좋은 안내서와 같은 역할을 한다. 이 장에서는 알렉산더 테크닉을 이해하는 데 핵심이 되는 내용을 설명하고자 한다.

1. Awareness(자각)
2. Inhibition(자제심)
3. Direction(지시어, 방향성)
4. Primary Control(중추 조절)
5. Means Whereby(진행 과정-수단)
6. non-doing(무위)
7. non-Judgement(판단하지 않음)

2

자각
(Awareness)

F.M. 알렉산더는 자신의 습관을 스스로 알아차리기도, 자신을 개선하고자 시도하기도 정말로 어렵다고 하였다. 그만큼 자신을 아는 것이 정말 어렵다는 것이다. 그래서 의식적으로 자기 몸을 자각하고 관찰하는 것이 매우 중요하다. 자기 몸을 뇌를 사용하여 스스로 의식하는 것은 감각을 깨우고 습관을 알아차리기 위해 매우 중요한 과정의 시작이 될 수 있다.

알렉산더가 이야기하는 '의식한다!'라는 것은 '자각'한다는 것을 뜻한다. 앞서 많이 언급한 바와 같이 사람들은 자기 몸을 잘 안다고 생각하지만 사실은 너무 모른다. 자기 신체에 대한 인식이 너무나 부족하다. 분명한 것은 나를 알아야 잘못된 습관을 버릴 수 있다. '자각'이라는 의식을 통해 잃어버린 나(자세)를 찾아가야 한다.

시드니 공과대학교 보완 및 통합 의학연구센터의 크레이머 등은 습관적 자세 패턴은 근골격계 통증과 관련이 있으며, 나쁜 자세를 개선하기 위해서는 스스로 '자세 인식'이 필요하다고 하였다. 연구에서는 512명 환자의 만성통증과 신체 인식 정도가 상관관계가 있는 것으로 나타났으며,

자세에 대한 인식 수준의 개선으로 척추나 어깨의 통증이 감소하였다고 보고한다. 자신에 대해 잘 인식할수록 자세 통증이 감소하는 것이다.

F.M. 알렉산더 역시 문제가 나타난 곳이 자신의 몸이므로 결국 문제를 해결하기 위해서는 몸에서 어떤 일이 일어나고, 어디가 문제인지 알아야 한다고 생각했다. 결국 자기 몸을 먼저 알지 못하면 문제를 알 수 없다는 사실을 알고 있었다. 그가 자신을 알기 위해 선택한 손쉬운 방법은 바로 거울이었다. 자신을 인식하기가 어렵지만 거울을 통해 자신을 바라볼 수 있다.

모기 겐이치로는 저서 《화장하는 뇌》에서 "인간의 자기 인식은 거울과 관계가 깊으며, 자신과 타인이 나뉘지 않은 혼돈의 세계에서 자신을 분리해 주는 것 역시 거울이며, 거울에 자신을 비춰 봐야 비로소 세계와 자신 사이에 경계선을 그을 수 있다."라고 하였다. 거울을 통해 자신을 의식하는 것은 상당히 높은 수준의 의식이다. 거울을 통해 자기 몸을 자주 보지 못한다는 것은 자신의 높은 의식 수준을 활용하지 못하는 것이다.

자신을 의식적으로 인식할 수 있는 능력은 인간의 뇌에 있는 감각 피질 영역과 다양한 감각을 통합할 수 있는 연합 영역의 활동을 통해 이루어진다. 대뇌 피질에는 감각과 운동 호문쿨루스라고 하는 '작은 인간'이 있다.

감각에 민감한 손이나 입에는 신경세포가 많이 존재하는 반면 섬세하지 않은 몸통 부위 등에는 상대적으로 신경세포의 수가 적어서, 신경세포가 차지하는 부분에 비례해 뇌지도를 그리면 손은 크고 몸통은 작은 기형적인 사람의 형태가 나온다. 또한 사용하는 부위는 뇌의 가소성으로 인해 뇌의 많은 신경세포가 많은 신경 연접을 이루고, 사용하지 않는 몸의 신

호문클루스

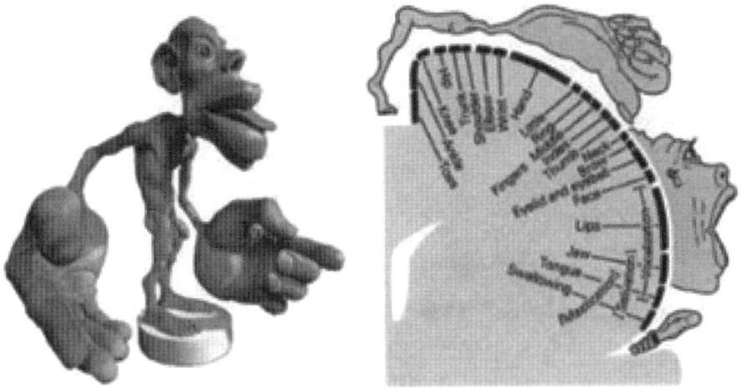

경세포는 연접이 줄어든다. 다시 말해 형태적, 기능적 변화를 만드는 이러한 가소성 원리는 교육 또는 재활에 있어서 매우 중요한 근거가 된다.

만약 당신이 항상 사용하는 물건, 다시 말해 관심 있는 물건이 사라진다면 그것을 금방 알아차릴 수 있을 것이다. 하지만 잘 사용하지 않아서 평소에 관심이 없는 물건이라면 없어지거나 잃어버려도 잘 알아차리지 못한다. 무언가를 잘 사용한다는 것은 그 물건에 관심이 많다는 뜻이다. 몸의 사용도 이와 다르지 않다. 뇌를 사용해 자주 자기 몸에 관심을 가지면 누구나 자기 몸을 잘 사용할 수 있다.

자기 몸에 대한 관찰은 재능이 뛰어나고 머리가 좋은 사람만 하는 것이 아니라 누구나 아주 쉽게 장소에 상관없이 할 수 있다. 지금 이 책을 읽는 순간에도 잠시 멈춰서 손가락 또는 종아리 등 어디라도 있어야 할 곳에 잘 있는지 한번 확인해 보라.

매일 타인을 향해 있는 의식은 자신을 바라보는 일에 익숙하지 못하다. 그래서 자세 개선을 위해 만나 사람들을 앉아 있게 한 후 옆에 있는 전신

거울을 보게 하면 대부분 거울에 비친 자신의 모습을 잘 보지 못한다. 어떤 사람은 발이 닿은 땅바닥을 보라고 하면 역시 잘 쳐다보지 못한다. 첫 데이트 때 쑥스러워서 이성을 잘 바라보지 못하듯 너무 낯설어한다.

카지노에는 거울이 없다고 한다. 자기 몸을 본다는 것은 의식을 사용한다는 것이다. 카지노 측에서는 사람들이 도박을 하는 자신의 모습을 실제로 보지 못하도록 거울을 두지 않는다. 우리는 매 순간 의식의 흐름 속에 있어야 한다. 나를 버리면 나는 의식에서 사라지고 의식을 통해 조절하거나 통제할 수 없는 무거운 몸으로 시간을 보내야 한다.

의식의 사용이 몸의 사용이다! 의식의 차이가 움직임의 차이다!

1. 그라운딩 Grounding

인간이 세상에 태어나서 항상 함께하는 것은 바로 땅(Ground)이다. 앉아 있는 것, 잠자는 것, 걷는 것, 일하는 것, 모두 바닥없이 할 수 있는 일은 없다. 다시 말해 우리는 땅에 항상 내 몸을 맡기고 살아간다.

'땅'을 'Ground'라고 한다. 그리고 우리는 땅과 계속 '~ing'를 한다. 그래서 알렉산더 테크닉에서는 땅에 의식을 두는 것을 그라운딩(Grounding)이라고 한다. 예를 들어 만약 당신이 일어나 있다면 땅을 느낄 수 있는 곳, 다시 말해 땅과 닿아 있는 발에 의식을 두고 있어야 한다. 발을 통해 땅과 그라운딩하는 것이 '서기'이다. 그래서 내가 가장 많이 만나고 가까이 있고 친해야 할 대상은 지금 우리가 몸을 맡기고 있는 바닥이다. 그래서 땅과 친한 상태에서 의자를 만나면 앉고, 땅과 친한 상태에서 친구를 만나면 악수를 하고, 땅과 친한 상태에서 악기를 연주하거나 노래를 하는 것이다.

실제로 캘리포니아 대학의 발달 및 세포 생물학과 가에탕 슈발리에도 "그라운딩은 신체를 대지에 접촉하는 것"이라고 말한다. 아울러 편안하게 신체를 바닥에 잘 그라운딩하며 휴식을 취한 실험군은 기분이 상당히 향상되었다고 보고한다.

내가 건강한가? 어떻게 하면 건강한 몸을 만들까? 땅과 잘 닿아 있는 몸을 통해 끊임없이 세상과 소통해야 한다. 발뒤꿈치에서 발가락까지 발 전체의 의식을 통해 땅에 계속 머물고 있을 때 우리는 비로소 편안한 서기를 할 수 있다. 서 있을 때 발바닥에 관심을 가진다. 어떻게 서겠다는 것이 목적이 아니라 그저 발바닥에 관심을 가지는 것이다.

도쿠시마대학 의료연구소의 반도 히로시 등은 긴장 없이 지면과 편안하게 서기 위해서는 발바닥에서 '삼각형'에 대한 인식이 중요하다고 한다. 11자 자세에서 발바닥의 세 꼭지점이 의식될 때 앞으로 몸이 나아갈 수 있으므로, 이 삼각형에 대한 인식은 달리기 선수들에게 매우 중요하다고

발의 세꼭지점 Bando H, Murakami M(2019)

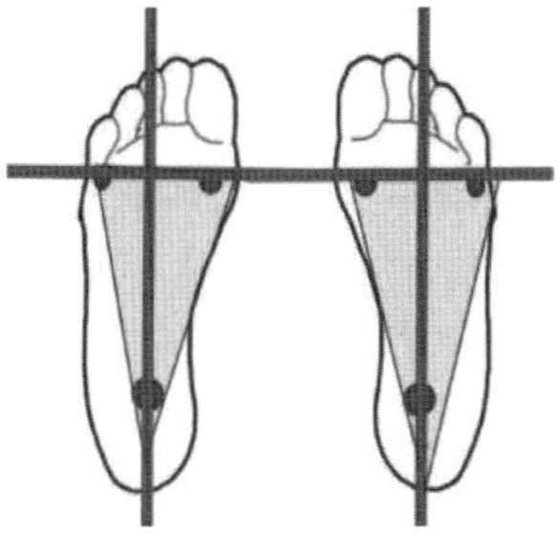

앉기: 좌골 그라운딩

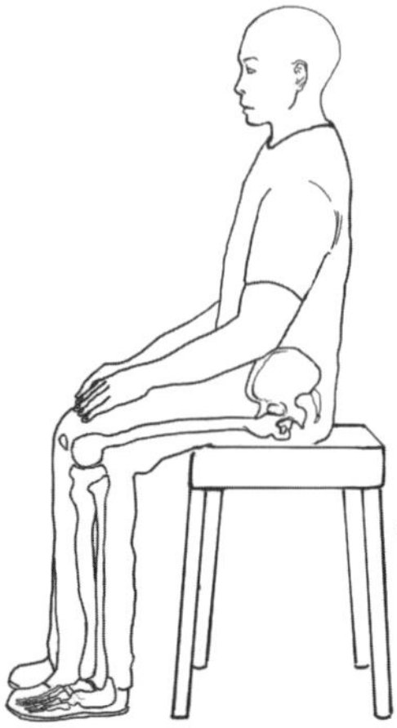

강조한다.

또한 엉덩이에 위치한 좌골에 의식을 두는 것이 '앉기'이다. 의식이 좌골에 머물 때 척추가 편안해지고 쓸데없는 몸의 긴장들이 사라진다. 바닥과 친하지 않으면 척추에 힘을 줄 수가 없는 것이다. 푹신한 의자는 좌골 양쪽을 의식하기가 어렵게 하고 척추의 올바른 사용을 방해한다. 좌골을 잘 느낄 수 있는 평편하고 푹신하지 않은 나무 의자에 앉는 것이 적합하다.

나는 땅과 얼마나 친할까? 나를 알지 못하면 땅과도 친해질 수 없다. 그라운딩은 나와 땅을 연결해 주고 자신을 명확하게 의식하게 해주는 가장 확실한 방법이다. 몸이 무겁고 힘들어하는 사람들에게 고개를 숙여 바닥을 보라고 하면 두려워하고 낯설어한다. 한 번도 관심을 가지지 않았으니 그럴 수밖에 없다. 땅은 항상 그곳에 있다. 늘 그곳에 있었다. 내가 관심을 가지면 땅이 나를 받아 주고 받쳐 준다. 땅에 나를 맡기지 못하면 나의 머리, 어깨, 허리와 같은 곳은 더 많이 애를 쓰며 살아가야 한다. 지금 잠시 자신의 좌골이나 발바닥에 의식을 두고 현재에 머물러 보기를 바란다.

2. 감각 인식 오류

자기 자신을 속인다? F.M. 알렉산더는 거울을 통해 자신이 서 있거나 발성할 때 목이 과도하게 짧아지는 것을 알아챘다. 자신이 안다고 생각하는 자세와 거울을 통해 바라본 자신의 자세가 너무나도 다르다는 것을 알게 된 것이다. 그는 이를 '감각 인식 오류'라고 설명하였다.

뇌에 자기 신체나 환경에 대한 인식의 오류가 있는 것이다. 각각의 인시 오류는 자신을 착각하게 만든다. 대표적인 감각 인식 오류의 예는 '환상지(환상통)'다. 팔이나 다리가 절단된 환자가 절단되어 없는 팔과 다리에 통증을 호소하는 증상을 말한다. 환상지는 뇌의 체성감각피질의 재구조화로 나타난다. 절단된 부위가 실제로는 없지만 기존 뇌에서 절단 부위의 감각 영역을 차지하던 뇌세포가 주변의 감각세포와 신경 연접을 통해 이어지고 발화하면서 나타난다.

실제로 내가 근무했던 병원에는 다리나 팔의 일부를 절단한 환자들이 계신다. 일례로 절단된 팔의 단면을 만지면 환자는 얼굴을 만진다고 이야기한다. 분명히 절단된 팔 부위를 만지는데 얼굴을 만지는 것으로 감각의 인식 오류가 나타나는 것이다. 감각 인식 오류가 사지 절단된 환자들에게만 존재하는 것은 아니다. 물리치료실에서 환자에게 치료 매트에 올라가 누워 계시라고 이야기했을 때 올바르고 반듯하게 눕는 분을 보지 못했다. 환자가 아닌 일반인도 마찬가지다. 정상이라고 생각하는 누구나가 감각 인식 오류를 가지고 있다. 그래서 선 자세에서 자신은 오른발에 지탱해 선 것처럼 생각하지만 실제로 왼쪽 다리에 몸을 지탱하고 선 경우도 많다. 물론 자신은 잘 알지 못한다.

이와 관련해 가장 흔한 사례는 사진관에서 증명사진이나 여권 사진을 찍을 때 사진사가 자꾸 머리를 똑바로 하라고 하거나 왼쪽이나 오른쪽으로 더 돌리라고 요구하는 경우다. 이때 이해가 안 되더라도 사진사의 말에 따라야 한다. 똑바로 있는데 머리를 더 돌리라고 이야기하고 사진사가 직접 와서 교정을 해주어 이상하고 어색한 기분이 들었던 일을 대부분 경험하였을 것이다.

감각 인식 오류로 인해 내 생각에는 분명히 맞는데 다른 사람이 보기에 그렇지 않다고 말하는 경우가 생긴다. 그래서 자신이 잘못되었다고 인정하기란 정말 쉽지 않고 잘 받아들여지지 않는다. 하지만 자세를 개선하고 싶다면 지금 선 자세가 나를 불편하게 만들고 있다는 것 또한 알아야 하며, 아울러 지금 자신이 맞는다고 생각하는 자세가 틀릴 수 있음을 인정할 수 있어야 한다. 잘못되었음을 깨닫고 인정할 수 있을 때 나의 자세를 바꿀 수 있다.

가끔 우리는 모두 자신이 올바르다고 엄청난 착각을 한다. 《니체는 나체다》의 저자이자 지식 생태학자인 유영만은 "잘 안다고 생각하는 앎을 의심해 봐야 내가 알고 있는 앎의 수준을 파악할 수 있다."라고 말한다. 또한 카이스트 교수이자 뇌과학자인 김대식 교수는 한 강연에서 "우리의 눈, 코, 귀가 완벽하다면 세상을 믿으면 되지만 그대로 믿으면 큰일 난다.

지각한다는 것, 인식한다는 것은 해석이다. 있는 그대로 본다는 것은 불가능하다. 단지 해석하는 것이다. 내 생각이 틀릴 수 있다는 사실은 현대 뇌과학이 줄 수 있는 중요한 메시지이다."라고 하였다. 음식이 짜지 않다고 생각하지만 짤 수 있다. 이 또한 감각 인식 오류이고 그래서 우리는 당연히 소금을 더 넣는다. 나는 지금 내가 알고 있는 것이 항상 틀릴 수 있다고 생각해야 한다. 그래야 선 자세에서 한 가지 자세로만 고집하지 않을 수 있다.

3

중추 조절
(Primary control)

인간의 목은 뇌를 보호하는 머리를 받치고 조정하는 중요한 역할을 하고, 머리와 몸통 사이에서 다른 관절보다 많이 움직이면서 수많은 신경과 혈관 및 공기가 드나드는 통로 역할을 한다. 또한 시각, 청각, 평형감각, 고유감각 등 모든 신체 감각과 신경전달을 통해 반응하는 감각 운동 시스템을 가지고 있다. 아기는 생후 3~4개월이 되면 머리를 들고 목과 몸통을 조절할 수 있게 된다. 이후에 다양한 방향으로 손을 뻗고, 몸을 세워 걷는 발달 단계를 거친다. 그러나 머리와 목, 몸통의 관계가 잘 발달하지 않는다면 그다음 운동 발달 단계도 늦어진다.

목의 기능 중 하나는 몸이 움직일 때 뇌와 중요한 오감에 해당하는 중요 감각 기관이 있는 머리는 잘 보호하면서 몸통을 통한 사지는 활발하게 움직이게 하는 것이다. 따라서 목의 고유한 기능을 잃어버리면 신체 기능이 효율적으로 작동하지 못한다. 그래서 목은 머리와 몸통 사이에서 안정적이면서도 자유로운 기능을 유지해야 한다. 실제 목 근육과 관절의 고유감각 정보들은 머리가 어디에 있고 어떻게 움직이는지 그리고 목 아래 몸통에서 균형을 유지하고 팔다리를 움직이기 위해 어떻게 해야 하는지를 알려 주는 중요한 역할을 하기 때문이다.

목 근육에 존재하는 밀도 높은 감각 수용체는 중추신경계에 정보를 보내 머리의 위치와 목을 인식하게 한다. 이러한 고유수용체의 감각 정보는 전정계 및 시각 정보와 밀접히 연결돼 소리에 반응하여 머리를 회전하고, 야구장에서는 야구공의 이동에 따라 시선과 목을 움직이게 한다.

그런데 목에 긴장이 생기면 시각 및 고유감각이 잘못되어 정보가 부정확해지며, 중추신경계에서 적절하게 통합되지 않아 머리 위치의 오류가 발생한다. 다시 말해 머리가 한쪽으로 기울어지거나 뒤로 젖혀져 위치가 달라지면 근육의 감각 기능이 제대로 작용하지 못하고 신체에서 뇌로 전달되는 감각 기능이 현저하게 떨어진다. 계산능력은 물론 모든 신체 활동이 감소하며, 자극에 대한 몸의 반응도 둔감해진다.

(Lopez C 등, 2009)

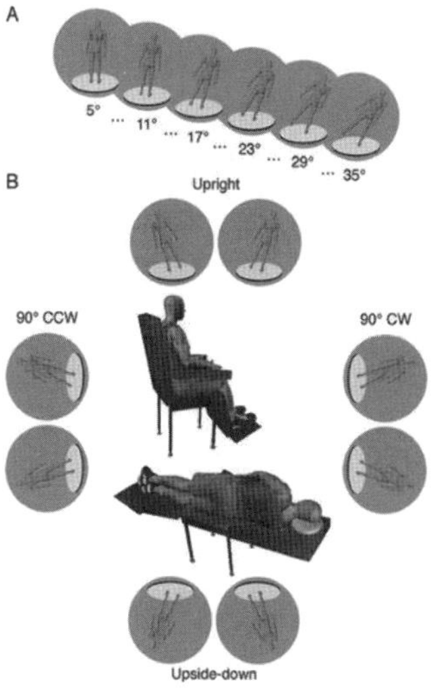

로페즈 등의 연구에 따르면 앉거나 선 자세가 조금씩 기울어질수록 숫자에 대한 지각 능력이 점차 감소한다. 머리가 기울어지는 만큼 균형, 시각, 고유감각의 감각 체계 오류가 나타나고 이에 따라 신체 반응 결과 역시 부정적으로 나타난다. 또한 목의 긴장으로 인한 감각 저하는 목을 잘못 사용하게 만들고, 결국 목의 통증을 일으킨다. 실제로 시드니대학의 스탠튼 교수는 기존의 많은 연구를 분석한 결과를 바탕으로 목 통증과 고유감각 사이의 상관성을 조사하였다. 목 통증이 있는 사람들을 건강한 대조군과 비교하여 고유감각 기능을 평가한 결과 목 통증이 있는 사람들은 건강한 그룹에 비해 고유감각 기능이 손상되었다고 보고하였다. 이처럼 목의 긴장은 고유감각 기능의 저하로 자기 머리의 위치를 정확히 찾는 능력을 떨어뜨릴 뿐만 아니라 통증을 야기하며 악순환을 만든다.

머리와 몸통의 관계를 만드는 중요한 목에, 긴장이 생기고 이로 인해 전신의 감각 운동 체계에 문제가 나타난다. 결국 신체는 일상생활에서부터 악기 연주 등 전문적 작업을 수행하는 과정까지 어렵게 된다. 이와 관련하여 맨체스터 메트로폴리탄 대학의 생명과학부 로램 교수 등은 바이올리니스트를 대상으로 목 근육 활동과 몸 전체의 운동 조절의 관계를 확인하고자 초음파를 이용하여 실험하였다. 참가자들이 바이올린 연주를 하는 동안 목에 힘이 들어가는 경우 초음파를 이용해 감각 피드백을 제공해서 목의 긴장을 제어할 수 있도록 하였다.

연구 결과 연주하는 동안 불필요한 목 근육의 긴장이 감소하여 불필요한 행동이 줄었으며 목의 기능이 전신의 운동 감각 체계에 영향을 미쳤다. 아울러 이러한 메커니즘은 전반적인 운동기능 향상과 효과적인 학습 기능을 강화할 뿐만 아니라 만성통증과 부상도 방지할 수 있다고 한다.

이론적으로 신경해부학적 배경이 부족했던 시기에 F.M. 알렉산더는 자기 몸을 통해 누구보다도 명확하게 목과 머리, 몸통의 상호작용 자체가 인간의 자세 조절에 중요한 역할을 한다는 것을 이해했다. 결론적으로 머리와 목, 몸통의 관계가 매우 중요하다고 생각했고 그것을 '중추 조절'의 개념으로 설명한다. 이후 그는 목에 영향을 미치는 다양한 환경과 심리 상태로 확장된 개념을 통해 중추 조절을 포괄적으로 이해하게 되었다.

지구에 살아가는 모든 동물은 머리의 위치를 무너뜨리지 않으며 목은 뻣뻣하지 않고 자유로운 상태를 유지한다. 치타가 먹이를 향해 빠른 속도로 뛰는 모습을 관찰하면 팔다리와 척추를 아무리 격렬하게 움직일지라도 머리의 위치는 무너뜨리지 않는다. 머리의 위치가 무너지면 감각 센서의 오작동이 일어나고 이후 갑작스러운 상황에 대처할 수 없기에 치타는 온전히 먹이에 집중하면서도 머리의 균형을 유지한다.

균형을 유지하면서도 목은 언제 어느 상황에서나 자유로워야 한다. 몸

Loram ID et al(2017)

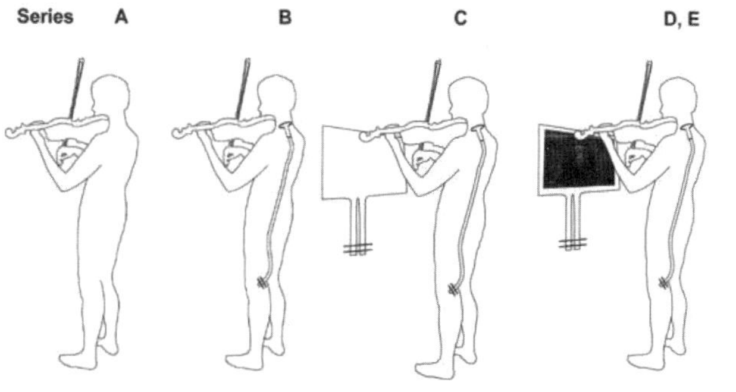

통과 팔다리가 활발히 움직이는 원천은 목의 자유로움이다. 반면에 목이 경직되면 팔다리와 머리는 활동과 역할이 제한된다. 그래서 목이 자유로운 강아지들은 목줄을 메고 산책을 나갈 경우 주인이 갑자기 방향을 바꾸더라도 저항 없이 잘 따라온다. 목이 자유롭고, 머리와 몸통이 원활히 협응하게끔 중추 조절이 잘 되고 있는 것이다.

자유로운 목 위에 머리가 있어야 한다. 머리는 앞과 위로 향하고 척추는 길어질 수 있다. 중추 조절은 머리와 목, 몸통과의 관계 속에서 존재하고 끊임없이 반응한다. 어느 한 자세로 고정된 것이 아니다. 목이 자유로울 때 매 순간 어느 공간에서나 끊임없이 세상과 소통하는 몸이라는 유기체를 통해 반응하는 것이다.

한 번씩 목을 편하게 만들자!

앞에 언급한 스탠튼 교수는 특히 목 통증을 가진 사람들이 다른 움직임보다도 목을 회전할 때 목의 감각 기능이 잘 작용하지 않는다고 설명한다. 머리와 목의 회전이 잘 되는 사람이 생각보다 많지 않다. 힘을 빼고 목이 잘 회전하는지 확인하자. 그것이 한 번이라도 나를 의식하는 순간이고 연속된 긴장 속에서 잠시 나를 확인하고 쉬는 순간이다. 회사 업무나 공부, 노래를 하거나 걸을 때를 비롯해 일상의 모든 순간에 머리와 목을 자연스럽게 회전하면서 내 목이 자유로운지 아닌지 확인하는 것이 중추 조절이다.

4

자제심(Inhibition) – 멈춤

자극에 대한 원치 않는 반응을 하지 않기 위해 필요한 것이 바로 '자제심'이다. 자제심은 알렉산더 테크닉의 원리 중 매우 중요한 기반이며, 자극에 대해 반사적 또는 무의식적 습관으로 나타내는 몸의 잘못된 행동이나 긴장을 바꾸고 해소하기 위해 꼭 필요한 과정 중의 하나다.

F.M. 알렉산더는 "잘못된 것을 멈추어야 올바른 것이 저절로 이루어진다."라고 하였다. '자제심' 다시 말해 '멈춤'을 통해 올바른 방향으로 나아갈 수 있는 기회가 생긴다는 뜻이다. 멈춤은 의식적인 멈춤을 말하며, 뻣뻣하고 긴장된 몸의 자세 개선을 위해 꼭 필요하다. 그리고 뇌를 사용하여 습관을 개선하기 위한 매우 간단하면서도 누구나 쉽게 적용할 수 있는 탈 학습적인 알렉산더 테크닉의 매우 중요한 기본 원리이다.

일반적으로 신경계에서는 촉진facilitation에 대한 상반된 개념으로 'Inhibition'을 '억제'라는 용어로 사용한다. 모든 신경은 신경연접을 통해 연결되어 있다. 신경에서 신경으로 정보를 전달하며 근육 활동을 만들어 말을 하고 걷고 생활한다. 운동 명령은 대뇌에서 시작된 운동 정보가 척수에 존재하는 신경세포를 통해 근육으로 연결되는 것이다. 대뇌에서 내려오는 신경세포에서 시작된 자극이, 척수에 있는 신경세포로 연결되고 다시 근육으로 이어진다. 신경 사이와 신경과 근육 사이에서 신경전달 물질을 통한 '촉진'과 '억제'가 작용하여 근육을 적절하게 사용하게 하며, 이로 인해 움직임이 나타난다. 신경전달 물질을 통한 신경 근육 사이의 억제 기능이 사라지면 조화로운 신경 근육 작용이 저하되고, 근육의 긴장도는 과하게 활성화되어 뻣뻣해진다.

마치 자동차가 움직이기 위해서는 액셀러레이터가 있어야 하지만 과속할 때는 브레이크가 필요한 것처럼 적절한 활성화와 억제가 상호 작용하며 신체가 효율적으로 움직이도록 하는 것이다. 신경계 전체적으로도 억제 기능은 인간의 행동과 움직임뿐만 아니라 지각, 감정, 학습, 생각, 언어 등 전 범위에서 중요한 역할을 한다. 그래서 행동과학, 인지신경과학, 재활 등과 관련한 의학 분야에서도 억제 기능은 인간의 동작과 행동 전반의 변화를 위해 꼭 필요한 기능으로 간주한다.

억제 기능은 신경계 작용의 정보 처리에 있어서 척수 수준의 낮은 단계에서 전두엽의 높은 수준의 단계까지 두루 걸쳐 작동한다. 척수 수준에서는 근육을 통해 전달되는 운동 정보가 정확히 수행되는지 신경세포 간에서로 억제 기능을 통해 조절하고 피드백 받으며 적절한 힘과 근육의 긴장도를 가지고 움직임을 수행하게 하며, 대뇌 피질의 고위 수준에서는 소뇌나 기저핵 등 대뇌 피질 아래 수준에서 일어나는 이미 학습된 다양한 움직임 및 욕구, 충동 등을 의식적인 조절을 통해 조절한다. 그래서 의식 아래 위치한 무의식 수준의 운동 명령에 대한 조절을 위한 기능은 대뇌 피질 즉, 의식 수준에서 이루어져야 한다.

콜로라도 대학교 신경과학과 무나카타 교수는 뇌의 전두엽 피질 작용 중 원치 않는 생각이나 감정, 행동을 억제하는 것은 인간이 일상생활을 하는 데 있어 핵심이 되는 기능이라고 설명한다. 예를 들어 식사 시간에 손을 뻗거나 부정적인 생각이 떠오르는 등 아주 일상의 순간에 억제 기능이 떨어지면 다양한 행동에 문제가 생길 수 있다. 그래서 교육이나 치료 등이 필요한 경우 뇌에서 작용하는 억제 메커니즘을 이해할 수 있어야 한다고 강조한다.

또한 오클랜드 대학의 심리학부 버클리 교수 등은 문헌 고찰을 통해 인간은 어떠한 신체 활동을 선택하려 할 때 장기적인 보상을 기반으로 결정을 내리고 보다 즉각적인 결과를 따르게 된다고 설명한다. 쉽게 말해 의자에서 일어날 때 일어난 결과만 중요하지, 과한 목의 긴장이나 어깨 또는 허리의 긴장으로 몸에 무리가 가는 것에 대해서는 전혀 관심을 가지지 않는다는 뜻이다. 그래서 실제로 움직일 때 방해가 되는 습관을 조절할 수 있는 능력이 필요하다고 설명한다. 이러한 자기 조절을 위해서는 전전두엽과 피질하 네트워크 사이의 균형이 필요함을 강조한다.

결국 자세 습관의 변화를 위해서는 전두엽을 통한 무의식적 습관을 자제하는 능력이 중요하다.

알렉산더 테크닉의 장점은 의식을 사용하여 다양한 자극에 대한 원치 않는 반응을 자제(억제)할 수 있도록 교육한다는 데 있다. 자제심이나 멈춤은 자극과 반응 사이에서 움직임에 대한 선택의 질을 높일 수 있는 아주 중요한 열쇠가 될 수 있다.

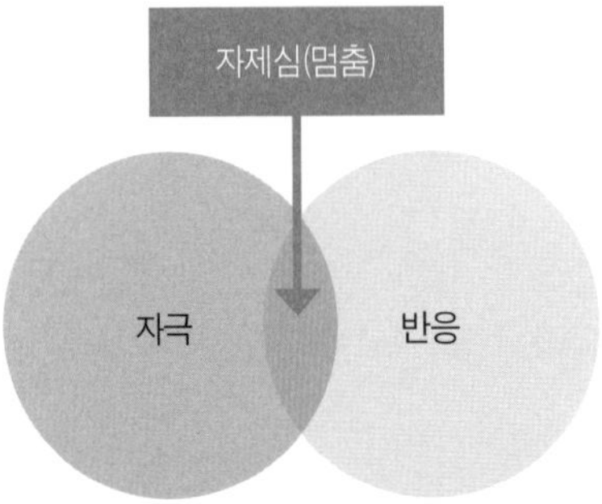

브리티시 컬럼비아 대학교의 아델 다이아몬드 교수는 억제 작용이 없다면 우리는 행동의 오래된 습관(조건 반응)과 우리를 이리저리 끌어당기는 환경의 자극에 휘둘리게 된다고 하였다. 인간이 생각하지 않고 습관에 매몰되지 않기 위해서 억제 기능은 어떻게 반응하고 행동하는지를 선택하고 바꾸는 일을 가능하게 한다고 하였다. 하지만 그것이 때로는 쉽지 않은 이유는 사람들이 평소 자신을 인식하는 대신 훨씬 더 환경 자극에 습관적으로 반응하기 때문이지만, 억제 기능을 사용할 수 있는 능력이 있다면 변화와 선택의 가능성이 생긴다고 설명한다.

자신을 인식할 수 있는 능력은 습관을 멈추는 데 있어 매우 중요한 요소다. 또한 지각하는 경험이나 상황에 대한 의식적 자각이 매 순간 필요하다. 자신의 상태를 알지 못하면 자극에 대한 반응에 대처하고 선택할 수 없기 때문이다. 예를 들어 계속 달리는 자동차에 있으면 속도감을 잘 느끼지 못한다. 120km 속도에서 140km가 되어도 얼마만큼 더 빨리 달리는지 잘 알 수가 없다. 본인 자신이 속도가 너무 빨라서 위험할 수도 있다는 것을 인식하지 못하면 차의 속도를 멈추기 어려울 것이다. 그래서 특별히 자제할 필요도 없는 것이다.

자신은 잘 못 느끼더라도 반복적으로 누적된 우리 몸의 긴장은 마치 150km이상으로 폭주하는 자동차와 같다. 컴퓨터나 피아노 앞에서 또는 노래를 부를 때 필요 이상으로 오랜 시간 힘을 주고 있는 것이다. 통증이 발생해 그 행동을 멈추게 만들 때까지 자제하지 못한다. 속도가 너무 과하면 자동차를 컨트롤할 수 없는 것과 같다.

일하는 중간중간 잠시 멈추고 가슴에 손바닥을 대 보라. 자신이 얼마나 과하게 긴장하고 호흡을 안 하는지 발견할 수 있다. 손을 대고 잠시 멈추어 호흡하는 자신을 확인만 해도 긴장은 150에서 80 ~ 90으로 뚝 떨어진다. 신호등에 노란색 신호가 있음을 기억하자. 빨간불에서 파란불로 바로 바뀌는 것이 아니다. 위험을 무릅쓰고 노란불을 무시한 채 앞으로 먼저 달려 나가는 운전자는 없을 것이다. 빨간색에서 바로 파란색으로 바뀌는 것이 아니라 반드시 중간에 황색 신호가 있음을 기억하자. 운전 중 황색 신호등이 깜박이는 시간은 생각보다 길다는 것을 알 필요가 있다. 내가 나를 의식할 때 내 몸에서 황색 신호등을 잘 볼 수 있으며 과속한다고 알아차릴 때마다 멈춤을 사용할 수 있다.

다시 한번 강조하자면 대뇌에서 특히 전전두엽을 사용한 의식적인 멈춤은 피질 하 수준에서 활성화되고 나타나는 나의 자세 습관을 억제할 수 있는 최상위 수준에서의 멈춤이다. 그래서 의식을 통한 멈춤은 최고 수준에서 내 몸의 균형을 잡아줄 수 있다. 멈출 때 지금 존재하는 새로운 감각 피드백 시스템을 통해 새로운 움직임을 받아들이고 학습할 수 있다. 멈추어야 내가 어디 있는지 알 수 있고, 멈추어야 힘을 뺄 수 있다.

하루 동안 멈추는 횟수만큼 나의 긴장은 사라진다. 바쁘더라도 멈추는 시간을 자주 만들자!

'세상에 내가 이렇게 힘을 주고 있었네!'

앞에서 이야기했던 내용을 다시 한번 예로 들어보자. 휴대전화로 검색을 하며 시간을 보내고 있던 아내가 오른쪽 집게손가락을 바라보며 놀란 소리로 말했다. 아내는 평상시 휴대전화 화면을 수시로 누르고 터치할 때 오른손 검지에 계속 힘을 주며 위로 들고 있었다. 현명한 아내는 스스로 검지에 힘을 과하게 주고 있다는 것을 금방 알아차렸다. 얼마나 많은 힘을 손가락에 주고 있었는지 본인도 많이 놀란 듯했다. 다행히 스스로 알아차렸기 때문에 멈출 수 있었다.

잠시 브레이크를 사용할 수 있었던 것이고 자신의 과속을 눈치챈 것이다. 차의 속도가 줄어드니 손가락의 긴장도 사라졌다. 과도한 힘을 주지 않으니 통증도 사라졌다. 아내가 경험한 아주 잠깐의 경험은 어떻게 통증을 없앨 수 있을지, 그리고 어떠한 것이 멈춤인지 해답을 보여 준다.

나 또한 멈추었을 때 몸이 얼마나 잘 움직이고 반응하는지 알 수 있다. 진짜 자신을 바라볼 수가 있다. 나는 환자를 치료하면서 잠시 멈추고 내가 어떤 모습으로 있는지 볼 수 있었다. 불편한 자세로 얼마나 힘들게 숨을 쥐고 있었는지를 볼 수 있었다. 목과 어깨에 힘을 잔뜩 주고 긴장된 손으로 환자의 근육과 관절을 만지고 있었다. 얼마나 과하게 많은 일을 하기 위해 애쓰고 힘을 주는지 명확하게 볼 수 있었다.

자기 몸을 인식하고 잘못된 습관을 바꾸는 것이 알렉산더 테크닉이다. 자신의 행동이나 동작 또는 자세를 멈추어서 볼 수 있어야 하고, 멈춘 상태를 인식할 수 있어야 하며, 멈출 수 있는 용기와 노력도 필요하다. 하지만 멈추기 위해서는 상당한 수준의 뇌 기능을 사용해야 한다는 것을 반드시 기억해야 한다.

지금 피아노 앞에서 잠시 멈추어 보자. 혹시 어깨에 과도한 힘이 들어가 있지는 않은지 확인하자. 내가 어떤 직업에 종사하든 상관없이 걷거나 대화를 나누거나 생각을 골똘히 하다가도 잠시 멈출 수 있어야 한다. 잠시 멈추면 내가 얼마나 과속을 하는지 알 수 있다. 의식적인 브레이크를 작동하면 멈출 수 없을 것 같았던 습관적인 긴장에서 빠져나올 수 있다. 한 번씩 멈출 때마다 내 어깨는 편안해진다. 아주 잠깐의 멈춤을 통해 나 자신의 몸을 위로할 수 있기를 기대한다.

5

지시어(Direction) – 자세를 바꾸는 다섯 가지 지시어

F.M. 알렉산더는 신체의 올바른 사용에 대한 중요한 방식으로 '지시어'를 사용하였다.

F.M. 알렉산더는 의식적인 언어의 사용과 선택이 뇌를 통해 자동적인 자세에도 작용하며, 좀 더 현명하고 확실한 방식으로 자신과 주변 환경과의 관계를 변화시킨다는 것을 알았다. 최근에는 몸 상태에 기반을 둔 언어 작용에 대한 연구들도 진행이 되고 있다. 몸이 언어에 반응한다는 것이다.

이와 관련하여 암스테르담 대학의 사회심리학과 교수 수잔 우스터베이크 등은 '단어가 자세에 미치는 영향'에 대한 연구를 진행하였다. '자신감'과 '실망'이라는 언어를 통한 특정 감정 개념의 활성화가 자세 변화를 만드는지 조사하였다. 참가자들이 언어에 반응하는 상태에서 신체 수직 자세의 높이를 측정하였다. 연구 결과 언어에 대한 무의식적 신체의 반응은 '자신감'이라는 단어보다 '실망'이라는 단어에 몸이 구부정해지며 수직적 높이가 낮아졌다.

또한 《리듬》의 저자 김상운은 저서에서 언어 작용이 신체에 어떻게 영향을 미치는지 심리학자 존 바그의 연구를 소개한다. 바그는 대학생들에게 '늙은' '은퇴한' '힘없는' 등의 단어로 문장 만들기를 수행하게 한 후 학생들이 강의실을 나가서 걸어가는 속도를 측정한 결과 현저하게 걸음 속도가 느려진 것을 확인할 수 있었다. 또한 유사한 연구로 예일대 레비 교수의 연구도 소개하는데 그는 대학생이 아닌 노인들을 대상으로 '노쇠한' '무기력한' '백발의' 등의 단어를 읽게 한 후 노인들의 걸음 속도가 역시 느려졌음을 확인했다. 반면에 보스턴 베스 이스라엘 병원의 호스도프 박사는 노인들에게 컴퓨터 게임을 하는 동안 '현명한' '경험 있는' '현인' 등의 단어에 노출시킨 결과 노인들의 보행 속도가 평균 10% 향상되었으며, 이전보다 경쾌하게 걸었다고 보고한다.

이 연구들을 통해 언어가 사람들의 자세 하나하나에 어떻게 흡수되고 작용하는지, 그리고 어떤 반응과 작용을 일으키는지 이해할 수 있다. 결국, 자기 변화의 또 하나의 열쇠는 사용하고 듣는 언어다.

당신은 자기 몸에 대해 주로 어떤 단어를 사용하는가?

매사추세츠 종합병원 벤슨-헨리 심신의학 연구소의 벤슨은 다양한 연구를 통해 신체의 긴장과 스트레스를 줄이는 이완 방법을 연구하였다. 대표적인 이완 프로그램 중 한 가지는 10 ~ 20분 동안 편안히 앉아 '사랑' 또는 '평화'와 같은 단어를 반복하여 사용하는 방식이었다. 이후 연구를 통해 몸의 이완 반응이 세포 수준의 유전자 변화 특성에 관여하는지 조사하였다. 8주간의 이완 훈련에 참가한 대상자들에게서 긍정적인 단어를 반복하는 것만으로도 신체적, 정서적 스트레스를 낮추는 특정 유전자가 활성화되었음을 확인하였다고 보고한다.

내가 사용하는 단어는 즉각적으로 내 몸에 반응을 만들어 낸다. 생각이나 말이 내 몸에 지시를 내린다. 그 언어적 지시는 긍정적일 수도 또는 부정적일 수도 있다. '예쁘다' '키가 작다' '내 척추는 건강하지 않다' '아프다' 등 자신이 하루에 사용하는 단어에 몸이 반응한 결과를 기억해야 한다. 의식을 통해 더 좋은 말을 선택할 수 있다. 지시어는 내 몸을 더 좋은 방향으로 향하도록 도와준다.

F.M. 알렉산더가 발견한 지시어는 자신에게 특히 자기 몸에게 정확한 지시를 할 수 있는 매우 현명한 방법이다. 억지로 노력하는 것이 아니다. 이미 가진 자세나 태도를 유지하고 그것을 더 잘하기 위해 애쓰고 노력하는 것이 아니다. 매우 심플한 언어의 사용이 내 몸을 올바른 방향으로 인도한다.

그 심플한 다섯 문장은 다음과 같다.

"나는 목이 자유롭다!"

"나는 머리가 앞과 위로 향한다!"

"나는 척추가 길어지고 넓어진다!"

"나는 다리와 척추가 서로 분리된다!"

"나는 어깨가 중심에서부터 넓어진다!"

F.M. 알렉산더의 다섯 가지 지시어는 '나'라는 주체와 내 몸의 구체적인 부위에 해당하는 '목'이나 '척추' 등 명사와 '자유롭다' '분리되다' 등 동사로 이루어진 하나의 문장이다.

이탈리아 산 라파엘레 과학 연구소의 마르코 테타만티 등은 동작과 관련된 문장을 연구 참여자들에게 들려 주면 왼쪽 전두엽-두정엽-측두엽 네트워크를 활성화한다는 것을 자기공명영상을 이용한 실험을 통해 발견하였으며, 이는 동작을 설명하는 문장을 듣는 것만으로도 운동 회로와 연결된다는 직접적인 증거가 될 수 있다고 설명한다.

한편 케임브리지 대학교 실험심리학과 아나 라포소 교수는 동작을 나타내는 단어 및 문장이 대뇌 운동영역에 미치는 영향을 연구하였다. 특히, '차다' 같이 일반적 동사만을 사용하는 경우와 '공을 차다'와 같은 문장으로 이루어진 언어에 따라 운동 반응은 자동적이고 불변적이기보다는 상황에 따라 유연하고 다르게 나타난다고 이야기한다. 지시어에 있는 동사가 다이내믹하게 신체에 영향을 미치는 것을 충분히 이해할 수 있을 것이다.

단어나 하나의 문장이 실제로 뇌의 작용을 통해 신체 전체에 직접적으로 작용한다는 사실이 지금은 당연하게 여겨지지만 신경과학적 기반이 부족했던 1800년대 후반과 1900년대 초에 자기 몸을 통해 언어가 신체 반응을 만든다는 사실을 스스로 깨달은 F.M. 알렉산더의 감각은 상당한 수준이었음에 틀림없다.

F.M. 알렉산더의 다섯 가지 지시어에는 순서가 있다!

F.M. 알렉산더는 처음 머리를 뒤로 젖히는 반응 때문에 생긴 문제를 해결하기 위한 수단으로 '목이 자유롭고' '목이 앞과 위로 향한다'는 지시어를 사용하였으며, 향후 추가적인 지시어를 발견하여 사용했다. 지시어의 순서는 1번부터 5번까지, 목과 머리에서부터 몸통과 팔다리로 이어지는 순서와, 앞과 위로 향하고 좌우로 넓어지는 순서로 존재한다.

그는 지시어의 순서를 통해 신체 시스템을 올바로 사용하게 되었으므로 순서에 대한 정확한 지시어 사용을 강조한다. 지시어에서 위로 향하거나 위아래로 길어진 다음 좌우로 넓어지는 순서로 지시어가 진행된다.

실제로 프랑스 리옹 2 대학 언어역학 연구소의 베로니크 블랑제는 대부분 방향에 대한 설명을 할 때 상하좌우와 같이 수직적인 부분을 좌우에 해당하는 수평적인 표현보다 먼저 반영한다고 이야기한다. 이를 기반으로 3D 가상현실을 사용하여 다섯 가지 방향으로 손가락을 가리키는 움직임을 추적하는 실험을 하였다. 실험에서는 '오른쪽 위로'에 대한 움직임의 양상이 좌우에 해당하는 오른쪽보다 수직에 해당하는 위쪽에 대한 반응이 먼저 발생한다는 것이었다. 결론적으로 언어 경로가 수직 축에 우선순위를 부여하여 몸의 움직임이 수행되며, 이는 언어 구현에 대한 새로운 통찰력을 제공하는 근거가 될 수 있다고 설명한다.

지시어의 순서는 중요하기에 '척추가 길어지고 넓어진다' 대신 '넓어지고 길어진다'라고 하면 안 된다는 것을 반드시 염두에 두어 두어야 한다.

지시어는 몸을 위해 매우 효과적인 방식으로 사용할 수 있다. 몸에서 지시어가 작동하도록 몸을 맡긴다. 간단한 다섯 가지 지시어는 힘들이지 않고 언제 어디서든지 반복할 수 있다. 의식적으로 지시어를 사용하는 것

Boulenger V et al(2022)

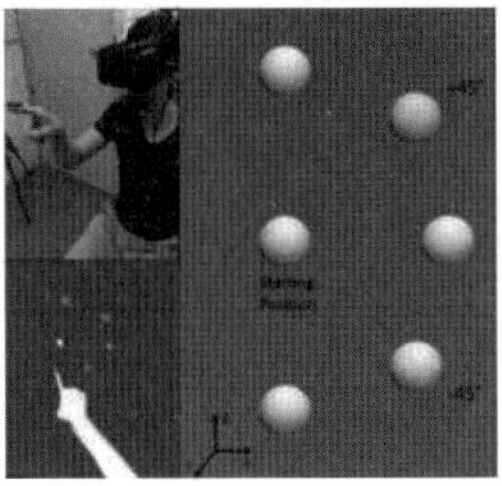

은 당신의 삶에 가장 밀접한 영향을 미치는 몸의 변화를 일으키는 가장 빠르고 확실한 방법 중 하나라는 사실을 꼭 기억하길 바란다.

또한 지시어는 명확하게 내가 갈 수 있는 길을 안내하는 안내서와 같다. 언어의 힘을 통해 좌뇌와 우뇌를 통합적 기능하게 하고, 긍정적인 메시지를 전해 몸을 올바른 방향으로 인도한다.

알렉산더 테크닉을 만나기 전 나의 자세는 도저히 어떻게 할 수 없는 최악의 상태였다. 그때는 깊은 산길을 가다가 깜깜한 밤에 멈춰서 정신을 차렸는데 내가 있는 곳이 어디인지 전혀 알 길이 없는 느낌이었다. 나는 익숙한 그곳(자세)에 머물 수밖에 없었다. 무겁고 답답하고 매일 통증으로 힘들지만 어떠한 방향이나 불빛조차 보이지 않기에 어디로든 발을 내딛거나 손을 뻗을 수 없었다.

그때 의식을 갖고 단단히 정신을 차려 다섯 개의 지시어를 사용했다. 내 몸이 길을 잃었을 때 다섯 가지 지시어는 마법의 문을 열어 주는 주문처럼, 현관문을 열어 주는 비밀번호처럼 새로운 나를 마주하게 했다. 마치 환한 불빛이 방향을 알려 주며 바로 이전에 내가 머물던 곳으로 나를 인도했다.

그곳에서 다시 지시어를 사용했다. 그렇게 하다 보니 어느덧 수많은 현재와 과거에 가졌던 나의 자세를 마주할 수가 있었다. 그곳은 내가 지금의 자세 이전에 머물던 자세였다. 때로는 허리통증을 만나기도 했다. 예전에 허리가 아픈 이유가 있었을 텐데 그때는 허리가 표현하는 이야기에 귀 기울이지 못하고 회피하거나 다른 곳에 부담을 주어 통증을 피했다는 것을 지시어를 사용하고 난 후에야 알게 되었다. 그렇게 과거에 나는 몸을 잘못 사용해 몸이 망가지고 있었다는 것을 확인할 수 있었다.

지시어는 혼란스럽고 복잡할 것 같은 내 몸을 심플하게 리셋해 준다.

《니체는 나체다》의 저자인 지식 생태학자 유영만의 표현을 빌리자면 "길을 찾는 자는 고민에 빠질 수 있으며, 자신이 길을 찾고 있다는 사실만이 존재할 뿐 그밖에 확실한 것은 아무것도 없다. 이 세상에는 수천, 수만 개의 길이 있다. 그 많은 길 중 어느 길을 선택해야 하는지 갈림길에서 우리는 종종 방황한다."고 이야기한다.

많은 사람이 자세에서 올바른 길을 가기 위해 노력하지만 정말 그 길이 맞는지 항상 의심하고 항상 과한 노력을 한다. 어떤 길이 나에게 알맞은 길인지 판단이 잘 안 선다. 결국 어렵게 꼬인 실타래를 두고 어떻게 해야 하는지 고민이 될 때, 지시어는 문제가 하나하나 쉽게 해결될 테니 전혀 걱정할 일이 아님을 금방 알게 해준다. 어지러운 방 정리를 어디서부터 어떻게 해야 할지 막막할 때 지시어는 마치 어떻게 정리할지 알려 주는 가이드라인처럼 몸을 가볍게 해준다. 차분하게 이어지는 지시어에 몸과 자세를 맡겨라.

나와 내 몸의 관계에도 긍정적인 언어 작용이 필요하다!

《왜 생각처럼 대화가 되지 않을까?》의 공동 저자인 토마스 제퍼슨 대학 통합의학센터의 신경과학자 앤드류 뉴버그 교수와 로스앤젤레스 로욜라 메리마운트 대학교에서 리더십과 의사소통 개선을 위한 두뇌 기반 전략을 가르치고 있는 마크 로버트 월드만 교수는 단어가 인간의 행동을 만들 뿐만 아니라 긍정적인 단어는 신체를 조절하는 유전자 발현에도 영향을 미친다고 이야기한다. 언어는 나와 내 몸의 관계에 핵심적 역할을 한다. 당신의 몸에 해주고 싶은 말은 어떤 말인가? 지금 자신의 몸을 보며 한마디 해준다면 어떤 말을 해줄 수 있을까? 어떤 말을 해줄지 잘 모르고 쑥스럽거나 좋은 단어가 떠오르지 않는다면 F.M. 알렉산더가 제시한 다섯 가지의 지시어를 사용하기를 권한다.

지시어의 사용은 당신이 생각하거나 느끼는 방식, 그리고 사는 방식을 바꿀 수 있다. 편안하고 즐거운 몸을 경험하기를 바란다면 의식적인 단어 선택이 필요하다. 몸에 해로운 단어 선택을 자제하고, F.M. 알렉산더가 제시한 지시어를 사용하기를 기대한다.

6

방향성(Direction) – 의식이 향하는 곳

무엇이 나를 움직이는 것일까? 의식이 없다면 인간은 움직이지 못하고 움직일 필요성도 느끼지 못할 것이다. 의식 안에 움직이는 방향성이 존재할까? F.M. 알렉산더는 'Direction'을 '지시어' 외에 '방향성'이라는 의미로도 사용하였다. 인체는 움직이는 것을 멈출 수가 없고 몸에 대한 인식뿐만 아니라 공간을 비롯해 방향성에 대한 인식도 가지고 있어야 한다.

방향에도 의식이 존재해야 한다. 방향성은 자기 신체 인식의 일부분이다.

의식 있는 방향성을 가져야 한다. "나는 어느 쪽으로 가야 하나?" "나는 어느 곳으로 향하는가?" 방향성이 없다면 나는 어디로 가야 할지 몰라 우왕좌왕하는 몸이 된다. 걱정과 불안이 온몸에 가득하다. 만일 내가 잘못된 움직임과 불편한 동작을 반복해서 한다면 어떠한 방향성을 가지고 있는지 스스로 아는 것이 매우 중요하다. 방향성에 대한 명확한 자각은 나를 올바른 자세로 만들어가는 매우 중요한 기준이다. 방향성과 관련해 공간 감각에 대한 인식은 움직이기 위한 가장 중요한 요소 중 하나다. 그래서 아이들의 성장 과정에서 공간 감각의 발달을 위한 놀이나 활동들을 매우 중요하게 다루는 것이다.

공간 인식은 몸에서 오는 시각이나 근육과 관절을 통해 알 수 있는 고유감각이다. 그리고 전정기관을 통해 오는 감각 정보들이 뇌에서 통합되어 오른쪽 왼쪽 위아래를 알 수 있게 한다. 예를 들어 양쪽 귀 안쪽에 위치하며 머리와 평형을 담당하는 감각 기관에 문제가 생기면 자신이 어떠한 방향으로 존재하고 움직이는지 알지 못한다. 그래서 방향이나 위치를 찾지 못하고 심한 어지럼증이 나타나기도 한다.

대뇌 피질의 두정엽 부위는 공간 인식을 담당한다. 뇌 손상을 입은 환자들의 경우 감각 기능이 제대로 작동이 안 되기 때문에 방향과 공간 인식에 문제가 발생한다. 거리나 깊이에 대한 지각 능력이 부족해지면 재활에 어려움을 겪기도 한다. 또한 일부 환자의 경우 우측 두정엽이 손상되면 '편측무시'가 나타나기도 한다. 편측무시는 사물에 대해 반쪽만 인식하는 경우를 말한다. 눈앞에 보이는 사물을 그리도록 하면 환자는 사물의 우측면만을 그린다. 보이는 얼굴도 반만 그리고 꽃도 반만 그린다. 좌측에 대한 인식이 어렵다.

우리가 물을 마시기 위해 손을 뻗어 앞에 있는 컵을 잡는다고 가정해 보자. 결국 이 작업은 손이 공간 안에서 조금 더 멀리 확장하는 과정이며, 어느 방향으로 나가는지 인식해야 자신이 원하는 움직임을 수행할 수가 있는 것이다. 따라서 방향 인식이 부족하면 신체 활동 전반에 문제가 발생한다.

손의 움직임을 눈으로 볼 수 있지만 사실 손의 움직임의 시작은 뇌에 존재하는 신경세포의 작용이다. 손을 움직이는 순간 뇌에서 잘 작용하고 활성화된 신경세포가 작용하고, 선호하는 손을 사용하는 것이다. 선호하는 손과 인식이 잘되는 방향으로 팔을 움직이고자 하는 경향이 강하다. 실제로 몬트리올 대학교 신경과학부의 펠드만 교수는 대뇌 신경세포는 손이 움직이는 방향에 민감하게 반응하며 자신이 잘 알지 못하는 방향으로 향할 때는 신경세포의 활동을 줄인다고 말한다. 그 뜻은 공간 인식이나 방향에 대한 인식이 잘되는 곳에서 손의 움직임이 많이, 그리고 잘 일어난다는 것이다.

부정확한 방향성으로 올바르게 움직이기란 어렵다. 방향성이 올바르면 움직임이 쉬워진다.

내 몸은 어느 방향으로 향하는가? 내 몸은 어느 방향으로 나아가고 있는가? 내 머리는 어느 방향으로 향해 있는가? 내 무릎은 어느 방향으로 향해 있는가? 내 머리는 어느 방향으로 향해 있는가? 내 척추는 어느 방향으로 향해 있는가? 내 발은 어느 방향으로 향해 있는가? 내 얼굴은 어느 방향으로 향해 있는가?

의식을 통한 방향 인식은 엄청난 몸의 변화를 만든다. 스스로 방향을 1도 바꾼다면 그다음에는 자세를 바꾸는 일도 어렵지 않다. 신체에 대한 인식은 자신뿐만 아니라 공간과 방향성에 대한 인식을 포함한다. 그래서 달리기를 할 때 공간과 방향성이 좋을수록 바닥 및 공간과 상호작용을 잘한다. 다시 말해 달리는 기술을 몸을 통해 효과적으로 사용하거나 습득할 수 있다.

일반적으로 신체 인식은 공간에서 자기 몸이 어디에 있는지 인식하는 능력을 말한다. 이는 자기 주변의 사물과 관계를 맺고 상호 작용하는 방법을 이해하는 데 도움이 된다. 또한 공간 인식, 방향 인식과 시각, 청각 및 촉각 감각은 신체 능력을 개발하기 위해 새로운 운동 기술과 결합한다 (Frost, Joe L. 등, 2001).

방향성은 공간에 대한 정보와 방향에 대해 이해하고 사용할 수 있는 능력이다. 위아래 왼쪽 오른쪽 등 공간 및 방향에 대한 인식은 일상생활에서부터 다양한 활동에 이르기까지 몸을 사용할 때 매우 중요한 요소다. 축구 선수는 공을 동료에게 전달하고 공을 차기 위해서 방향에 대한 신체의 인식력이 있어야 한다. 그래야 공을 차는 속도, 거리, 위치 등에 대한 정보를 통해 내 몸을 적절하고 효율적으로 사용할 수 있다.

위쪽 방향성(Up Direction)

위아래 방향 다시 말해 수직적인 것을 인지하는 능력은 매우 중요하다. 우리가 알고 있는 똑바르다는 방향에 대한 인식이 없다면 중력이 있는 지구에서 살아가는 우리는 아주 간단한 작업조차 할 수 없고 자세도 유지할 수 없을 것이다. 일상적인 계단을 오르고 내려가는 것에 어려움을 겪고 운전을 할 수 없으며 좋아하는 스포츠 활동도 하지 못할 것이다.

도호쿠대학 전자통신연구소의 치아후에이 청 등은 수직성에 대한 정확한 인식을 통해 우리는 올바른 자세를 유지하고 주변 세계와 성공적으로 상호 작용할 수 있다고 강조한다. 중력에 대한 우리 몸의 방향을 정확하게 감지하지 못하면 일상 기능이 손상될 수 있다고 하였으며, 수직에 대한 인식에 대한 오류 편차가 움직임에 다양하게 나타날 수 있다고 설명한다.

최고의 육상선수이자 올림픽 금메달리스트인 우사인 볼트Usain St. Leo Bolt는 달리기를 시작하기 전 항상 하늘을 향해 손가락을 가리키는 행동을 하였다. 손가락이 하늘을 향하는 행동이 종교적인 목적인지 자기 암시인지는 정확히 모르지만 손가락과 관심을 위쪽에 둠으로써 달릴 수 있는 능력이 훨씬 좋아진다는 것을 볼트는 알고 있었을 것으로 생각된다.

대만 국립성공대학교 건강레저체육교육 연구소의 왕춘하오 등은 배드민턴 운동선수가 일반인에 비해 시공간 인지 능력이 뛰어나며, 운동선수에게서 보이는 강화된 공간 인지 등의 기능은 더 뛰어난 운동 수행 작업을 가능하게 한다고 이야기한다. 또한 오클랜드 대학 뇌연구소 데이비드 모로 박사는 특정 공간 능력은 개인 간에 지속적으로 강한 차이를 만들며, 이러한 능력은 스포츠뿐만 아니라 음악 활동 등에도 효율성을 제공할 뿐만 아니라 건강, 인간관계, 심리적 건강 및 일상생활 전반에 변화를 만들 수 있다고 다양한 연구를 통해 이야기한다.

결국 특정한 운동기능 향상을 위해서 또는 효율적인 운동기능의 습득을 위해서는 공간과 방향성에 대한 인식이 반드시 필요하다. 실제로 우사인 볼트가 올림픽에 처음 출전했을 때 달리는 모습을 보면 달리는 순간에 척추가 위쪽이 아닌 뒤쪽으로 향해 위아래의 신체 움직임이 부족해지면서 반발력과 효율적인 운동에너지를 만들어 내지 못하는 모습을 볼 수가 있다. 그러다가 이후 출전한 올림픽에서는 척추의 방향이 위로 향한 것을 확인할 수 있다.

우리는 위쪽뿐만이 아니라 아래쪽도 의식하고 사용할 수 있다. 막스 플랑크 생물학 사이버네틱스 연구소의 포스터 등은 "얼굴과 몸의 방향은 다른 사람의 행동, 의도 및 사회적 상호 작용을 이해하는 데 중요한 정보를 전달한다. 몸의 방향성을 보고 우리는 그 사람의 마음을 알 수 있다."라고 하였다.

특히 우울하거나 힘든 경험을 할 때 그리고 몸이 지칠 때 우리는 의식의 방향을 아래로 향한다. 의식이 아래로 향할 뿐만 아니라 몸을 지나치게 아래로 누른다. 몸의 방향성이 부정적인 몸의 방향성을 만드는 것이다.

힘들 때 'Up Direction(위쪽 방향성)'이 존재하면 생각보다 힘든 시간을 조금 더 가볍고 편안하게 보낼 수 있을 것이다. 잘 모르는 방향성에 대한 인식은 새로운 영역에 대한 나의 의식의 확장이며 의식적인 선택을 할 수 있는 자유로움의 공간이 추가되는 것이다. 좀 더 개선된 자세와 편안한 움직임을 원한다면 자신이 움직이는 방향을 인식할 필요가 있다. 방향에 대한 인식만으로도 나는 움직인다. 긍정적인 방향인지 부정적인 방향인지 스스로 인식할 수 있어야 한다.

우사인볼트 유튜브 영상자료

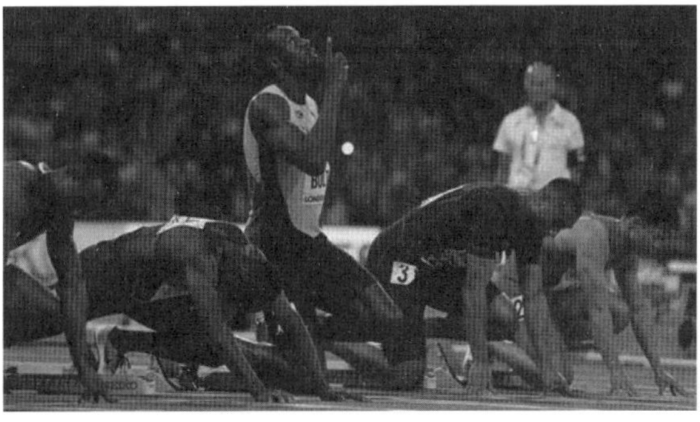

스스로 자신의 현재 방향성이 궁금하다면 지금 당장 앉은 의자에서 일어나 보자. 오른쪽을 향해 일어나는지 아니면 왼쪽을 향해 일어나는지 누구라도 금방 알 수 있을 것이다. 어느 쪽이 더 편한지 혹은 더 익숙한지 스스로 살펴보자. 만약 왼쪽이 더 익숙하고 편한 사람이라면 앉은자리에서 일어날 때 왼쪽으로 일어나는 자신을 발견할 수 있을 것이다.

지금 나는 어떠한 방향으로 존재하는가?

나 자신으로 존재할수록 자세를 바꾸고 성장할 수 있다. 방향성에 대한 인식은 나를 성장시키고 발전시키기 위해 꼭 필요한 알렉산더 테크닉의 원리임을 알아야 한다. 자세는 결국 자신의 존재 자체이다. 특히 우리는 방향을 가진 존재이다. 누군가 이런 이야기를 하였다. "올바른 자세란 없다. 올바른 방향성만 있을 뿐이다." 미래를 걱정할 필요도, 지금의 자세를 걱정할 필요도 없다. 왜냐하면 나는 올바른 방향성을 가지고 있기 때문이다.

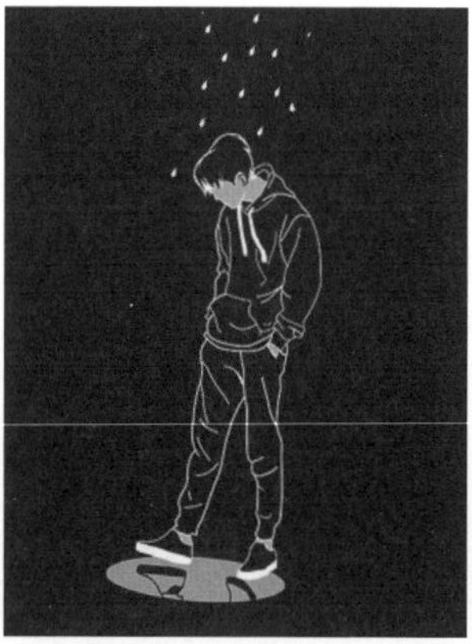

출처 픽사베이

7

진행 과정 – 수단

(Means – Whereby)

두뇌는 관련이 있을 때만 정보를 이해하고 처리하며 과부하를 피하기 위해 쓸데없다고 판단하는 정보들은 걸러낸다. 문제는 뇌 속에 존재하는 우리의 몸은 쓸데없는 존재가 아님에도 어느 순간 존재 자체가 사라지고 사용되지 않는 곳이 많아진다는 것이다. 명확하게 살아있는 자신의 몸임에도 불구하고 존재를 무시하고 관심 가지지 않으며, 수많은 생각과 불필요한 걱정으로 인해 나타나는 긴장에 맡겨 버리는 경우가 대부분이다. 말하는 것도 자신이고 걷고 일하는 것도 자기 몸이다. 일상의 모든 활동에서 과정이나 수단으로서의 몸이 의식에서 사라지면 안 된다,

수단으로서의 몸의 사용에 대하여 F.M. 알렉산더는 '진행 과정'을 설명한다. 진행 과정은 현재 상태를 설명할 뿐만이 아니라 과정에서 새로운 자신의 모습을 선택하기 위한 수단으로 사용된다. 다시 말해 자기 인식을 통해 현재에 머물 때 자신의 모습을 바라보고 나쁜 습관을 올바른 방향으로 바꿔 선택하기 위해서 진행 과정은 매우 중요하다.

《니체는 나체다》의 저자 지식 생태학자 유영만은 "우리는 천 개의 몸을

가지고 있으며 인간의 존재란 '된 상태'가 아닌 '되어 가는 과정'을 의미하며, 지금의 나는 새로운 나로 변신하기 위한 진행형의 존재"라고 표현하였다. 의식에서 사라진 몸은 깨어 있는 존재가 아니다. 항상 지나간 과거 또는 일어나지 않은 미래에 생각이 머물고 있기 때문에 몸을 올바르지 않게 사용할 수밖에 없다.

현재 자신에게 일어나는 진행 과정에 함께하지 않으면 행복하지 않은 걸까?

실제로 하버드대학의 심리학박사인 길버트와 킬링 스워스는 과거에 일어났던 일들이나 일어날 수도 있는 미래 또는 전혀 일어나지 않은 일에 대해 생각하는 것이 아마도 인간의 중요한 특징 중 하나이지만 이로 인해 지금, 이 순간 혹은 현재의 자신에 머물지 못하기 때문에 많은 신체적, 감정적인 문제들이 나타난다고 이야기한다. 몸이나 마음을 다스리기 위한 수단으로 인간의 존재 자체는 '지금' 또는 '현재'에 머물러야 한다고 강조한다.

연구자들은 실제로 사람들이 현재의 자신에게 머물지 못하면 행복하지 않은 것인가에 대한 답을 얻기 위해 아이폰 앱을 사용하여 5,000명에게 다음과 같이 조사를 진행하였다.

먼저 아이폰 앱을 통해 특정하지 않은 시간에 사람들에게 메시지를 보내 사람들이 각자 현재 무엇을 하는지, 그리고 하는 일에 온전히 머무는지 아니면 다른 생각을 하는지를 물어보고 이를 토대로 지금 행복한지 보통인지 혹은 불쾌한 느낌이 드는지 등 감정 상태를 조사하였다. 예를 들어 걷는 중이었다면 걷기에 충실하며 그 진행 과정 속에 머물고 있었는지 아니면 다른 생각을 하며 걸었는지 확인하고 당시의 행복감에 대한 질문하였다.

연구를 통해 2,250명의 대답을 분석하였다. 결론적으로 47%의 사람들이 현재에 머물지 못했으며, 그들은 지금, 이 순간에 머무는 사람에 비해 행복하지 않다고 대답하였다. 우리는 진행 과정에 존재해야 행복하다는 것을 알 수 있다. 몸의 수많은 움직임 속에서 그 과정에 머물 수 있어야 한다.

자세는 매 순간의 과정이자 수단이다.

따라서 알렉산더 테크닉의 원리 중에서 진행 과정은 몸의 습관 개선을 위한 과정에 깨어 있게 하므로 매우 중요하다. 목적보다 과정에 머물면 몸에 심각한 문제들이 나타날 수 있는 환경에 올바르게 대처할 수 있다. 일어나지 않은 몇 초 앞의 미래 또는 결과를 먼저 생각하고 현재의 과정에 머물지 못하면 자신이 하고자 하는 음악이나 스포츠 활동과 같은 퍼포먼스 또는 말하기와 같은 일상생활 등에서 많은 문제가 발생할 수 있다. 대부분 몸이 로봇처럼 바뀌는 것을 경험할 것이다. 예를 들어 노래를 하는 사람이 지금 표현하는 순간에 있지 못하고 한마디 앞의 음을 생각하면 내 몸은 나의 표현을 할 수 없게 된다. 매 단계에 머물 때 올바른 자신을 표현할 수 있다.

알렉산더 테크닉 교사이자 음성 및 운동 분석 전문가인 루스 루트버그는 노래를 전공하는 탈리아라는 학생에게, 긴장하는 습관을 줄여 올바르게 몸을 사용하도록 알렉산더 테크닉 원리를 적용하였으며, 목적의식과 진행 과정을 사용한 연구를 진행하였다.

탈리아의 목표는 목소리를 향상시키는 것이었다. 목표에 대한 많은 의식과 걱정, 의도, 행동, 목표, 희망과 두려움, 과거의 경험 등 발성과 관련된 모든 부분에서 부정적인 결과가 나왔다. 비효율적인 습관을 바꾸려면 최종 목표를 달성하는 수단에 대해 의식적인 주의가 필요하였다. 그래서 목표에 대한 목적이나 두려움이 나타나 발성을 방해할 때 진행 과정에 머물도록 하여 올바른 선택을 할 수 있었다. 탈리아의 자세는 지속적으로 개선되었으며 보컬 습관을 교정하고 더 쉽게 목소리를 만들 수 있었다. 결과에 집착하거나 서두르지 않고 침착하고 고요한 상태에서 신체적으로 균형을 유지하였다. 과정에 의식을 두고 자기 몸을 수단으로 사용할 수 있었다. 결국 편안해진 탈리아는 목소리의 향상이라는 목표를 이룰 수 있었다.

올바른 몸의 사용은 과정에 대한 자기 인식이다.

인간에게 목표는 중요하고, 그만큼 과정도 중요하다. 결과를 먼저 쫓을 때 나의 자세는 결코 자유롭지 못하다. 목표를 올바르게 성취하는 방식이 진행 과정이자 수단이다. 진행 과정을 통해 훨씬 효율적으로 목표에 도달할 수 있다. 진행 과정에 깨어있을 때 하루가 더 의미 있는 경험이 되고 가치 있게 몸을 사용할 수 있다는 사실도 기억하기를 바란다.

자신이 이전에 경험했던 자세에 대한 기억을 목적으로 하여 자세를 취하려고 노력하는지 잠시 자신을 바라보자. 실제로는 노력하며 힘들어하는 자신을 볼 수 있을 것이다. 현재의 순간으로 돌아오는 방식을 공부해야 한다. 그렇게 할 때 우리가 가고자 하는 목적지에 좀 더 편안하게 효율적으로 도달할 수 있을 것이다.

일어나지 않은 미래나 보이지 않는 상황에 대해 걱정을 해보고, 그 순간에 나타나는 자기 몸의 변화를 살펴보자! 그 순간에 어깨에 힘이나 긴장이 느껴지는지 관찰하자! 과정만 살펴보는 것만으로도 큰 경험이 된다. 현재에 머문다는 의미는 진행 과정 안에서 의식을 통해 자기 몸에 항상 함께한다는 의미를 가진다. 현재 상태의 자신을 인식할 수 있으면 잘못된 방식으로 인해 몸에 문제가 나타났을 때 몸의 기능을 되돌리기 위한 노력이 훨씬 효율적으로 이루어질 수 있다. 순간에 나타나는 나쁜 자세 습관과 긴장을 인식할 수 있어야 지금 자신에게 도움이 될 수 있는 것이 어떠한 것인지 선택할 수 있기 때문이다. 선택할 수 있는 상태가 곧 올바른 수단으로서의 몸의 사용임을 이해할 수 있어야 한다.

진행 과정과 수단으로서 몸을 사용할 수 있다면 어깨의 힘을 생각보다 쉽게 뺄 수 있을 뿐만 아니라 몸에 문제를 일으키는 무거움이나 긴장과 같은 부정적인 반응이 많이 줄어드는 것을 확인할 수 있을 것이다.

다음의 예시를 통해 자기 몸으로 경험하고 느낄 수 있는 몸의 사용을 적용해 보기를 권한다.

몸으로 경험하고 연습해 보기

계단 오르기(진행 과정과 수단)

1. 계단이 있는 아파트나 건물의 1층 계단 앞에 서서 올라갈 준비를 한다.
2. 계단을 오를 때 진행 과정에 머문다(자신의 발바닥, 호흡에 머물고 있으면 어느 순간 2층, 3층이 된다).
3. 현재에 머물지 않기(걱정, 불안, 짜증, 앞으로 올라가야 할 높이 등을 생각하며 계단을 오른다.) - (몸이 무거워지고 올라가는 발걸음이 힘들어진다.)
4. 다시 의식을 발바닥과 호흡에 두면 편안하게 몸을 맡기고 올라갈 수 있다.

8

목적의식 (End gaining)

앞장의 탈리아는 목적에 있지 않았기 때문에 목소리의 개선이라는 목적을 성취할 수 있었다. F.M. 알렉산더는 사람들이 진행 과정에 머물기 어렵게 하는 요인으로 '목적의식'을 언급하였다. 그리고 "수행된 행위는 수행 방식보다 덜 중요하다."라고 이야기하였다. 지식 생태학자 유영만도 저서에서 "모든 것을 목적만으로 바라보면 그 순간부터 목적 이외의 다른 가능성은 원천적으로 막혀 버린다. 모든 일과 사람에게 목적의식을 부여하면 그 목적 이외의 다른 의미는 찾을 수가 없다. 한 가지 목적은 그 안에 담긴 다양한 가능성까지 송두리째 차단해 버린다."라고 말하며 과정이 아닌 목적에만 사로잡힌 상태를 경계하였다.

아이다호 대학의 심리학 및 커뮤니케이션 학과 배어 교수 등은 '목표지향적' 움직임이 자세에 미치는 영향을 확인하기 위해 45명의 성인 남성을 대상으로 다음과 같은 연구를 진행하였다. 선 자세에서 쟁반을 들고 움직이는 과정에서 인간의 자세에 많은 문제를 만들 수 있는 대표적인 형태인 '전방 머리 자세'가 나타나는 정도를 측정하였다.

목표지향적 보행 개시를 준비할 때 머리와 목의 자세 정렬의 변화를 조사하였다. 실험 참여자들에게 쟁반을 들고 선 상태에서 몇 걸음 앞으로 걸어가라는 신호에 따라 쟁반을 들고 팔꿈치 높이의 받침대에 쟁반을 내려놓거나, 좀 더 어려운 과제로 쟁반 위의 물체가 굴러가지 않도록 균형을 유지하라고 요청하였다. 또한 똑같은 조건에서 더 낮은 받침대에 쟁반을 올려놓도록 요구하였다.

결론적으로 실험 참여자들은 선 자세에서 움직이라는 신호가 떨어지려는 순간, 턱을 먼저 앞으로 내밀어 머리와 몸통 간의 정렬이 무너진 상태가 되었고 특히, 더 어려운 과제를 부여받았을 때는 '전방 머리 자세'를 보였다. 이를 통해 자기 몸을 통제할 수 없는 습관화된 몸의 반응이 나타나고 있음을 진단하였다. 자제심이 제대로 작동하지 않았기에 움직임을

Baer JL et al(2019)

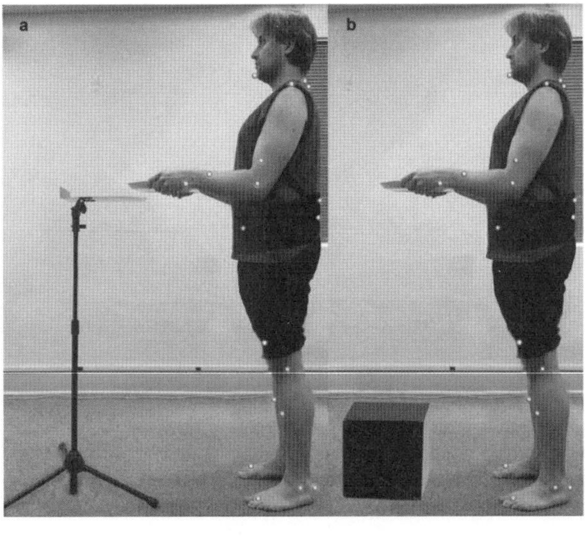

시작하는 순간에 이미 머리를 앞으로 내민 채로 걷기를 시도했다.

아울러 아직 수행되지 않은 더 낮은 곳에 쟁반을 올려놓아야 한다는 상황에 대한 부담감으로 인해 현재의 진행 과정에 머물지 못하면서 역시 '전방 머리 자세'를 더욱 심하게 나타냈다. 또한 쟁반을 들고 물체가 떨어지지 않게 수행해야 한다는 목적의식에 머물게 되어 과정 안에서 자세를 올바로 사용할 수 없었다.

산을 오를 때도 마찬가지이다. 오르는 산 정상을 생각하는 순간 목적의식이 작동하여 나의 관심이 내 몸에서 멀어진다. 앞서 계단을 오를 때 올라가고자 하는 층을 생각하면 몸이 무거워졌듯이 똑같은 경험을 한다. 또한 올라가는 목적지만을 보면서 오르면 매 순간 변하는 나의 자세를 볼 수 없을 뿐만 아니라 바람 소리, 새소리, 낙엽이 날리는 모습 등 아름다운 자연을 풍성하게 즐길 수 없다.

자세도 마찬가지이다. 책에 나온 자세만을 생각하고 그 자세를 목적으로 향해가는 것이 아닌 그곳으로 가는 과정에 매일 매 순간 집중해야 한다. 자세는 끝이 없다. 많이 좋아져도 부족한 것투성이다. 그 이유는 계속 더 많이 알게 되고, 따라서 문제를 더 많이 보기 때문이다. 잘 알지 못할 때는 한 가지만 고치면 된다고 생각하지만 계속 자세에 관심을 가지다 보면 더 많은 문제점을 보기 시작한다. 그것을 바꾸려고 노력하지만 언제나 나를 만족시키기에는 부족함이 느껴지고 자세를 만드는 것이 항상 힘든 과정이라고 생각하면서 살아간다. 그래서 평생을 척추를 똑바로 세우기 위해 노력하지만 정말 똑바르게 세우기가 쉽지 않다.

똑바른 자세를 위한 목적이 때로는 자신에게 부담을 주는 움직임을 만들 수도 있다. 필라테스나 수영 모두 자신을 찾아가는 과정임을 명심하자. 목적의식은 나를 찾아가는 과정에서 좋은 해결 방법이 아님을 기억해야 할 것이다.

9

무위와 판단하지 않음 (non doing & non Judgement)

근육이나 관절에 과하게 긴장을 두는 것은 잘못된 습관이라고 앞에서 많이 이야기하였다. 어떻게 해야 자신이 만드는 긴장이나 억압에서 자유로울 수 있을까? F. M. 알렉산더가 발견한 원리 중 '무위와 판단하지 않음'을 이해하고 적용해 보기를 바란다. 이것은 글이나 말로 설명하기가 어렵다는 것부터 지적하고 싶다. 그러나 'non doing' 과 'non Judgement'의 의미에 다가갈 수 있도록 쉬운 관점에서 몇 가지 전달하고 설명하고자 한다.

먼저 알렉산더 테크닉의 가장 큰 매력이자 이점은, 자세를 개선하기 위해 더 힘을 주거나 노력을 하는 것이 아니라 아무것도 하지 않는 것을 배우는 탈 학습적 과정이라는 점이다. '하는 것'은 'Doing'이고 '하지 않는 것'은 'non-Doing'이다. 하는 것보다 하지 않는 것이 중요하다. 나는 '하는 것'을 먼저 이해하면서 몸의 경험과 관찰을 통해 저 너머에 존재하지만 잡히지 않는 '하지 않는 것'의 의미에 조금이나마 다가갈 수 있다.

무언가를 해야지가 아니라 그렇게 하지 말아야지!

'Doing'과 'non doing'의 적용을 통해 "'무언가를 해야지!'가 아니라 '그렇게 하지 말아야지!'"가 나를 바꾸는 중요한 포인트가 될 수 있다. 가령 머리가 왼쪽으로 기울어진 사람의 자세를 어떻게 바꾸도록 할 것인가? 첫 번째는, 당신 머리가 왼쪽으로 기울어져 있으니 우측으로 움직여서 가운데로 똑바로 오라고 하는 방식이다. 두 번째는, 알렉산더 테크닉의 방식으로, 당신의 머리를 왼쪽으로 기울이지 말라고 하는 방식이다.

첫 번째 방식처럼 머리가 왼쪽으로 삐딱하게 있는 사람에게 머리를 똑바로 하라고 하는 것이 우리가 일반적으로 사용하는 방식이다. 반면에 알렉산더 테크닉은 머리가 왼쪽으로 가 있다면 그렇게 하지 말라고 한다.

실제로 받아들이는 사람의 입장에서 머리를 똑바로 하라고 하면 어디로 또는 무엇을 어떻게 해야 할지 많이 고민이 되고 힘들지만 그렇게 하는 것을 "하지 마!"라고 했을 때는 선택하고 이해하기가 쉬워진다. 강한 습관으로 인해 자신도 모르게 또다시 머리가 한쪽으로 가 있을지라도 그것을 알아차릴 때마다 머리를 기울이지 않는 시간이 많아지게 된다. 쉽게 말해 이 방식이 머리를 똑바로 하기 위해 노력하고 신경 쓰는 것보다 훨씬 더 편리하고 효율적이다.

몸에 화가 가득한 것처럼 수많은 습관으로 인한 다양한 긴장이 쌓여 있다. 화가 난 사람에게 가장 중요한 것은 무언가를 더하라고 하는 것보다 일단 진정하는 것이 우선이다. 우선 화를 가라앉히면 그때 비로소 제대로 생각을 할 수 있고 제대로 행동할 수 있는 것처럼 몸도 '하지 않는 방식'을 통해 변화를 만들기가 오히려 쉽다. 그래서 알렉산더 테크닉을 심플한 방식이라고 이야기한다.

아무것도 안한다면 'non doing'을 하는 걸까?

알렉산더 테크닉에 'non doing'이 필요한 이유는 대부분 몸의 긴장을 만들고 잘못된 습관을 반복하는 사람들이 'doing'을 하기 때문임을 독자들도 이해할 수 있을 것이라고 생각한다. 하지만 일상생활에서 스스로 하지 않았다고 해서 그것이 'non doing'인지는 잘 알 수가 없거나 확신할 수 없을 것이다.

그래서 'doing'이 다시 필요하다. 'doing'을 해봐야 'non doing'을 경험할 수 있다. 그렇다고 해서 'doing'만 사라지면 완벽한 'non doing'이 되는 것은 아니다. 다시 말해서 몸에서 느낄 정도로 과하게 긴장하는 'doing'을 통해 'non doing'의 과정으로 나아가는 것이 자기 몸을 통해 끊임없이 배우고 성장하는 것이다.

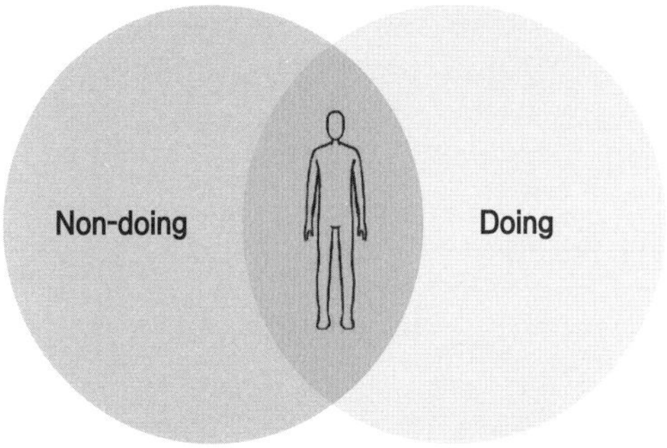

자세를 위해 허리를 펴고 어깨를 젖히고 배에 힘을 주고 이렇게 해오다가, 그렇게 하려는 걸 멈추자 놀랍게 몸이 편해졌다. 이전에 나는 항상 필요 이상으로 힘을 줬다. 하지만 한순간 편해졌다고 해서 계속 편한 것은 아니다. 새로운 움직임이 나타날 때마다 나는 수많은 '하려 함'으로 인해 긴장을 느꼈다.

'Doing'을 통해 나는 계속 공부할 수 있었다.

운동을 배우거나 몸의 긴장으로 인한 통증을 없애고 싶어 하는 사람들 가운데 대부분의 자세 초심자들은 빨리 배우고 빨리 고통에서 벗어나고 싶어 한다. 나 역시 어서 빨리 'non doing'을 경험하고 싶었다. 몸에 나타나는 근육의 긴장이 너무 싫었다. 그것은 그냥 나쁜 것이라고 생각했고 존재하면 안 되는 것이라고 생각했다. 좋은 'non doing'을 고대하고 찾고 있었다. 하지만 근육을 통해 움직이고 이로 인해 나타나는 근육의 불편함이 없었다면 나는 'non doing'을 어렵게 찾았을 것이다. 다시 말해 근육의 긴장을 알지 못하면 근육의 힘을 뺄 수도 없다. 'non doing' 하려 하지 말고 하루에 한 번이라도 과하게 'Doing'하는 자신을 살펴보자. 살펴보는 것은 앞 장에서 많이 언급한 바와 같이 행동을 할 때 과도한 긴장에서 멈추는 것을 의미한다. '멈춤'을 통해 현재의 상태가 '제로Zero' 상태에 더 가까운지 아니면 긴장에 가까운지 자기 몸을 통해 확인할 수 있다.

'멈춤'을 통해 몸이 스스로 길을 가도록 내버려 둘 수 있어야 한다. 'non doing' 하려고 노력하지 않는다. 노력해도 아무것도 이루어지지 않을 수 있다. 결국 아무것도 하지 않는 것이 아니라 기다리는 것이다. 기다리면 저절로 이루어진다. 기다리면 숨이 들어와 알아서 내 몸의 에너지가 되어 나를 움직인다.

자세는 멈추고 기다리는 것이다.

왜 내버려 두면 되는 상황에서도 더 힘을 주어서 앉고, 걷고, 숨 쉬고, 악기를 다루고, 골프를 칠까? 결국 덜 힘주고, 덜 애쓰고, 덜 긴장하는 방식을 스스로 깨닫고 알아가는 방식을 모르기 때문이다. 자세를 취하려고 하는 것이 나의 목적의식이고 'Doing'이다. 자세를 개선하려면 자세를 취하지 않아야 한다.

오랜 물리 치료사이자 알렉산더 테크닉 교사로서의 경험으로 깨달은 사실은, 몸에 힘을 주고 힘을 빼는 두 가지만으로 이해하면 자세를 알아가는 과정이 힘들고 어려운 여정이 될 수 있다는 것이다. 다시 말해서 자세는 힘주어야 하는 것과 힘 빼는 것, 두 가지의 양극단만 존재하는 것처럼 몸을 사용하게 된다. 자세를 위해 노력하다 보면 결국 나는 힘을 뺄 수 없기에 'non doing'을 경험할 수 없을 것이라고 생각한다. 하지만 'doing'과 'non doing' 사이에는 긴장에 대한 '더 함'과 '덜 함'이 엄청나게 많이 존재한다는 것을 알아야 한다.

알렉산더 테크닉은 '덜 하는 것'이다. '덜 한다'는 것은 생각보다 쉽다. 예를 들어 선 자세에서 올바른 자세를 만들기 위해 생각보다 허리에 과도하게 힘을 주는 경우가 많다. 이때 힘을 약간 덜 주는 것이다. 앞에서도 계속 이야기했듯 힘을 뺄 수는 없다. 분명히 힘을 빼면 모든 것이 해결된다. 하지만 그것을 머리로 알고 있다 하더라도 몸으로 구현하기란 어렵다. 긴장과 이완만 있는 것이 아니라 그 사이에 덜한 긴장과 덜 이완된 상태가 존재한다는 것을 알아야 한다. 'non doing'에 대한 개념을 일상생활에서 기억해야 할 중요한 이유이다.

'덜 함'을 통해 누구나 쉬운 'non doing'을 경험할 수 있다.

또 하나의 예를 들면 호흡은 억지로 하지 않아도 스스로 된다. 호흡은 아침부터 잠을 자고 다시 일어날 때까지 자연의 모든 상황에 반응하고 그에 맞추어 움직인다. 우리는 그곳에 머물며 호흡을 의식하고 관찰하면 된다. 정신없는 출근 준비에 내 몸과 마음이 작동을 시작하면 내 호흡은 어느새 그에 알맞은 호흡을 한다. 또 하루의 업무를 마치고 편안한 시간이 다가오면 내 호흡은 그에 따른다. 수많은 사람을 만나며 시간을 보내며 수많은 생각과 자극이 넘쳐나는 하루 동안 자신의 호흡을 들여다보면 때로는 급하고 힘들게 호흡할 때가 있고, 때로는 호흡 자체를 수시로 멈추는 경우가 있으며 또 때로는 편안하고 안정된 호흡을 할 때가 있다. 상태나 상황에 자신을 맡기면 끊임없이 더 하지도, 덜 하지도 않는 호흡을 바라볼 수 있다.

알렉산더 테크닉은 나쁜 습관을 바꾸고 반응을 자제하며 조절하는 신경계 메커니즘을 가지고 있다. 그래서 알렉산더 테크닉은 멈춤 또는 자제심을 기반으로 한다. 한 번이라도 더 멈추고 호흡을 바라보자. 그러면 어느새 긴장에서 자유로워지고 그렇게 덜 'Doing'하는 자신을 만날 수 있다.

'덜 함'을 하지 못하게 하는 요소는 무엇일까? 가장 큰 이유 중 하나는 각자가 가진 아주 특별하고 독특한 성향(서두름, 욕구, 성격, 태도, 의지 등)이다. 예를 들어 너무 많은 의도는 긴장을 유발한다. 내 의도에 따라 나타나는 나의 행동 성향이 나만의 독특한 근육에 긴장을 만드는 자세 습관이 되는 것이다.

'하려고 함'에 대한 욕구나 의도는 우리의 몸을 가만히 두지 않는다.

맛있는 음식을 앞에 두고 입맛을 다시는 것은 어쩌면 당연한 반응이지만 그 음식이 몸에 좋은지 나쁜지 알아야 하고 음식 앞에서 자제할 수 있을 때 더 좋은 보상이 있다고 생각하면 '하려 함'이나 의도를 의식적인 수준에서 자제하고 멈출 수가 있다. 이때 몸에서는 그에 합당한 반응이 나타나고 그때의 반응은 덜 긴장된 몸의 반응이 될 것이다.

나의 '하려 함'이나 수많은 자극에 대한 의도가 'doing'하는, 다시 말해 너무나도 과한 긴장을 하는 순간들을 자각해야 한다. 나는 모든 자세에서, 말하기 전이나 걷기 전 등 모든 상황에서 무엇을 하려는 의도가 생겨날 때마다 어깨를 과도하게 긴장한다는 것을 알게 되었다.

런던 뇌과학 연구소 인지신경학부의 게리온 핑크Gereon R. Fink 박사 등은 정상적인 감각 운동 상태에서는 의도, 행동 및 감각 피드백의 통합되며, 공간에서 팔다리를 움직일 때 운동 의도와 감각 경험(고유 수용 및 시각) 간의 일치가 필요하다고 하였다. 실제로 의도된 손의 움직임에 대해 양전

자방출단층촬영PET으로 두뇌 활동을 측정해서 다양한 실험 조건에 따라 의도, 고유 수용 및 시각적 피드백 사이에 불일치가 나타날 수 있음을 확인하였다.

의도는 항상 필요하고 좋은 것이지만 긴장된 나의 몸은 고유감각 기능을 감소시켜 내 몸이 나의 의도를 따라가기에는 항상 부족할 수밖에 없었다. 내 몸은 나의 의도를 행하기 위해 항상 전투적으로 몸을 준비하고 긴장할 수밖에 없었다.

나는 어깨의 무거움이 당연히 나의 일부라고 생각하면서 살았다. 불편하지만 도저히 나의 힘으로 어찌할 수 없어 같이 살아가야 할 존재가 되어버린 것이다. 그게 언제부터인지는 모른다. 마치 내 안에 우울함이 조금씩 있는 것처럼 어깨의 무거움도 당연히 있어야 한다고 생각했다.

물리치료사로서 개인적인 통증과 문제들을 이해하기 위해 어깨 문제의 정체에 의문을 가졌다. 하지만 알렉산더 테크닉을 내 몸에 적용한 이후로 분석하지 않고 판단하지 않았다. 몸의 느낌으로 오는 나 자신을 인식한다. 불편하고 힘들며 때로는 혼란스러운 많은 감각을 있는 그대로 자연스럽게 받아들이고 인정하니 에너지 사용을 많이 줄일 수 있었다.

나쁘고 좋고에 대한 판단을 하지 않으니 그제야 나 자신을 제대로 바라볼 수 있었다.

수많은 의도와 상황 앞에서 이미 반응하고 지속적으로 내 어깨를 괴롭히고 있는 나 자신을 바라볼 뿐이다. 그것을 알아차리고 멈추고 나니 그제야 내가 알고 갇혀 있던 세상에서 나를 놓아줄 수 있었다. 쓸데없는 'doing'을 하지 않으니 나는 평온하고 자유로움을 경험할 수 있었다. 《창조성의 비밀》에서 모기 겐이치로 박사는 "뇌는 아무 목적도 없는 상태로 내버려 두면 그제야 자유롭게 활동하며 창의적인 번뜩임이 일어난다."라고 하였다. 이는 "뇌가 자유롭게 활동할 수 있는 환경이 만들어지기 때문"이라고 하였다. 뇌와 몸의 자유로운 환경은 자기 스스로 만들어 갈 수 있다.

바람이나 욕구가 있으면 나는 판단하게 되고 새로운 무언가를 만들며 (몸의 긴장) 실제로 중요한 주변에서 오는 감각은 놓칠 수밖에 없다. 애쓰지 말고 잠시 멈춘 다음 그때 몸이 움직이는 것을 허락하자. 그리고 가만히 기다려 보자. 그러면 움직이는 나를 보는 즐거움이 있다. 그때의 자기 몸은 앞서 언급한 쓸데없는 긴장이 최소화된 상태가 된다. 밀물과 썰물의

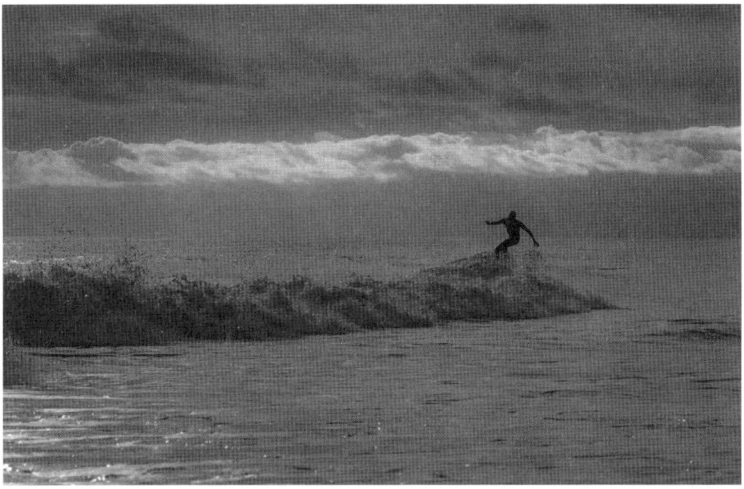

흐름에 따라 반응하는 올바른 존재로서의 상태를 확인할 수 있을 것이다.

앞에 소개한 알렉산더 테크닉 원리를 충실히 따른다면 스스로 생각하고 경험할 수 있는 'non doing'을 이해할 수 있다. 좀 더 'non doing'을 이해하고 싶다면 알렉산더 테크닉 교사의 도움을 받기를 권한다. 아마도 교사가 직접 손으로 하는 'hands on'을 통한 안내와 몸의 경험으로 조금씩 이해하고 다가갈 수 있을 것이다.

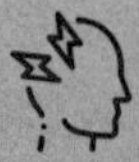

TENSION

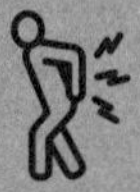

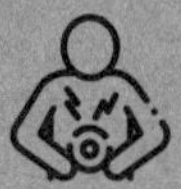

PAIN

4장

통증과 작별하는 건강한 내 몸을 위한 실천

1

쉬어라

(휴식 – 최고의 비법)

통증에서 벗어나고 아프지 않기 위한 최고의 비법은 휴식이다. 병원에 가서 의사 선생님께 듣는 대표적인 말 중의 하나가 역시 쉬라는 말일 것이다. 병원에 입원한 환자의 병문안을 온 지인들 대부분도 환자에게 푹 쉬어야 한다고 조언한다. 쉰다는 것은 매우 중요하다. 대신에 이 '쉰다'는 말의 의미를 몇 가지 관점으로 이해해야 한다.

첫째, 앞장에서 여러 차례 언급했듯 몸이 하는 이야기를 잘 들어야 한다.

무겁고 힘들다고 몸에서 신호를 보낼 때 이제는 무시하거나 외면하지 말고 잠시 쉬어 주는 것이다. 어떤 상황에서든지 내 몸이 첫 번째 우선순위가 되어야 한다. 졸리고 몸이 피곤하면 잠을 자는 것이다. 이전에 몸에서 오는 반응을 무시했다면 이제는 몸에서 오는 소리를 잘 들어주고 반응한다. 오늘 피곤하니 어디가 문제가 생긴 것이 아니라 쉬라고 이야기하는 것임을 받아들여야 한다.

나의 예를 들어보면 이전에는 환자를 치료할 때나 치료하고 난 후 그냥 막연히 몸이 힘들고 지친다고 생각했다. 그 당시에는 몸에서 힘들다고 이야기하는데도 나는 정작 어떻게 대처해야 하는지 몰랐다. 다시 말해 제대로 쉬는 방법을 몰랐다. 하지만 내 몸에 관심을 기울이고부터는 치료실에서 뇌졸중 환자를 한 분 치료하고 나면 내 몸이 얼마나 긴장하고 힘든가를 알게 되었다. 내 몸이 힘들다는 것을 알고 난 후부터는 내 몸이 힘들다는 사실을 스스로 인정하고 알면서 치료를 했고, 그렇게 하니 알 수 없었던 답답함에서 벗어날 수 있었다. 마치 내가 내 몸에게 "힘들지? 내가 같이 있을게."라고 말해 주는 것 같았다.

내 몸과 항상 같이하며 몸이 힘들다고 할 때마다 그 이야기를 들어주었다. 점심시간을 활용하여 충분히 몸이 쉴 수 있도록 하였고, 바쁜 시간 속에서도 항상 몸에 첫 번째로 관심을 가져주었다. 그래서 아주 잠시 쉴 수 있는 시간도 아주 효율적으로 사용할 수 있었다. 시간이 흐를수록 나는 환자 2명을 치료해도 별로 힘들지 않았고, 나중에는 10명을 치료해도 힘들지 않고 즐겁게 일할 수 있었다.

내가 만나고 있는 분들이 어제 혹은 이번 주는 너무 힘들었다고 표현할 때가 자주 있다. 최근 몸이 좋아지고 가벼워지는 것 같아 기분이 좋았는데 또 나빠지는 것은 아닌지 걱정스럽다는 푸념 같은 이야기를 종종 한다. 그럴 때 나의 대꾸는 "몸이 지금 힘드니 쉬라고 이야기하는 겁니다. 몸의 요구 사항이니 걱정하지 마시고 잘 쉬세요." 일주일 후 다시 만나면 그분은 "선생님! 오늘은 일도 많이 했는데 하나도 힘들지 않고 기분도 좋아요!"라고 얘기한다. 그러면 나는 "지난주에 힘들 때 잘 쉬셨기 때문에 이번 주에 몸이 가볍다고 느끼는 겁니다!"라고 말씀드린다.

몸에서 쉬라고 할 때 쉬어 주자! 어쩔 수 없이 몸을 써야 한다면 내가 내 몸과 함께하자! 그냥 같이 있어 주면 된다. 옆에서 같이 숨 쉬고, 힘든 어깨나 허리에 고생한다고 말해 주자!

둘째, '쉼'의 의미를 이해하고 생각을 바꾸어야 한다.

어떤 사람들은 '쉼'의 의미를 이해하고 쉴 줄 알지만 대부분이 쉬는 것을 일을 하고 안 하고의 문제로 인식한다. 그래서 쉬라는 말을 들어도 선뜻 실행하지 못한다. 예를 들어 통증이 있으니 쉬라고 하면 일을 하지 말고 쉬라는 뜻인지, 어떻게 쉬어야 하는지 등 각자 '쉼'에 대한 이해가 다르다. 그래서 각자 습관대로 쉬는 것을 '쉼'으로 아는 경우가 많다.

주위에서 몸이 힘들거나 불편하다고 내게 상담을 요청할 때가 많다. 어머니와 아버지 들께 세미수파인 자세로 쉬라고 말씀을 드리면 그 자체를 너무 어려워한다. 세미수파인 자세가 편안하다는 것을 알려 주고 자주 그 자세로 누워 있으라고 하면, 가정에서 10분 실행하는 것도 상당히 어려워한다.

세미수파인 자세

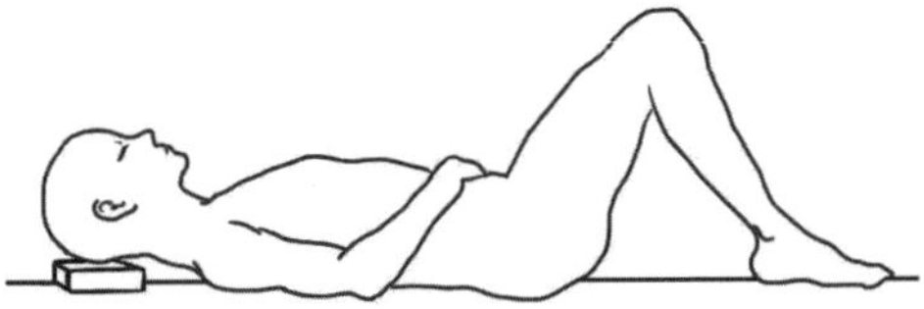

왜 쉬지를 못하실까? 시간이 없는 것도, 하는 방법을 모르는 것도, 누가 못하게 하는 것도 아니다. 스스로 하지 못하는 것이다. 주된 이유는 스스로 게으르다고 생각한다는 것이다. 쉬는 자세 중 가장 편안하고 이완할 수 있는 자세가 세미수파인 자세다. 그런데 그 자세가 누워 있는 자세이다 보니 누워 있는 자신을 스스로 용납하지 못하는 어머니들이 너무 많다. 그렇게 있는 자신을 나태하다고 생각하고, 그렇게 누워 있는 사람을 한심하게 생각한다. 그래서 제대로 '쉼'을 경험할 수 없고 자신만의 시간을 잘 갖지 못한다. 이런 생각이 몸의 통증 또는 어려움을 만들고 있는 것이다. 우리의 어머니와 아버지들이 얼마나 많은 긴장과 과한 책임감을 가지고 살아오셨는지 안타깝고 짠하다.

하지만 정작 더 큰 문제는 자녀들이 공부하다가 누워 있으면 그 역시 용납하지 못한다는 것이다. 나는 아이들에게 공부하다가 몸에서 힘들다고 하면 잠시 누워서 쉬라고 알려 준다. 그리고 부모님께도 왜 그렇게 해야 하는지 이해시킨다. 그러면 나중에는 1시간 공부하고 힘들어하고 답답해하던 아이들이 2시간 혹은 3시간을 공부해도 힘들어하거나 지치지 않는다. 다시 말해 아이 스스로 몸을 잘 사용할 수 있게 된다. 누워서 제대로 쉬는 것이 업무나 공부에 훨씬 더 효율적이다.

실제로 뉴사우스웨일즈 대학교 심리학과의 에디하몬존스 교수 등은 개인이 행동과 충돌하는 인지를 가지는 인지 부조화가 나타날 때 직립 자세보다 바닥에 눕는 '앙아위(수파인)' 자세에서 부조화가 감소하였으며, 이 자세가 어려운 결정을 할 때 도움이 된다고 이야기한다. 에디하몬존스 교수의 또 다른 연구에서도 참여한 학생들이 '앙아위' 자세 때가 앉았을 때보다 선택에 대한 반응 오류가 현저하게 감소한 것을 보여 주었다. 이는 생각이나 판단을 위해서는 긴장이 없는 편안하게 누운 자세가 훨씬 안정되고, 그 자세에서 정확한 생각이나 판단을 할 수 있음을 보여 준다. 몸의 긴장이 감소한 상태에서 감각이 정상적으로 잘 작동함을 시사한다.

누워서 자주 쉬어 주자. 항상 타인을 위해 존재하고 열심히 살아야 할 내 몸이 쉰다고 하는 것은 말도 안 되는 일이라고 생각했다. 아버지 어머니들이 쉬기 위해서는 많은 용기가 필요하다. 용기를 내자! 내가 쉬고 나면 진짜 가족을 위해 열심히 살 수 있다.

셋째, 어떻게 쉬느냐를 이해해야 한다.

휴식하는 방법을 알아야 한다. 쉬는 방식은 여러 가지가 있다. 국소적으로 보호대를 착용하여 움직임을 제한하여 힘든 팔목이나 무릎 등을 쉬게 할 수 있고, 병원에 입원하거나 치료 시간을 갖는 것 또한 쉬는 것이다. 또한 출근하지 않고 집에서 쉴 수도 있고, 재충전을 위해 여행을 떠날 수도 있다. 아니면 산사나 종교 시설에서 힐링의 시간을 가질 수도 있다. 모든 것이 다 쉬는 것이다. 그런데 쉬기 위해서 반드시 필요한 한 가지가 있다.

그것은 바로 '의식적인 쉼'이 되어야 한다는 것이다.

의식적인 쉼을 통해 나 자신을 연결하고, 나와 세상을 연결할 수 있다.

쉬는 시간이 단 5분뿐이더라도 의식적인 쉼일 때 진정한 쉼이 될 수 있다. 누워 있더라도, 일을 하다가 손을 떼고 잠시 앉아 있더라도, 의식적인 눕기와 앉기 또는 걷기가 되어야 한다. 이 의식적인 눕기와 앉기, 걷기는 앞 장에서 '의식의 사용'으로 많이 설명한 표현이다. 누워 있을 때 나의 다리나 등에 아니면 주변 공간에 머물러 있거나 호흡 등 어디에든지 의식을 사용하여 머무르며 쉬는 것이다.

사람들이 알렉산더 테크닉을 경험하면 가장 많이 바뀌는 것이 쉬는 방법을 알게 된다는 것이다. 예전에는 누워 있어도 잘 눕지 못해 충분히 쉬지를 못했던 사람들이 알렉산더 테크닉을 통해 눕기를 배우고, 다른 사람과 똑같이 10분을 누워 있어도 긴장이 해소되거나 피로가 감소하는 정도가 커지는 경험을 한다.

학생들이나 직장인들은 책상 앞에서 오랜 시간 공부나 일을 해 피로감을 느끼고, 그것이 장시간 지속돼 몸에 많은 문제를 가지고서 찾아온다. 이들 역시 쉰다는 것에 대한 경험이나 이해가 부족하다. 누워 있더라도 제대로 이완을 경험하지 못해 분명히 쉬었는데도 그 쉼이 충분하게 몸을 편안하게 해주는 것을 제대로 경험하지 못한다. 의식적인 누워 있기가 되었을 때 충분한 쉼이 될 수 있다.

눕는 것뿐만 아니라 공부하다가, 일하다가, 아니면 틈틈이 산책할 수도 있다. 대신 의식적인 산책과 걷기가 되어야 한다. 이전에 해왔던 산책에 비해 좀 더 명확한 의식적인 산책을 해야 몸의 원기를 충분히 되찾고 '이완'을 경험한다.

눕기를 통해 쉼을 실행하는 방식은 다음과 같다.

1. 누워서 바닥에 닿은 등에 잠시 머무른다.

2. 등과 조금 친해지면 의식을 엉덩이로 옮긴다.

3. 엉덩이에서 숨 쉬며 잠시 머문다.

4. 종아리에 머물러 숨 쉰다.

5. 의식을 통해 바꿔 가며 몸 전체에 머물러 본다.

아주 조금씩 시간을 내 이 방식을 적용해 보자. 5분이나 10분 혹은 자기 전에도 충분히 할 수 있다. 시간이 지날수록 몸을 더 많이 알게 될 것이다. 앞장에서 설명한 바와 같이 많이 아는 것이 많이 이완하는 것이다. 의식적인 쉼을 좀 더 빨리 이해하려면 알렉산더 테크닉 교사의 도움이 필요할 수도 있다. 필요하다면 가까이에 있는 알렉산더 테크닉 교사의 조언을 듣기를 권한다.

2

결국 숨을 쉬어야 한다!

호흡은 의식하지 않아도 저절로 되는 뇌간에서 이루어지는 무의식적인 활동이면서 또한 대뇌 피질을 사용하여 관찰하고 조절할 수 있는 의식적 영역에도 속한다. 숨 쉬지 않으면 죽는다. 그래서 생명체로 살아가기 위해서는 계속해서 호흡해야 한다. 그렇기 때문에 건강을 생각하는 사람들은 호흡을 중요하게 생각하고 호흡에 관심도 많다. 당연히 호흡을 잘하기 위해 노력한다. 하지만 대부분은 잘못된 습관적인 호흡을 한다.

인간은 하루에 2만 번 이상 호흡한다. 이 말은 하루에 적어도 2만 번 이상 잘못된 습관적인 방식을 반복적으로 사용한다는 뜻이 된다. 평상시에는 불편하더라도 지나갈 수 있지만 조금만 감정이 올라오거나 시험을 앞두고 불안해지거나 긴장된 상황 등을 마주하면 스스로도 호흡에 문제가 있다고 생각한다.

계속 호흡을 잘하고 싶은데 어떤 호흡을 따라 하고 배워도 잘 숨 쉰다는 것을 이해하기 어렵다. 여기서 꼭 알아야 하는 점은 호흡을 잘하고 못하고가 아니라 지금 내가 호흡을 어떠한 모습으로 하는지를 스스로 잘 모른다는 것이다. 자신이 어떻게 숨 쉬고 있는지 관심을 가져 본 적이 있는가? 숨 쉬고 있는 자신을 확인해 본 적이 있는가?

내 호흡에 관심을 가져 본 적이 없기 때문에 나는 호흡을 잘할 수도, 잘 배울 수도 없다.

호흡을 스스로 잘하고 못하는지 잘 모르는 사람들 대부분은 호흡에 관심을 두지 않기 때문에 호흡을 시작할 수도, 잘할 기회도 없는 것이다. 예를 들어 호흡법 설명을 듣고 배우는 개인이 이해하고 따라 하기란 어렵다. 자칫 쉽게 따라 할 수 있다고 생각해도 실제로 몸에서 구현해 내는 것은 전혀 다른 문제임을 알아야 한다. 누군가 호흡을 배우고자 한다면 호흡하는 기술을 배우기보다 자기 몸을 인식하고 관심 가지며 관찰하는 시간을 더 많이 가져야 한다.

하루에 내 몸에 10분 정도 관심을 가지는 사람과 1시간 이상 관심을 가지는 사람의 호흡 능력은 몸의 감각이 있고 없고를 떠나 월등하게 차이가 난다. 같은 호흡법을 배우더라도 잘 따라 하고 몸에서 이해하는 능력이 사람마다 다르다.

나 역시 내가 어떻게 숨 쉬는지 전혀 관심이 없었다. 내 몸에 의식을 두고 호흡을 관찰하기 시작했을 때가 호흡을 배우기 시작한 때였다. 되새기지 않으면 잊히는 것처럼 내가 신경 쓰지 않는 내 몸도 자꾸 나의 의식 속에서 사라졌다. 그렇게 숨을 쉰다는 것은 나에게 어떠한 상태나 존재의 의미가 없었다. 언제 사라진 지조차 아득한 느낌으로 내 몸은 정신을 차려보니 너무나도 딱딱하고 답답하며 호흡할 수 없는 전혀 다른 몸이 되어 있다. 그것을 다시 꺼내어 사용하는 것이 생각보다 쉽지 않았다.

나는 알렉산더 테크닉을 몸에 적용하여 내 몸을 관찰하기 시작하고 나서야 호흡을 하기 위한 준비조차 안 되어 있던 나를 발견할 수 있었고, 의식적인 호흡을 시작했을 때야 내가 어떻게 숨 쉬고 있는지를 확인할 수 있었다. 숨을 제대로 쉬지 않는 안쓰러운 내 몸을 확인하였다.

환자를 치료하다가 내가 힘들다고 느껴질 때면 항상 내가 호흡을 하지 않고 있음을 발견할 수 있었다. 환자를 치료하는 시간 내내 숨을 멈추고 긴장이 가득한 몸을 사용하였고, 내 몸이 힘드니 당연히 치료를 받는 환자에게도 집중이 안 되었다. 나의 잘못된 긴장이라는 습관이 얼마나 내 몸통을 딱딱하고 단단한 벽처럼 만들어가고 있었는지 볼 수 있었다. 내 몸의 늑골은 단단한 철골 구조물이 되어 있었고 몸통의 호흡 근육들은 시멘트처럼 단단하게 붙어 있기만 했었다.

숨쉬기 답답하다 보니 숨을 쉬기 위해 억지로 단단한 벽을 뚫어 호흡을 해야 했다. 숨을 쉬기 위해 벽에 나쁜 균열을 만들어 내고 있었다. 그 균열은 때로는 '담'과 같은 근육 통증으로 나타났고 목의 통증, 허리 통증으로 나타났다. 가슴에 의식을 두고, 등에 의식을 두고, 배에 의식을 두고, 내 온몸에 의식을 두고, 숨을 쉬고 있는 나를 바라보기만 했다. 늑골 하나하나가 느껴지기 시작했다. 그리고 나의 뇌에서 인식할 수 없었던 호흡에 직접적으로 관련이 있는 몸통의 근육들이 대뇌 피질의 일차 체감각영역을 통해 엄청난 정보를 보내고 통합해 나는 특별히 노력하지 않아도 저절로 호흡의 양과 깊이가 커지고 있었다.

관심을 둔다는 것은 내가 무의식적인 호흡에 의식을 사용한다는 뜻이다.

하루에 2만 번 이상 반복하는 무의식적 잘못된 습관을 개선하기 위해서는 하루 2만 번 이상의 호흡 중에 일단 한 번이라도 의식을 사용하는 것이다. 환자를 치료하면서 한 번도 관심을 두지 않던 호흡을 잠시 멈추어서 바라봐 주는 것이다. 내가 숨 쉬는 만큼 편안해지고 환자의 팔과 다리를 움직이는 내 손도 편안하게 움직일 수 있다는 사실을 꼭 명심하길 바란다.

피아노를 연주하다가 잠시 자신이 숨을 쉬고 있는지 확인하자. 골프를 치다가 잠시 자신이 숨 쉬고 있는지 확인하자. 잠깐 멈추고 내가 숨 쉬고 있는지 확인하는 것이 바로 나의 호흡에 의식을 참여시키는 것이다. 상위기관의 감사가 점검을 하러 와 문제를 지적해 주었을 때 미처 놓치고 있던 부분을 알게 되는 것처럼 무의식적이고 자동적으로 되는 호흡에만 나를 맡겨 놓지 말고 의식을 참여시켜야만 내 호흡은 바뀔 수 있다는 사실을 꼭 명심하길 바란다.

시냇물이 흐르는 모습을 보면 아름답고 편안하다. 내 몸에도 호흡이 의식을 따라 흐른다. 손끝에서 팔로 어깨로 몸 전체로 모든 움직임은 물 흐르듯 의식을 통해 끊임없이 연결되고 흐른다. 호흡을 통해 내 안의 아름다움을 만난다.

숨을 잘 쉰다는 것은 자세에 대한 최고의 찬사다.

“건강한 몸은 어떤 것인가?”라고 누군가 물어보면 나는 첫 번째로 “호흡을 잘하는 몸”이라고 이야기한다. 실제로 나도 알렉산더 테크닉을 통해 호흡이 많이 개선되었다. 알렉산더 테크닉 교사에게 레슨을 받는 사람들이 가장 많이 달라지는 것 또한 호흡이다. 대부분 호흡이 조금씩 개선되면서 시간이 충분히 흐르면 스스로 숨을 쉰다는 것이 무엇인지 조금씩 알 것 같다고 이야기한다.

알렉산더 테크닉의 창시자 F.M. 알렉산더도 항상 세미수파인 자세로 호흡을 했기 때문에 이를 본 많은 사람이 그를 “호흡하는 사람”이라고 부르기도 하였다. 긴장 없이 몸을 사용했던 그도 숨을 잘 쉬었기 때문에 자세에서 힘을 잘 뺄 수가 있었던 것이다.

자세는 서서 숨 쉬고, 앉아서 숨 쉬고, 누워서 숨 쉬는 것이다. 걸으면서 숨 쉬고, 일하면서 숨 쉬고, 생각하면서 숨 쉬는 것이 자세이다. 긴장된 자세에서 힘을 빼고 싶다면 숨을 쉬자! 또한 힘을 뺀다는 것은 숨을 쉰다는 것이다.

숨 쉬는 순간 힘을 뺄 수 있다. 정확히 말하면 숨 쉰다는 것에 내가 관심을 가질 때 힘을 뺄 기회가 생긴다. 예를 들어 앉은 상태에서 숨을 멈추고 팔을 옆으로 들어 올리면 잘 올라가지 않는다. 하지만 숨을 쉬기 시작하면 팔을 올리기가 무척 쉬워진다. 당장 시험해 보자.

호흡과 몸의 균형

사람들이 산에 가거나 바다를 찾았을 때 가장 먼저 바뀌는 것이 호흡이다. 몸과 호흡은 마치 하나인 듯 움직이고 반응한다. 하지만 사람들은 자신이 가진 호흡보다 훨씬 빠르게 몸을 사용한다. 정확히 말하자면 목적을 이루기 위해 호흡과 몸의 균형을 스스로 무시하는 것이다. 내 호흡에 맞게 밥을 먹고, 내 호흡에 맞게 걷고, 내 호흡에 맞게 노래하고 움직이면 우리의 몸은 긴장으로 인한 고통에서 해방될 수 있다.

내 몸이 빠르게 움직일 때 숨도 내 몸에 맞게 빠르게 쉬어지면 호흡과 내 몸과의 균형에 문제가 없다. 하지만 대부분 호흡을 너무 자주 습관적으로 멈춘다. 내가 숨을 쉬지 않는 순간에 내 몸은 작동하지 않고 있었다. 잠시 멈추고 내가 지금 숨을 쉬고 있는지 확인하니 몸이 움직여지고 환자를 치료하는 시간이 덜 힘들어졌다.

숨을 쉬지 않는 내 몸을 움직일 수 없다는 것은 당연하다. 호흡해야 효율적으로 내 몸을 움직일 수 있다. 알렉산더 테크닉 원리에 따른 의식적인 호흡은 수시로 멈추고 작동하지 않는 나의 호흡 체계를 자연스럽게 연결해 주었다. 숨이 나가고 들어오는 불규칙한 상황에 대해 의식을 사용함으로써 자연스럽게 호흡할 수 있었다. 의식을 통해 나의 호흡을 연결하고 나와 외부를 연결하는 통로로서의 호흡이 자연스러워졌다. 호흡하는 나를 관찰하는 것이 재미있고 지금도 숨을 쉬는 것 하나로도 내가 충분히 행복하다는 것을 순간순간 경험한다.

의식적인 호흡을 간단히 설명하면 자기 몸에 대한 인식과 호흡이 같이 되는 것이라고 이해하면 좋다. 호흡을 하기 위해 내 몸을 바꾸거나 노력하는 것이 아니라 잠시 자기 몸에 의식을 두고 호흡을 관찰하기만 하면 되는 아주 간단한 방식이다.

누운 자세에서 하는 의식적인 호흡

1. 누워서 종아리에 의식을 둔다.

2. 종아리에 의식을 두고서 호흡을 관찰한다.

3. 몇 분 동안 종아리에 머물며 호흡을 관찰한다.

4. 종아리에서 의식을 등이나 가슴 등 원하는 내 몸 어딘가로 옮긴다.

5. 의식을 옮긴 곳에서 몇 분간 의식하며 호흡을 관찰한다.

이렇게 단순한 방식으로 하루 중 5분간의 시간이 주어지더라도 얼마든지 의식적인 호흡을 할 수 있다. 잠깐의 의식적인 호흡은 하루 동안 쌓이는 피로와 근 긴장의 정도를 현저하게 줄여 준다. 호흡은 최고가 되기 위해서 하는 것이 아니다. 호흡은 내가 세상에 존재한다는 것을 가장 명확히 알 수 있게 해준다. 호흡을 확인할 때마다 내가 살아있음을 감사하게 생각한다.

-호흡만큼 나의 존재 가치를 확인할 수 있는 것도 없다.

-호흡은 나 자신이며

-호흡은 내 성격이고

-호흡은 발성이고

-호흡은 내 편안함의 근본이 된다.

-호흡을 하기 위해 자세가 바뀌고

-호흡을 하기 위해 힘을 준다.

-호흡은 의식이다.

결국 호흡이 되면 편안해진다. 만고불변의 진리라고 여겼던 잘 싸고, 잘 먹고, 잘 자면 건강하다는 어른들의 말씀에 굳이 하나를 더 추가해야 한다면 "숨을 잘 쉬어야 한다."가 아닐까.

지금부터라도 일하는 중간에 잠시 멈추어서 가슴에 손을 대고 자신이 숨을 쉬고 있는지 확인하자.

3

아주 조금만 자세를 바꾸고 세상을 만나자!

자세를 바꾼다는 것은 의식을 통해 바꾼다는 말이다.

습관은 마치 흐르지 않고 고인 물과 같다. 일상의 자세에서 항상 똑같은 자신을 발견한다면 지금 자신의 자세와 일상이 답답하게 보일 것이다. 자세 습관을 바꾼다는 것은 자기 몸을 통해 긍정적인 경험을 하며 건강한 자신을 찾아가는 과정이다.

만약 지금 아프다면 현재의 나를, 내가 가진 자세 습관을 바꾸기 위한 노력이 필요하다. 하지만 그 노력은 극복해야 할 만큼 엄청나게 힘들고 어려운 일이 아니다. 자세는 스스로 바꿀 수 있다. 큰일도 아니다. 운동계획을 짜고 하루에 얼마만큼의 시간과 노력을 들이라는 것이 아니다. 아주 쉬운 것부터 실천할 수 있다.

그동안 해오던 방식에 의식만 참여시키면 된다. 우선 스스로 자세를 바꾸면 어떤 일이 일어날까? 지금 자세를 바꾸어 본다면 누구나 당장 경험할 수 있다.

아주 조금만 자세를 바꿔 보자.

많이 바꿀 필요도 없다. 너무 많이 바꾸면 그것을 감당할 수도, 지속해 나갈 수도 없다. 아주 조금만 바꾸어도 실제로는 신체에서 놀라운 변화가 일어나므로 굳이 너무 많이 바꿀 필요가 없다. 대신에 자세를 바꾸고 몸에서 나타나는 다양한 변화를 스스로 알 수 있어야 한다. 움직임이 편해지기도 하고 불편해지기도 한다. 또한 호흡이 더 잘되기도 하고 더 불편해기도 한다. 때로는 통증이 나타나기도 하고 때로는 통증이 사라지기도 한다. 혹은 몸이 무거워지기도 하고 몸이 가벼워지기도 한다.

여기서 중요한 것은 내 몸에서 자세가 조금 바뀔 때마다 나타나는 몸의 불편함이나 편안함을 스스로 구별할 수 있어야 한다는 것이다. 그 변화를 스스로 알 수 있느냐 없느냐는 자신에게 머무는 시간에 따라 다르다. 감각을 깨우기 위해 스스로 자신을 관찰하고 인식하는 시간을 가져야 하는 것이다. 알렉산더 테크닉에서도 스스로를 관찰하고 자각하는 과정은 매우 중요하다.

지금이라도 당장 선 자세에서 시도해 볼 수 있다. 가령 발을 조금만 바꾸어 보자. 다음의 순서대로 따라 해보자.

1. 먼저 발이 어떠한 모습으로 바닥에 닿고 있는지 바라본다.

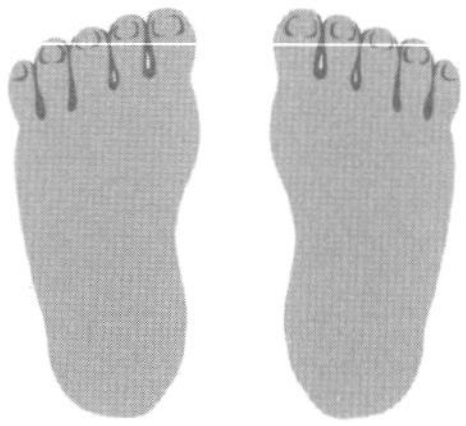

머리를 좌우로 회전해 본다. 팔을 움직여 본다.

호흡이 어떻게 되는지 관찰한다.

2. 더 벌어진 발의 발가락이나 뒤꿈치를 움직여 가급적 '11'자 모양으로 만든다.

마찬가지로 머리를 좌우로 회전해 본다. 팔을 움직여 본다. 호흡이 어떻게 되는지 관찰한다.

스스로 전후를 비교해 보기를 권한다. 발을 아주 조금만 바꾸었는데 머리 회전이 편해지고, 팔은 더 가볍게 움직이며, 호흡이 훨씬 편해진 자신을 발견할 수 있을 것이다. 자신을 바라보고 알아차리는 것이 때로는 어렵기 때문에 그 차이를 쉽게 알 수 없을지도 모른다. 하지만 잠시만 집중해서 이 단순한 동작들을 따라 해보면 원래 자신이 맞는다고 생각하는 자세보다 아주 조금 발을 움직여서 바꾼 자세가 얼마나 편하지 확실하게 느낄 수 있을 것이다.

자주 조금만 바꾸고 그 변화들을 알아가고 그것이 자신의 몸을 더 효율적으로 사용할 수 있는 방법이라는 것을 스스로 느낀다면, 아주 조금씩 자세를 바꾸는 것이 아주 재미있는 작업이 될 수 있다.

아주 조금만 바꾸면 되는데 왜 사람들은 어려워하고 두려워할까?

지금 있는 자세는 내가 지금까지 삶을 통해 만들어온 자세다. 자세를 바꾸면 지금까지의 나를 부정하는 것이라고 생각한다. 또한 우리 자신이 경험하고 살아가고 있는 세상이 안전한 곳이라는 강한 믿음 때문이기도 하다. 그래서 그곳에서 벗어나기가 어렵다. 자세를 바꾸면 불안해서 몸은 예전의 자세로 돌아가려고 강력하게 반응한다. 새로운 자세는 불안하게 느껴지기 때문이다.

내가 자세를 쉽게 바꾸지 못하는 것은 앞서 감각 인식 오류에 대하여 설명한 바와 같이 스스로 그것을 받아들이기가 어려운 것이다. 내가 아는 사실이 틀릴 수도 있고 내가 아는 정보가 다를 수도 있다는 것을 스스로 인정해야 한다.

뇌졸중 환자의 예를 들어보면, 환자들은 신체의 한쪽 마비로 인해 앉은 자세에서도 몸을 유지하기가 힘들다. 치료사들은 환자들에게 치료를 통해 많은 정보와 양질의 자극을 제공하여 지금 있는 능력보다 더 좋은 운동 반응이 나올 수 있도록 도와준다. 환자는 처음에는 자신에게 익숙한 자세가 아니어서 쉽게 따라오지 못하지만 치료사가 조금씩 신체에 안정성을 제공하면 저항하다가도 안내해 주는 자세 위치가 더 편하다는 것을 몸으로 인식하여 바뀐 자세로 앉고 서기를 할 수 있게 된다. 또한 새로운 성공이 확신으로 바뀌면 뇌졸중 환자도 과감하게 앉은 자세에서 일어설 수 있고, 한발을 앞으로 내디딜 수도 있다.

불안한 곳에 계속 있으라고 하면 환자들도 저항하고 쉽게 몸을 허용하지 않는다. 처음에 자세를 바꾸면 불안해한다. 발의 위치를 조금만 바꾸었을 뿐인데 너무나도 낯선 자신을 발견한다. 내 몸이 아닌 것 같은 느낌이 든다. 여기저기 제대로 놓여 있지 않은 듯한 자신의 모습에 많이 당황한다. 발바닥 위치를 조금을 바꾸었을 분인데 어찌할 줄 몰라 하며, 당장 그 자세에서 벗어나려고 한다.

《열두 발자국》의 저자 카이스트의 정재승 교수는 습관의 틀을 벗어나려는 노력은 버겁지만, '새로고침'을 통해 나쁜 습관으로부터 벗어나는 시도를 해야 한다고 말한다. 또한 처음 낯선 사람을 만나는 불편함을 받아들여야 뻔한 일상에서 벗어나는 것이라고 설명한다.

- 자세가 바뀌면 누구나 당황한다.
- 저항한다.
- 어색해하고 이 모습은 내가 아니라고 생각한다.
- 그것도 자신인데 인정하기 힘들어한다.
- 새로운 나를 받아들인다.

처음에는 낯설지만 받아들이면 그곳이 정말 편한 자세임을 금방 알게 된다. 아무것도 하지 않으면 나는 바뀔 수가 없음을 명심하자. 나의 습관에서 벗어나는 일은 쉽지 않다. 커다란 용기가 필요할 수도 있다. 볼 때는 아무것도 아닌 듯하지만 발바닥을 아주 조금 바꾸는 것이 얼마나 힘들고 어려운 일이지 막상 몸에 적용하면 금방 알게 된다. 용기를 가져야 한다. 발을 조금만 바꾸는 시도를 해 보자. 처음에 그곳이 낯설게 느껴지지만 실제로는 나에게 더 좋은 자세라는 것을 잊지 말자. 아주 조금 자세를 바꾸어 주는 것은 습관에서 벗어나기 위한 아주 확실한 방법이다.

자세를 바꿀 때마다 나는 새로운 경험을 한다.

자세를 바꾸면 놀라운 몸과 세상의 이야기를 들을 수 있다. 단지 발바닥 위치를 조금만 바꾸었을 뿐인데 이전에 경험하지 못한 새로운 세상과 마주할 수 있다. 낯선 미지의 세상에서 너무 생소한 나를 마주 보는 듯한 느낌일지라도 호흡은 편해지고 몸의 긴장은 놀랍도록 바뀌어 있는 것을 확인할 수 있다.

나 또한 발바닥을 조금 옮겨 놓은 곳에서 새로운 경험을 할 수 있었다. 새로운 세상을 보고 다른 호흡을 하며 다른 생각을 한다. 다른 것이 느껴지고 보이고 들린다. 세상은 그대로다. 세상을 바꾸는 것이 아닌 나를 바꾸면 되는 이치를 너무 몰랐다. 나를 조금만 바꾸면 전혀 다르게 반응할 수 있다. 자세를 바꾸면 나를 바꿀 수 있다.

내가 스스로 자세를 조금 바꾼다는 것은 새로운 환경에 반응하고 잘 적응할 수 있음을 내 몸에게 미리 알려 주는 것이다. 인간은 평균적으로 하루에 대략 5천에서 만 보를 걷는다. 걸을 때 잔디밭, 보도블록, 아스팔트, 흙길 등 수없이 다양한 환경에 노출된다. 그런데 그 많은 걸음을 걷는 동안 발이 모든 환경에 유연하게 적응하지 못한다. 오랜 시간 평편한 바닥에 익숙해진 발을 가지고 잠깐 환경이 다른 흙길에 올라서도 발 자체의 긴장이나 습관을 바꾸지 않는다. 산을 오를 때도 보도블록을 걸을 때와 마찬가지 속도로 걷고, 기존에 가지고 있던 발의 습관과 긴장을 가지고 걷는다. 그래서 발이 자유로움을 경험하지 못한다.

환경에 알맞게 발을 사용해야 한다. 발의 긴장을 알 수 있어야 한다. 발에 통증이 오고 모양이 바뀌고 있다면 관심을 가지고 볼 수 있어야 한다. 그래서 지금 발바닥 자세를 바꾸는 것은 새로운 방향으로 나를 바꾸고 세상을 다르게 마주하겠노라는 나만의 용기의 표현이고 선전포고다. 항상 낯설다. 하지만 정재승 교수가 이야기한 바와 같이 "낯설음의 불편함을 견디지 않으면 나는 틀에 박힌 일상에서 삶을 새롭게 할 수 없다." 이 점을 명심하길 바란다.

지금이 나를 바꿀 수 있는 순간임을 잊지 말자.

자세를 바꾸려 하면 실제로 엄청난 저항에 직면한다. 담배를 끊는 것과 자세를 바꾸는 것 둘 다 어렵다. 엄청난 저항이 있기 때문이다. 당연한 말이지만 《알렉산더 테크닉 _ 내 몸으로부터의 혁명》의 저자인 백희숙 선생님은 F. M. 알렉산더의 말을 빌려 "만약 우리가 뇌를 제대로 사용할 줄 안다면, 삶의 습관들은 몇 분 만에 버릴 수 있을 것이다."라고 하였다.

아주 조금만 바꾸자. 그것은 의식을 통해 뇌를 사용하여 자신을 바꾸는 것이다. 한순간이라도 지금 내가 있는 모습을 조금만 바꾸어 주자! 컴퓨터 작업을 하다가 잠시 멈추어서 무릎을 조금만 펴 준다! 선생님은 수업을 하다가 잠시 멈추어서 아주 조금만 선 위치나 방향을 바꾸어 주자! 노래를 하다가 발바닥 자세를 조금만 바꾸고 노래를 해보자! 공부하다가 조금만 책상에서 물러나 보자! 식사를 하다가 엉덩이를 조금만 움직여 주자! 아주 조금이면 된다. 아주 조금만 팔을, 다리를, 머리를 움직이면 훨씬 편안한 자세가 된다. 몸은 단순하다. 우리는 복잡한 신경 시스템을 가지고 있지만 몸이라는 한 가지 존재에 대해서만 아주 단순하게 생각하고 이해하면 된다.

4

자세 개선을 위한 지혜로운 몸의 사용

몸을 지혜롭게 사용하는 첫 번째는, 도구를 올바르게 사용하는 것이다.

《인스타 브레인》의 저자 안데르스 한센은 우리의 뇌는 아직도 수렵 채집인이라고 하면서 몸의 진화가 왜 세상의 진화를 따라가지 못하는가를 묻는다. 현대에는 과거에 비해 사용하는 도구가 많고 다양하다. 미래에는 더 새롭고 다양한 도구를 사용할 것이다. 도구를 사람에 맞게 인체 공학적으로 설계해서 사용하기 위해 노력을 한다지만 실제로는 인간이 도구나 환경에 잘 맞추어 몸을 사용할 수 있다. 휴대전화를 내 몸에 맞게 잘 사용하고, 의자를 내 몸에 맞게 잘 사용하면서 지혜롭게 몸을 사용해야 한다. 그것이 바로 올바른 사용이다.

결국 앞에서 끊임없이 언급한 나를 잘 알 수 있도록 내 몸을 의식해야만 어떤 물건이 와도 잘 사용할 수 있다. 처음 자신을 의식하기란 어렵다. 당연하다. 처음부터 많은 곳을 의식할 수 없다. 어디 한 군데라도 편안히 머물러 보자. 나중에는 더 많은 곳을 자세히 관찰할 수 있다.

대뇌 피질의 체감각 영역에서의 신체 인식 능력이 좋아지고, 몸의 감각 체계를 잘 이해하며, 나쁜 습관을 줄이고 개선해 나간다면 실제로 내 몸이 가지고 있는 재능과 표현력이 드러난다. 내 몸의 잠재 능력을 스스로 알 수 있다. 몸을 통해 악기를 연주하고 노래를 하며, 자연의 아름다운 소리를 더 많이 느끼고 경험할 수 있다. 누구나 자신의 노래를 하고 자신의 연주를 하며 자신의 몸을 사용하면서 부모님이 주신 아름다운 몸을 잘 사용할 수 있다.

피아노 연주자는 피아노를 잘 연주하기 위해 많은 시간을 연습한다. 몸에서 구현되는 이 과정을 우리는 운동학습이라고 말한다. 학습을 위해 끊임없이 피드백으로 돌아오는 정보와 새로운 정보를 통해 잘못된 부분을 수정하고 발전해 나간다. 하지만 실제로 몸의 감각이 부족하거나 정확하지 않으면 올바르게 학습하기가 어렵다.

습관이 된 긴장이 피아노라는 도구를 사용하는 데 문제를 일으키는 것이다. 긴장은 근육 자체에 존재하는 근방추 등의 감각 기능의 역할이 제대로 수행되지 못하게 한다. 긴장으로 인한 센서 오작동은 피아노 연주 시 내가 몸의 근육을 어떻게 사용하는지 실제로 알아차리기 어렵게 만든다. 그래서 10시간을 연습해도 피드백으로 오는 정보가 올바르지 않아 투자한 시간에 비해 실력이 늘기 어렵다. 또한 피아노 앞에서 연주하는 무겁고 긴장된 몸이 즐거움을 느낄 수 없기 때문에 피아노 치는 것이 재미없어진다.

당연히 감각이 좋은 일부 사람들은 피아노를 즐기면서 연주할 수 있다. 그리고 피아노 앞에서 피나는 노력과 많은 시간을 투자하며 아픔을 견디고 고된 산을 넘은 사람만이 힘을 빼고 피아노 연주하는 방법을 스스로 깨닫고 자신만의 연주를 할 수 있다. 그리고 사람들 대부분은 노력을 많이 하면 할수록 힘만 더 주게 되고 결국에는 피아노가 재미없어지거나 연주를 해도 정말 행복하다는 경험을 충분히 하지 못한다.

나와 같은 물리치료사도 마찬가지다. 이제 막 임상에서 치료를 시작하는 젊은 치료사들이 환자를 직접 치료하며 지식을 축적하고 충분한 임상을 통해 발전해 나간다. 치료도 결국은 몸으로 구현되기 때문에 자기 몸을 스스로 잘 아는 치료사가, 다시 말해 몸을 잘 사용하고 감각이 좋은 치료사가 같은 수의 환자로 임상경험을 하더라도 피드백도 좋고 몸으로 구현해 내는 치료 자체도 즐겁다.

많은 연주자나 치료사가 스스로 재능이 없다고 생각하거나 하는 일이 재미없다고 생각하는데, 사실은 몸에서 재미를 못 느끼는 경우가 많다. 특별히 재능이 있고 없고의 문제를 떠나 누구나 자신만의 연주를 할 수 있다. 그리고 자신만의 몸의 특성과 지식을 결합할 수 있다.

알렉산더 테크닉 원리를 적용하면 자신을 자각할 수 있고 몸에서 중추 조절이 이루어지며 멈춤과 현재에 머무는 과정을 통해 진정한 자신을 찾아갈 수 있다. 알렉산더 테크닉이 아니더라도 건강한 산책과 명상 호흡 등 자신을 자각하고 알아가는 '소매틱스' 계열의 활동에 참여해 보기를 권한다. 자신에 대한 연주가 자신을 치료하는 데 많은 도움이 될 수 있다.

몸을 지혜롭게 사용하는 두 번째는, 내 몸의 속도를 잘 아는 것이다.

내 몸에 맞는 속도가 있다. 예를 들어 많은 사람이 산 정상에서 스키를 타고 내려올 때 속도가 다 다르고 호흡이 다 다르다. 초심자는 상급자에 비해 자신에게 더 집중할 수밖에 없다. 자신의 능력을 알고 있기 때문에 최대한 천천히 내려오게 된다. 속도를 내는 순간 부상의 위험이 발생한다. 다른 사람을 따라가기 위해 내 몸의 속도보다 빠르게 움직이면 몸의 잘못된 긴장을 만들 수도 있다. 이는 나중에라도 신체에 문제로 나타난다.

수영할 때도 마찬가지고 단체로 요가 동작을 따라 할 때도 내 몸의 속도를 스스로 알 수 있어야 한다. 앞사람과 같은 속도로 나아갈 수 없다. 선생님의 구호에 따라 똑같은 속도로 동작을 따라 할 때 어떤 사람은 그 속도를 몸에서 이해하고 즐겁게 할 수 있지만 또 어떤 사람은 동작을 따라가기에만 몰두해 진정한 몸의 사용을 경험하지 못한다. 그것이 반복되어 근육을 과하게 사용하면 어깨의 통증이나 허리의 통증으로 나타나 건강에 해가 되고 운동이 재미없다고 느껴 결국에는 운동을 그만두게 된다.

음식을 먹고 소화를 시킬 때도 사람마다 속도가 다르다. 또한 음식에 따라서 천천히 소화되는 음식이 있고 조금 더 빨리 소화되는 음식도 있다. 하지만 우리는 습관에 따라 모두 다 같은 속도로 음식물을 씹고 삼킨다. 당연히 속이 불편해진다. 너무 힘들기 때문에 소화제를 복용해야 한다. 그러면서 이후에도 똑같은 실수를 매번 반복한다.

'내가 무언가를 더 해야지 더 노력해야지.'라고 생각한다. 왜냐하면 자세는 그렇게 해야 하는 것이라는 관념이 강하기 때문이다. 계속 많은 것을 요구한다. 하지만 내 몸에서는 그것을 다 소화시킬 수 없다. 내가 나를 아는 수준보다 빠르게 몸을 사용하면 문제가 발생한다. '자세를 위해 무언가를 해야지!'가 아니라 먼저 알아야 한다. 내가 새로운 곳을 알 때마다 나의 자세는 바뀌고 나를 알면 알수록 자극에 반응하는 몸의 속도도 달라진다. 다시 말해 지각을 통해 스스로 인식할 수 있는 수준이 높아지면 자신에게 맞게 모든 운동을 배우고 즐길 수 있다.

그동안 우리는 운동은 열심히 했지만 자신의 호흡과 인식 정도에 따른 몸의 속도를 이해하지 못했던 것이다. 자신을 관찰하면 자기 신체 인식 능력이 높아진다. 잠시 멈추어서 자기 몸 어딘가에 의식이 머물게 해보자. 몸은 그만큼의 다양한 속도로 자유롭고 편안한 움직임을 만들 것이다. 몸의 긴장 없이 나의 속도에 맞게 피아노를 연주하고, 노래하고, 환자를 운동시키고, 음식을 먹을 수 있다.

지혜롭게 몸을 사용하는 세 번째는, 똑똑한 몸만들기다.

똑똑해진 몸은 어떤 몸을 이야기하는 걸까? 누구나 자주 하는 질문이기도 하고 궁금해하는 내용이다. 만약 정기적으로 피부 관리와 도수치료를 받는 사람이 있다면 똑똑한 몸이 되면 치료를 남들보다 더 잘 받을 수 있고 피부 관리도 더 풍성하게 받을 수 있게 된다. 감각이 좋아진 몸은 치료를 해주는 치료사의 물리적인 자극을 잘 받아들일 수 있고 반응을 훨씬 잘할 뿐만 아니라 좋고 나쁨을 잘 구별할 수 있다. 당연히 다른 사람에 비해 치료받는 시간에 대한 가성비가 좋아지는 것이다.

알렉산더 테크닉을 배우고 있던 40대 여성 L씨의 예를 들어보면 "물리치료사가 어깨운동을 알려 주었는데 운동하고 나니 너무 좋았어요!"라고 이야기를 한다. "예전에도 운동을 잘 따라 하셨나요?"라는 나의 질문에 L씨는 "아니요. 예전에는 운동을 따라 하거나 운동을 하는 것이 재미가 없었어요."라고 대답을 하였다. 나는 "아마 3개월 전에 물리치료사 선생님이 어깨에 좋은 운동을 알려 주었다면 몸에서 스스로 좋은 운동인지 이해 못했을 겁니다. 이전보다 지금은 본인의 몸을 더 많이 알고 긴장 없이 몸을 사용할 수 있기 때문에 알려 준 운동을 쉽게 따라 할 수 있고 운동에 대한 재미도 생기게 된 것입니다. 자신을 바꾸면 배우는 운동이 더 즐겁고 재미가 있습니다!"라고 이야기해 주었다.

수영을 배울 때 수영강사가 똑같은 환경에서 똑같은 정보를 전달하더라도 수강생마다 엄청난 차이가 나타난다. 받아들이고 해석하고 실행하는 정도가 전부 다르기 때문이다. 자기 몸에 대한 감각이 좋은 사람은 수영강사의 말을 몸으로 잘 이해하고 표현할 수 있다. 그런 사람을 우리는 재능이 있다고 표현한다.

뇌를 통해 의식을 사용하여 몸에 관심을 가지면, 잘 알아듣는 몸이 된다. 몸이 똑똑하고 감각이 좋아지는 것이다. 음악을 들어도 몸을 통해 소리를 듣기 때문에 노래에 대한 반응이 즐겁고 몸과 함께 반응하며 음악을 즐길 수 있다. 아이들의 몸은 똑똑하다. 몸이 똑똑하면 움직이고 받아들이는 자극들이 즐겁다. 그래서 아이들은 움직임 자체로 행복하고 즐겁다. 몸을 통한 모든 경험이 재미있기 때문에 몇 시간씩 몸을 움직여도 힘들지 않다. 움직일수록 몸은 더 똑똑해지고 성장하며 건강해진다.

성장한 어른들이 어릴 때의 기억을 조금이라도 가지고 있다면 마을 뒷동산에서 구르고 개울가에서 하루 종일 놀아도 즐겁기만 했던 기억이 있을 것이다. 그때의 즐겁고 행복한 기억이 지금의 아이들에게도 필요하다. 머리만 똑똑한 아이가 아닌 몸도 똑똑하게 잘 성장할 수 있도록 책상에만 묶어 두지 않기를 바란다.

우리의 똑똑한 몸을 찾아가기 위해 자신만의 몸을 통한 여정이 모두에게 필요하다.

지혜롭게 몸을 사용하는 네 번째는, 뇌와 몸의 균형이다.

《열두 발자국》의 저자 카이스트의 정재승 교수는 디지털 문명이 도래한 이 세상에서는 아날로그 경험을 통해 몸의 자극과 반응에 균형을 잡아 주어야 하며, 몸과 뇌의 균형이 필요하다고 하였다. 너무나도 복잡한 신경 체계를 우리가 다 통제할 수 없다. 대부분의 자세와 동작이 무의식적인 상태로 이뤄지고 의식적인 영역에서는 좀 더 고차원적인 사고와 활동을 할 수 있도록 되어 있다. 하지만 문제는 의식적인 영역을 너무 사용하지 않는다는 것이다.

자동적인 상태에만 몸을 맡겨 놓으면, 운전을 해서 직장을 오고 갈 때 다른 길로는 한 번도 가볼 엄두를 내지 못하고 내가 잘 아는 너무 편하고 숙달되어 눈감고도 다닐 수 있는 길로만 다니고 싶어 한다. 어쩌면 내 몸의 새로움은 사라지고 편안하다고 생각되는 습관만 남아 있게 된다. 그러면 뇌의 균형이 무너진다. 효과적으로 뇌를 사용하려면 대뇌 피질에서 의식적인 영역을 사용해야 한다. 잃어버린 의식을 사용해 균형을 찾아야 한다. 이것이 지혜로운 몸의 사용인 것이다.

뇌의 균형을 만드는 알렉산더 테크닉을 경험하면 그동안 생각하던 몸보다 계속 가벼워지는 것을 경험한다. 몸이 무거운 사람들은 몸을 움직이는 것이 힘들다. 다시 말해서 더 많은 에너지를 사용해야 한다. 알렉산더 테크닉을 통해서 운동과는 담쌓고 사는 사람 또는 운동에는 전혀 취미가 없다고 스스로 단정하던 사람들이 노래를 배우고 싶어 하거나 춤을 추고 싶어 하고 걷고 싶어 한다. 이는 알렉산더 테크닉이 몸의 에너지를 효율적으로 사용하도록 뇌를 잘 활용하는 방식이기에 나타나는 현상이다.

5

건강한 척추 사용하기

주로 척추의 문제로 나타나는 요통은 삶의 질을 저하하는 대표적인 증상이다. 그래서 척추의 건강이란 몸 전체의 건강이라는 의미가 된다. 자신의 척추가 건강하지 못하다고 생각하는 사람은 자신감이 없을 뿐만 아니라 스스로 행복하지 못하다. 척추가 건강하면 마음까지 건강해지는 것이다.

척추는 인체의 중심이 되는 기둥이라고 한다. 경추 7개, 흉추 12개, 요추 5개, 천추와 미추 등 총 32개의 추골로 이루어져 있다. 각각의 형태와 기능이 조금씩 다르고 수많은 관절로 이어져 있으며, 이외에도 단단한 인대로 고정되어 있고 무수히 많은 크고 작고 근육들이 받쳐 주고 지탱하며 움직인다. 특히 신경계를 통해 뇌와 사지 사이의 통로 역할을 할 뿐만 아니라 척추 자체는 신경을 안전하게 보호하는 역할도 한다.

물리적으로 상당히 단단하고 무거운 존재인 척추는 또 그만큼 무너지면 심각한 문제를 야기할 수 있다. 회복력에 대한 유연성이 부족하기 때문이다.

'척추'라고 했을 때 사람들은 어떤 이미지를 먼저 떠올릴까? 나는 항상 내 척추가 약하다고 생각했다. 특히 대학교 때 배운 "뼈는 20대 이후 퇴화한다."라는 확고한 믿음이 척추를 대하는 나의 방식에 엄청난 제약을 가했음을 깨달았다. 나는 튼튼하지 않은 사람이며, 척추가 건강하지 않다고 생각했다, 왜 스스로 그렇게 생각했고, 그렇게 생각할 수밖에 없었던 이유는 무엇이었을까? 매일 궁금함이 물밀듯이 밀려왔다. 척추가 건강하지 못하다는 생각으로 인해 자존감은 이루 말할 수 없을 정도로 낮았다. 그렇게 생각하는 것 자체로 내 몸에 무거운 짐을 지우고 있었다는 것을 미처 몰랐다.

척추는 나이가 들면서 당연히 퇴화한다?

치료사로서 갖고 있던 "척추는 나이가 들면서 당연히 퇴화한다!"라는 지식이 오히려 나를 가두고 아무것도 할 수 없는 존재로 만들어 가고 있었다. 그래서 척추가 건강해지기 위한 노력을 시도조차 못 했을 뿐만 아니라 세월에 따라 무너지고 약해지는 척추를 그냥 무기력하게 바라만 보고 나중에 내려질 처분을 기다리며 나약하게 척추를 대했다.

또한 딱딱하고 무거운 척추는 항상 단단히 고정되어야 하고 튼튼한 역할만 해야 한다고 인정했었다. 다시 말해 쉽게 바꿀 수 없고 바꾸기 위해서는 더 단단한 물리적 힘만이 변화를 만들 수 있다는 고정적인 사고를 했다. 엄청난 노력을 들이고 자신을 뛰어넘는 사람만이 극복할 수 있는 도전이라고 생각했다.

그래서 나는 나의 척추 건강을 자의적 타의적으로 포기했었다. 그래서 나의 척추는 건강해질 수 없었다. 하지만 알렉산더 테크닉을 적용하자 나의 몸이 바뀌기 시작했다. 바꿀 수 없을 것 같고 게으른 성격 때문에 애써 뭔가를 취하지 않았던 내 몸이 긍정적인 방향으로 변하였다. 단지 내 몸을 의식하고, 멈추고, 나에게 머무는 시간을 많이 가졌을 뿐인데 내 척추가 건강해지고 있었다.

왼쪽 사진은 알렉산더 테크닉을 시작할 때 찍은 X-ray 사진이고 두 번째는 2년 후의 사진이다. 좌측 사진과 우측 사진을 비교해 보면 전면에서 보기에 척추의 측만증이 개선되었고, 좌우 골격의 불균형이 많이 감소한 것을 볼 수 있다.

또한 좌측 사진의 장기는 압박당하고 있는 듯한 모습니다. 그러나 우측 사진에서는 식도 부위의 모습이 좀 더 좋아졌으며, 몸통 중간에 횡격막의 모습을 살펴보면 좌우가 비대칭이었던 것이 회복된 것을 볼 수 있다. 뿐

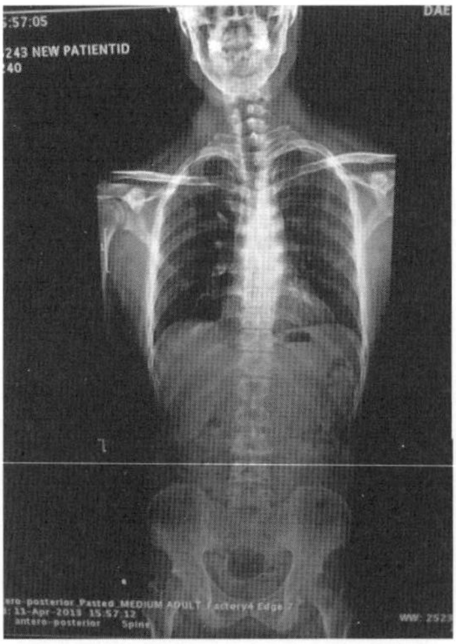

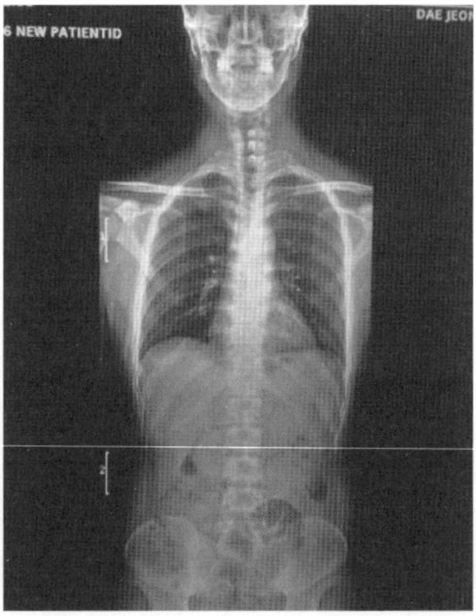

만 아니라 심장막에도 탄력이 생겨났고, 몸통 기준으로 우측 복부에 위치한 간의 모습도 전체적으로 이전에 비하여 아랫부분까지 더 많이 보이는 것을 확인할 수 있다. 간의 위치 등 내장기까지 자세를 통해 개선된 것을 확인할 수 있다.

척추를 바라보고 이해하는 관점이 바뀌었을 때 비로소 척추가 건강해지기 시작했다.

통증과 자세에 대한 관점을 바꾸는 것이 건강해질 수 있는 기회이듯, 척추 역시 그 어느 구조물보다 유연하고 호흡과 함께 살아서 움직이는 구조물이라는 사실을 받아들이고 이해해야 특별히 척추 건강에 대한 염려가 기대와 즐거움으로 바뀔 수 있었다. 나는 척추가 인식되고 척추가 살아있는 존재로 느껴졌을 때 너무 행복했다. 내가 나를 사랑하고 있었다. 척추의 존재 자체로 행복하다는 것을 경험했고, 너무 좋을 때 느껴지는 그 감정을 척추를 통해서 경험했다.

알렉산더 테크닉이 적용된 몸은 무엇이 다른가? 우선은 척추가 가볍고 부드러워진다. 실제로 카차토리Cacciatore 등은 알렉산더 테크닉 수련을 받은 교사 그룹과 건강한 일반인(대조군) 그룹을 대상으로 선 자세에서 척추를 중심으로 머리와 목의 회전, 몸통의 회전, 골반의 회전을 비교하였다. 결과는 알렉산더 테크닉 교사 그룹에서 대조군 그룹에 비해 진폭이 작은, 다시 말해 머리와 몸통 그리고 골반 회전 시 대조군에 비해 저항이 현저하게 낮고 움직임이 부드럽게 나타났다.

Cacciatore TW et al(2011)

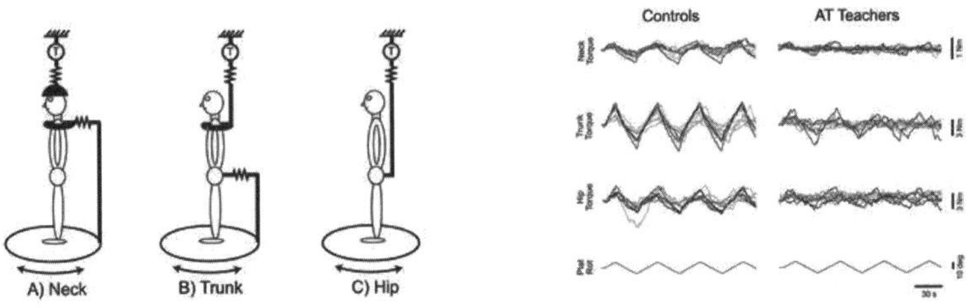

우리의 척추는 단순히 '1'자 모양이 아니다. 우아하고 아름다운 곡선이다. 그냥 단단하기만 한 구조물이 아니다. 부드럽기 때문에 작은 호흡에도 같이 움직인다. 중력에 거스르지 않아야 건강하게 척추를 사용할 수 있다.

척추가 건강하기 위해서는 목이 자유로워야 하고, 길어지고 넓어져야 하며, 팔과 다리가 척추로부터 분리되어야 한다. 다시 말해 걸을 때 몸통에서 분리된 팔이 자연스럽게 움직이며 흔들려야 한다. 척추를 잘 유지하고 잘 사용할 수 있는 첫 번째 방법은 역시 의식을 사용하는 것이다. 자기 척추에 관심을 두는 것이다.

의식을 놓아 버리면 척추가 무너진다.

척추를 무너뜨리는 잘못된 자세 습관은 자기 신체에 대한 인식을 놓아 버리는 것이다. 나에게서 멀어진 척추는 오랜 시간이 흘러 통증으로 되돌아온다. 통증은 한순간에 나타나는 것이 아니다. 해부학적으로 튼튼한 척추는 나의 무관심에도 충분히 오랜 시간을 버틸 때까지 버틴다. 하지만 강한 나무가 한 번에 쓰러지듯이 허리가 삐끗하는 한순간의 결과가 때론 감당할 수 없을 만큼 시간적 경제적 비용을 소비하게 만든다.

척추가 다시 건강해지는 데는 적지 않은 시간이 필요하다. 내가 만든 자세 습관 하나하나가 나의 척추를 압박하고 짓누른다는 사실을 반드시 알아야 한다. 가령 앉은 자세로 컴퓨터에서 작업을 하는 사람이 머리를 약간만 오른쪽으로 구부려도 척추에는 강한 압박이 간다. 실제로 오른쪽 어깨는 무거워지고 당연히 호흡이 안 된다. 같은 모습으로 몇 시간을 일한다. 척추는 건강해질 수 없다. 그렇게 만든 척추로 퇴근 후 운동을 하거나 요가를 하고 노래를 하거나 춤을 추어도 그 긴장은 쉽게 사라지지 않는다.

만약 척추에 특발성 측만증과 같은 구조적인 측만증이 있다면 문제는 더 심각해진다. 다만 측만증은 나쁜 습관에 의해 나타난 것도, 그 자신의 잘못도 아니다. 어쩔 수 없이 특발성 측만증이 나타났더라도 통증이 덜하고 척추가 좀 더 편해지도록 사용하는 일은 분명히 스스로 선택할 수 있음을 명심하자. 척추측만증이 있으면 분명히 측만증이 덜한 사람보다 통증이 더 많고 통증이 나타났을 때 아픈 시간이 더 길 수 있다. 하지만 질환으로 인해 나타나는 문제가 20~30% 정도라면 그 이외의 70~80% 정도는 잘못된 습관 때문에 쓸데없이 만들어지는 긴장과 통증이라는 사실을 분명히 알아야 한다.

하루에 23시간 긴장하고 1시간 이완하기 위한 시간을 가진다. 그러면 쉬는 시간의 양보다 척추에 무리를 가게 하는 절대적인 시간의 양이 많기 때문에 척추는 고달프다. 척추를 위해 자기 몸을 의식하는 방식도 하나의 옵션으로 추가하기를 권한다.

척추를 위해 하루 10분씩만 자신을 인식하는 상태로 세미수파인 자세로 누워 보자.

앞 장에서 언급한 세미수파인 자세는 건강한 척추를 위한 시작이 될 수 있고 변화가 될 수 있는 중요한 자세다. 현대를 살아가는 우리는 수명이 늘어난 만큼 어찌 보면 개인의 일생을 통틀어 몸이 아파질 상황이 양적으로 훨씬 많아졌다고 할 수 있다. F. M. 알렉산더는 1869년도에 태어나서 85세까지 살았다. 말년에 뇌졸중을 앓았지만 마지막 순간까지 학생들을 가르칠 만큼 몸을 건강하게 사용하였다. 누구나 건강한 척추를 사용할 수 있다.

나는 병원에서 고령의 어르신들을 치료했다. 그분들의 자세와 척추에서 한분 한분의 인생을 느꼈다. 전쟁과 난관을 이겨 내고 열심히 살아온 몸이 지치고 힘들어 병원 신세를 지고 있지만 다시 일어나기 위해 열심히 노력하시는 어르신들의 모습을 가까이서 볼 수 있었다.

하지만 척추로 인한 통증이나 어려움을 호소하는 어르신들에게 나도 습관처럼 연세가 있어서 그렇다고 말을 해왔다. 내가 책임질 수도, 어찌할 수도 없기 때문에 그냥 받아들이고, 이해하고, 통증과 같이 살아갈 수밖에 없는 상황을 받아들이면 마음이 편하실 거라고 말씀을 드린다. 내가 편하기 위해서 그렇게 말을 해왔다는 것을 알렉산더 테크닉을 공부하며 알게 되었다. 우리는 영원히 살 수 없다. 노화로 가는 과정은 당연하다.

앞으로 나아가는 나의 몸은 노화라는 거대한 사실 앞에서 기능이 떨어진다는 것을 인지하지만 알렉산더 테크닉의 원리를 적용하면 나이가 들어도 척추를 잘 사용할 수 있다는 경험을 하면서 무책임했던 것에 자책이 들었다.

내가 척추와 관련해 가졌던 미래에 대한 많은 불안이 사라졌다. 건강해진 나의 척추가 마음을 건강하게 만들고 있었다. 앞으로 내 척추는 오래도록 많은 경험을 할 것이다. 모든 경험은 척추가 더 건강해지는 방향으로 작용할 것이다.

6

자세 기억과 자세 습관 개선

감정적으로 경험한 아픔은 몸에 '자세 기억'이라는 긴장으로 남는다.

존 사노 박사는 몸과 마음의 관계에 대해서 정신적, 정서적 상태가 신체 기관이나 계통에 좋은 쪽이든 나쁜 쪽이든 영향을 줄 수 있고 말한다.

내 몸의 관찰을 통해 나 자신을 많이 볼 수 있었을 때쯤, 문득 열한 살 어릴 적에 놀라서 1년 가까이 학교도 다니지 못하고 침을 맞고 약을 먹고 지냈던 기억이 떠올랐다. 밤에 잠을 자면 매일 똑같은 꿈을 꾸었다. 지구 중심에서 멀어져 닿지도 않을 엄청난 공간을 빙빙 돌기만 하는 꿈이었다. 그 불안과 공포는 매일 밤 지속되었는데, 어느 순간 눈이 떠질 때쯤이면 엄마의 품속에서 울면서 깨어났다. 나는 몽유병을 앓고 있었다.

어린 나이에도 그저 받아들일 수밖에 없었다. 아무것도 할 수 없었다. 엄마는 매일 밤 주무시다가도 내가 울면서 집 밖으로 걸어 나가면 데리고 들어와 꿈에서 깨어날 때까지 꼭 안아 주셨다. 나는 잠을 자는 것이 매일 두려웠다. 무서운 꿈을 계속 꾸는 것이 얼마나 무서운지 경험해 본 사람만 알 수 있다고 생각한다.

부모님의 정성과 고되지만 나의 인내심으로 1년 쯤 지나 조금씩 몸이 회복되었고 학교도 다닐 수 있었다. 그런 기억을 가진 채 어른이 된 나는 알렉산더 테크닉을 공부하면서 당시 기억에 대해 몸이 어떻게 반응하는지 궁금해졌다. 그때 꾸던 꿈을 생각하자 등과 어깨에 엄청난 긴장이 나타났다. 그때는 내가 더 어릴 때였는데 어떻게 이처럼 힘든 몸의 긴장을 견디었을까? 몸으로 나를 이해하니 아팠던 어린 나를 조금이나마 진심으로 위로하고 감싸줄 수 있었다.

플로리다 주립대 심리학과의 카틴카 다이크스트라 등은 노인과 젊은 성인을 대상으로 자전적 사건에 대한 기억을 회상할 때 신체 자세의 연관성을 조사하였다. 조사 결과 신체 자세가 과거의 사건과 관련한 자세에 일치하지 않을 때보다 일치할 때 기억에 대한 반응이 훨씬 빠르게 나타남을 발견하였다. 많은 사람에게 기억과 신체 자세는 이미 함께하고 있었다.

나는 이 모습으로 성장하기까지 겪은 많은 사건을 몸의 자세를 통해 되짚어 보았다. 카틴카 다이크스트라 교수의 연구처럼 사건마다 다른 자세로 나타나는 나의 특별한 자세 긴장이 있었다. 내가 경험한 힘들고 아팠던 많은 '자세 기억'들은 몸 공부를 하는 나에게 많은 가르침을 주고 생각을 하게 하였다.

알렉산더 테크닉의 도움이 아니었다면 기억에 대한 자세에 나를 가둔 채 힘든 호흡을 하며 아직도 헤매고 있었을 것이다. 시간이 많이 흘러 나는 그저 기억으로만 아는 내용이라고 생각했는데, 나의 자세는 너무나도 명확하게 모든 사건에 대한 '자세 기억'을 가지고 있었다. 자세를 통해 나를 바라보지 못했다면 나는 깊고 깊은 긴장의 늪에서 발버둥 치고 있었을 것이다.

학습과 기억의 신경 생물학 연구소 소장인 제임스 L 머가 박사는 그의 저서 《기억과 감정》에서 미래의 행동에 영향을 미칠 수 있는 기억할 만한 가치가 있는 일은 그렇지 않은 일에 비해 더 잘 기억하고, 좋은 일이든 안 좋은 일이든 중요한 경험은 선택적으로 더 잘 기억한다고 하였다. 특히 "모든 경험을 강하게 기억할 필요는 없다."라고 하였다. 하지만 긴장으로 만들어진 자세라고 하는 주머니에는 조금씩 잊어도 되는 아픈 기억이 꼭꼭 쌓인 채 남아 있다.

걱정할 때 만드는 자세, 어떤 사람을 미워할 때 만드는 자세가 있다. 문제는 몸이 그 자세를 했을 때 마음에서 미움과 슬픈 감정이 생긴다는 것이다. 그렇다면 자세와 기억은 어떤 관계일까? 샌프란시스코 주립대 에릭 페퍼 교수 등은 216명의 대학생을 대상으로 구부정한 자세와 직립 자세에서 각각 부정적인 기억회상과 긍정적인 기억회상을 하는 실험을 하였다. 학생들은 구부정한 자세에서 부정적인 기억에 대한 회상에 잘 접근하였으며, 직립 자세에서는 긍정적인 기억회상에 잘 접근하는 것으로 나타났다.

몸은 감정과 떼려야 뗄 수 없는 관계지만 항상 감정에 대한 몸의 반응이 한 가지로 고착될 때 문제가 발생한다. 사람들은 자세가 좋지 않으면 우울해진다. 또한 자기 몸을 구부정하게 누르고 있으면 과거 힘들었던 부정적인 기억이 쉽게 떠오른다. 몸통을 구부리거나 목 앞쪽을 많이 누르는 자세를 많이 한다면 과거의 행복했던 시간에 대한 기억보다 힘들었던 기

에릭 페퍼 등, 2017

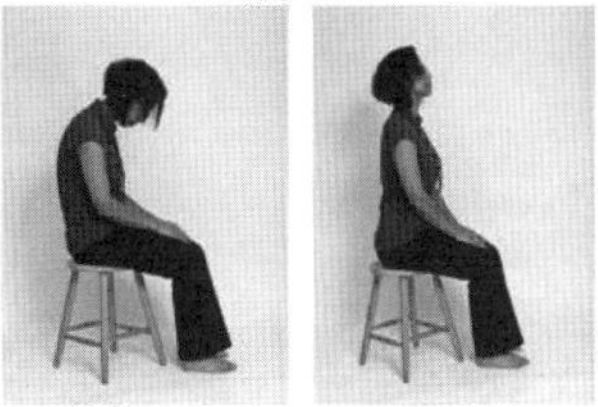

억만 떠오를 수밖에 없고, 이로 인해 자신의 삶이 행복하지 않고 불행했다고 스스로 믿게 된다.

그래서 '자세 기억'은 대부분 부정적이다.

하지만 진짜 문제는 구부정해진 자세가 근육과 몸의 긴장으로 좋지 않은 사건에 대한 기억을 현재의 자세를 통해 다시 만들어 낼 수도 있다는 것이다. 실제로 그레고리 번즈는 《기억의 뇌과학》에서 "과거에 대한 우리의 기억은 기억을 떠올리는 현재의 기분에 영향을 받으며, 지금 우리의 감정 상태가 이전에 있었던 일에 대해 색을 입히기 때문에 기억으로 남은 감정이 종종 다른 모습이 된다."라고 하였다.

또한 어떤 정보를 기억하기 위해 적극적으로 노력하지 않으면 그 정보는 잊히는데, 그것이 망각이다. 망각 앞에서 우리는 무기력하고 수동적이 된다. 아주 강력한 사건도 시간에 따라 기억이 달라지고 조금씩 사라진다. 하지만 그 기억이 자세에 저장되기 때문에 문제가 발생한다. 과거의 기억과 감정을 잊기 어려운 이유 중의 하나가 자세가 기억하기 때문이다.

그리고 다른 사소한 문제로 인한 보호 반응 등으로 그와 같은 자세가 되면 이전에 경험한 감정이 나타나 지금의 좋지 않은 사건과 맞물려 증폭된다. 예를 들어 사소한 의견 충돌로 부부 싸움을 할 때 오고 가는 대화에서 부정적인 기억과 연관된 가슴을 누르는 반응을 하면, 예전의 크게 다투었던 기억이 자세 기억을 통해 몸에 다시 나타나는 것이다. 몸의 긴장이 과거의 기억을 떠올리게 하고 부부 싸움이 커진다.

그레고리 번즈의 말처럼 그 당시 속상했던 감정을 지금 느끼지 않는데도 몸의 긴장을 통해 지속해서 긴장을 더하고 더해 그때의 상처를 스스로 치유할 수 없는 강한 습관 속에 쌓아 두는 것이다.

기억은 점점 약화한다. 지금 당장 새로운 사건이 생기면 나는 그것에 신경 쓰느라 의식을 사용할 수 없을 뿐만 아니라 무거워진 몸을 가지고 그 시간을 잘 이겨내야 한다. 그런데 끊임없이 이어지는 생활 속에서 작은 긴장들이 나를 가슴을 누르는 과거의 기억 자세에 계속 묶어 둔다.

외상 후 스트레스장애PTST는 자극이 너무 크기 때문에 자세 기억 또한 강력하다. 제임스 L 머가 박사는 "PTST 환자는 외상을 겪은 사건을 매번 너무나 생생하게 반복 경험하기 때문에 그에게는 마치 그 사건이 계속해서 일어나는 것과 같다."라고 하였다. 몸의 긴장으로 표현하면, 누군가와 사소한 말다툼을 하거나 조금 긴장할 때 일반적인 사람들이 경험하는 답답하고 힘든 정도의 수준이 아니라 상상을 초월하는 강한 긴장으로 호흡조차 할 수 없을 듯한 느낌을 경험하는 것이다.

나는 많은 시간을 보낸 병원에서 6.25와 월남전에 참전하셨던 어르신들을 많이 만났다. 고령의 어르신들이 전쟁 당시에 대해 말씀하실 때는 더욱 명료하고 강한 어투로 생과 사를 넘나들던 당시의 상황을 그때 기억한 감정으로 설명하신다. 나는 말씀하시는 어르신의 자세를 본다. 50~60년이 지났는데도 당시의 자세 긴장이 나타난다. 최근에야 그분들을 예우하고 치료하기 위한 트라우마센터 설치와 운영에 관한 법률 개정이 이루어졌다. 그나마 다행이다.

어떻게 하면 예전의 아픈 경험에 대한 기억과 감정을 이야기하거나 생각할 때 몸이 힘들지 않을 수 있을까?

몸과 감정을 분리해야 한다.

몸과 감정이 분리되어야 감정이 올라와도 몸은 긴장하지 않을 수 있다. 하지만 현대인은 자기 몸과 감정을 구분하는 것을 어려워한다. 앞에서 많이 언급한 자기 몸 자체를 인식할 수 있는 능력이 감소되어 있기 때문이다. 그래서 감정은 감정대로 쌓여서 아프고 몸은 몸대로 긴장이 쌓여 아프다. 나중에는 몸이 아픈 것인지 마음이 아픈 것인지 전혀 구분하지 못한 상태에서 아주 작은 상대방의 말이나 표현에도 쉽게 무너져 버린다.

《사피엔스》의 저자 유발 하라리는 "행복을 얻기 위해서는 자신의 진실한 모습을, 자신이 정말로 어떤 사람인지를 파악해야 한다."라고 이야기하며, "사람들 대부분은 자신의 감정, 생각 등을 자신과 동일시하는데, 이는 잘못이다. 그들은 분노를 느끼면 '나는 화가 났다. 이것은 나의 분노다.'라고 생각한다. 그래서 어떤 감정은 피하고 또 다른 감정을 추구하느라 일생을 보낸다. 그들은 자신과 자신의 감정이 다르다는 것을 알지 못한다."라고 하였다.

유발 하라리의 말을 통해서도 우리는 인간에게 자기 몸을 의식할 수 있는 능력이 얼마나 중요한지를 알 수 있다. 몸과 감정을 구분하지 못하기 때문에 몸의 긴장된 자세를 감정이라고 착각한다. 몸이 힘들고 피로감이 느껴져도 기분이 안 좋다고 생각하고, 날씨가 안 좋아서 몸이 아프거나 힘든 것인데 마음이 우울하다고 착각한다.

자세를 감정으로 착각한다.

《메모리 코드》의 저자 알렉산더 로이드는 신경과학 연구에 따르면 인간에게는 부정적 생리작용을 촉발하는 메커니즘이 없다. 즉 두려움, 분노, 좌절, 통증과 같은 부정적 상태에 빠지면 뇌의 선조체나 시상하부는 우리의 감정과 몸이 긍정적인 상태로 돌아가도록 작동한다는 것이다. 그런데 왜 우리는 행복하지 않을까? 왜 몸과 마음이 아플까? 문제는 오작동이다. 제대로 작동하지 않아 고통 상태에 남아 있는 '기억'은 우리의 모든 생각과 행동, 감정, 신체에 영향을 미친다. 오작동은 바로 몸의 긴장으로 인한 오작동이다. 몸에서는 긴장이라는 자세로 남아 있는 기억이나 감정이 진짜라고 믿는 것이다. 크게 착각하는 것이다.

이에 대한 해법으로 건강심리학 박사이자 《움직임의 힘》의 저자 켈리 맥고니걸은 움직임을 통한 신체 감각에 대해 설명하며 "우리 자신에 대한 뿌리 깊은 믿음도 직접적인 신체 경험으로 모두 뒤집힐 수 있는데, 새로운 감각은 낡은 기억과 이야기를 압도하기 때문이다."라고 하였다. 또한 에릭 페퍼 교수도 "긍정적인 생각과 우울증을 감소시키기 위해 자세 인식을 알려 주고 일상에서 올바른 자세를 취할 수 있어야 한다."고 권고한다.

자기 몸에 관심을 두고 관찰하면 자기 몸을 찾을 수 있다. 감정을 먼저 찾기란 어렵다. 하지만 단순하게 알 수 있는 자기 몸을 의식하다 보면 감정이 생길 때 자신의 모습과 구별할 수 있다. 몸과 감정의 분리가 쉽게 일어나고, 긴장이 몸에서 오는 것인지, 감정이나 기억에서 오는 것인지 스스로 인식하는 정도가 커진다.

만약 10만큼의 화가 난 감정을 느끼는 사람이 자기 몸에 대한 인식이 많아지면 4 ~ 5 정도로 감정의 아픔 정도가 달라지는 것을 경험할 수 있다. 지금 생각의 소용돌이에 빠져 있다면 잠시 누워서 자기 몸 어디에라도 의식을 두고 머물러 보자. 의식이 몸에 흐른 몇 분 후 다시 똑같은 생각을 하면 처음에 느꼈던 것과는 전혀 다른 감정을 경험할 수 있을 것이다.

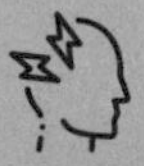

TENSION

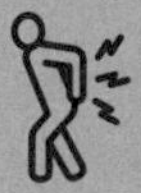

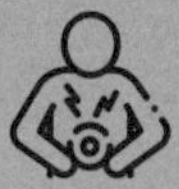

PAIN

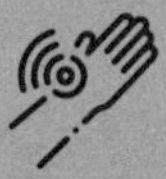

5장

자연과 세상과 함께하는 동행

1

통증(긴장)이 사라진 순간

통증은 분명히 두려움을 준다. 하지만 통증을 통해서 배움을 경험하면 성장의 기쁨이 크다. 나는 몸에 통증이 올 때마다 힘든 시간이 될 것에 대한 두려움과 함께 물리치료사로서 통증을 통해 알게 될 놀라운 경험에 대한 기대가 공존했다. 통증이 나타나고 사라지는 과정은 나에게 너무나도 소중하고 중요한 경험이었다. 그렇게 예전에 나는 몸이 아팠음에도 몸을 통해 공부하는 법을 몰라서, 통증을 단지 나를 불편하게 하고 나타나면 안 되는 존재로 여겼다. 그러다가 몸을 관찰하고 알렉산더 테크닉 원리를 몸에 적용하면서 통증이 오고 가는 과정을 직시할 수 있었다. 또한 많은 사람이 아직도 자세 습관에 몸을 가두고 스스로 통증을 만들고 있음을 알게 되었다.

통증이 언제 사라졌지?

어느 날 나는 어깨가 아프지 않다는 사실을 알았을 때 너무 당황스러웠던 기억이 난다. 통증 감각은 일반적인 감각과 다르다. 가령 후각의 경우 처음에는 화장실에서 냄새가 심하게 나더라도 어느 순간 냄새에 둔감해지고 촉각의 경우 바지를 입을 때 스치듯 느껴지거나 걸으면서 부딪히는 촉각을 나중에는 전혀 느끼지 못한다. 반면에 통증은 어느 정도 아팠으니 약해지거나 사라져야 할 것 같지만 전혀 그렇지 않다. 정말 꾸준하게 아프다. 몸에 위험을 알리기 위한 감각이기 때문에 문제가 나타났다면 사라질 때까지 증상이 있는 것이다.

그런데 나의 통증이 사라진 것이다. 특히, 어깨에 항상 있던 무겁고 뻐근한 느낌과 통증이 어느 순간 사라졌다. 평생 어깨의 무거움과 뻣뻣함이 없이는 나라는 생각이 들지 않을 정도로 함께해 온 어깨 통증이었기 때문에 많이 당황했다. 어깨 통증이 언제 사라졌는지 알 수가 없다. 마치 큐브를 맞출 때 복잡하게 이리저리 되돌리고 왔다 갔다 했는데 어느 순간 큐브가 맞춰지듯이 어깨 통증도 그렇게 사라졌다.

어쩌면 나는 어깨의 그 무겁고 힘들던 느낌을 당연히 여기며 평생을 살았을지도 모른다. 내가 제일 안타까운 것은 많은 사람이 여전히 예전의 나와 비슷하게 그것을 '나'라고 여기며 살아간다는 것이다. 많은 사람이 지금도 어깨 통증을 인간이라면 당연히 가지는 숙명처럼 받아들이고 살아간다.

그동안 나는 왜 스스로 내 몸을 괴롭히고 있었을까? 어찌 보면 학대 수준으로 괴롭히고 있었다. 몸을 더 힘들게 하면서도 그것을 너무 당연시했던 나 자신이 이해가 가지 않는다. 나의 어깨는 심하게 압박을 받고 일이 생길 때마다 압도당하고 지쳐갔다. 과도한 스트레스와 희망 없는 나의 어깨는 이미 한계점에 다다랐다. 방법을 찾아 무언가를 하지 않으면 미래가 없을 것처럼 느껴졌다.

극도의 한계점에 이르러서야 비로소 깨달을 수 있었다. 무거우면 무거운 대로 스트레스를 받으면 스트레스를 받는 대로 즐거우면 즐거운 대로 나 자신을 바라보면 되는 것이었다. 알렉산더 테크닉을 통해 자신을 보고 멈추고 지시어를 반복해 가다 보니 어느 순간 그 무겁고 힘들고 벗겨지지 않을 것 같던, 거북이의 등껍질 같은, 어깨의 무거움과 통증이 사라졌다.

무거움이 가벼움이 되는 순간

통증이 사라졌을 때 내 어깨는 그 어느 때보다 가벼워져 있었다. 승용차 운전대 위에 놓인 너무 무겁고 힘들게 느껴지던 팔이 먼저 가벼워졌다. 나를 관찰하고 지시어를 사용했다. 그 가치를 알기에 "나는 왜 이렇게 무거운 팔로 운전을 할 수밖에 없을까?"라는 질문을 끊임없이 하며 차를 운전하는 순간에도 나의 의식은 내 몸과 공간에 머물러 있었다.

《니체는 나체다》의 저자 지식 생태학자 유영만은 "왜 우리는 심각하고 무거운가? 흔히들 무겁고 심각해야 깊이 생각한다고 믿고, 몸과 마음이 가볍지 않으니 웃고 싶어도 웃음이 나오지 않는다."고 말한다. 그동안 내가 왜 자동차를 운전하는 것이 전혀 즐겁지 않았는지 너무나도 당연하게 알게 되었다. 어깨가 당연히 그래야 한다고 생각했던 것이다. 어깨는 무겁게 있어야 하는 존재였다. 감히 가벼워지면 나는 가족을 위해 아무것도 하지 않는 사람일 거라는 생각을 했었다.

오늘도 많은 사람이 무거운 어깨를 하고 잔뜩 긴장한 상태로 일을 하고 운동을 하고 생각을 한다. 가족을 위해 자신을 위해 어깨에 매달린 무거움과 긴장이 당연하다는 듯 살아간다. 물론 나는 지금도 가족 걱정을 하고 불안한 미래에 대해 걱정한다. 그러나 쓸데없이 내 팔과 어깨를 무겁게 하지 않는다. 이미 알렉산더 테크닉을 통해 팔이 가벼워졌기 때문이다.

나는 그동안 내 몸에게 투덜거리기만 했었다.

항상 무겁고 항상 뻐근하고 항상 긴장해야 하는 것이 나라고 생각했다. 인간이기에 당연히 앞으로도 계속 그런 고통을 감내하며 살아야 한다고 생각했다. 그리고 나의 바꿀 수 없는 자세에 대해 스스로 합리화했다. 내가 할 수 있었던 유일한 행동은 아프고 무거워질 때마다 "힘들다! 피곤하다! 아프다!"라며 내 몸을 향해 투덜거리는 것뿐이었다. 나는 무겁고 아픈 것이 당연하다고 생각했기 때문에 자세를 바꿀 수가 없었다. 그래서 이제 사람들에게 자세를 교육할 때 무엇보다 중요한 부분은 지금 자신의 모습이 당연하지 않을 수 있다는 생각을 하도록 안내하고 이해시키는 과정이라고 믿는다.

2장에서 언급한 바와 같이 몸은 끊임없이 표현한다. 조금만 내 몸에 귀를 기울이고 관심을 가지면 몸에서 나에게 이야기하는 것을 잘 들을 수 있다. 임금이 백성의 이야기를 들을 수 있도록 통로를 열어 놓았듯이 항상 나의 몸에서 오는 소리를 들을 수 있도록 내 몸과 마음을 열어 놓아야 한다. 소식이 잘 오지 않거나 잘 들리지 않는다면 소통 통로를 만들고, 문제가 있다면 보수하고 확장해야 한다. 이 모든 과정에 의식이 참여한다.

통증으로 인해 자기 몸을 투덜거림의 대상으로 생각하거나 해결할 수 없는 문제로 인식하지 않아야 한다. 능동적으로 문제를 해결할 수 있는 가장 간단한 방법으로서 알렉산더 테크닉의 가치는 매우 크다.

긴장이 해소되었을 때 진정한 나를 만날 수 있다.

긴장이 해소되었을 때 비로소 진정한 나의 몸을 만날 수 있다. 마치 숨겨진 진실을 발견하는 것처럼 그동안 많은 긴장 속에 가려져 있던 모습을 서서히 마주 보게 된다. 아픈 사람을 이해하는 것은 당사자가 아닌 이상 힘들다. 또한 아픈 사람도 자신이 너무 힘드니 다른 사람을 이해하기가 어렵다. 하지만 몸의 긴장만큼은 명상을 하든지 단전호흡을 하든지 올바른 수업을 받고 자신을 관찰하는 방식을 안다면 누구나 알 수 있다.

관찰을 통해 긴장 자체로서 그 사람을 이해하고 자신도 긴장 자체로 이해할 수 있다. 어깨에 긴장을 하니 스트레스를 견디지 못하는 것이었고, 긴장을 하니 악기 연주가 재미없고, 운전을 조금만 해도 피곤한 것이었고, 타인에 대한 배려심도 적어질 수밖에 없다. 자신이 긴장한다는 것을 알고 인정하며, 긴장하는 순간을 알아차리고 멈출 수 있다면 긴장하지 않는 진짜 자신을 볼 수가 있다.

나의 어머니는 아플 때마다 당신이 죄를 많이 지어서 아픈 거라고 하시거나 빨리 죽는 게 낫다고 하신다. 왜 아픈 게 죄라고 생각하시는 걸까? 오히려 그렇게 생각하는 순간 나의 몸은 더 무거워지고 정상적으로 작동하기가 더 어려워진다. 부정적인 생각보다 긍정적인 생각을 하라고 하는 것이 아니다. 부정적인 생각이 들 때 그냥 가슴에 손을 가만히 대면 나를 한 번 인식할 수 있고, 잠시 멈출 수 있기 때문이다. 부정적인 생각을 떨쳐 내는 것이 아니라 조금 전보다 자신을 좀 더 많이 인식한 상태에서 반응하면 긴장을 덜하고 호흡이 잘된다.

알렉산더 테크닉을 하면서 오랫동안 지속되었던 통증에서 많이 해방되었다. 물리치료사인 내가 통증을 경험하지 못하는 것에 아쉬움이 생길 정도로 통증은 나에게 낯선 존재가 되었다.

몸이 조금만 불편해도 금방 알아차리고 존중해 준다.

2

나를 알아가는 과정

나를 알아간다는 것은 어쩌면 불편함을 스스로 만들어 가는 것인지도 모른다.

나를 의식하는 시간을 갖는 것도 나 자신에게 불편한 일이 될 수 있다. 사랑하는 자녀나 가족에게 신경을 써야 할 소중한 시간에 자신에게 시간을 쓴다는 것은 누군가에게는 정말 불편한 일이다. 의식이 앉아 있을 때 좌골에 있어야 하고 서 있을 때 발바닥에 있어야 하는 그 단순한 방식조차 잘하지 못하는 것은, 가족이나 주위 사람들을 위해 내가 가진 시간의 대부분을 쓰면서 바쁘게 몸을 움직이고 내일을 준비해야 하는 사람들에게는 잠시라도 자신에게 머무는 시간이 불편하기 때문이다.

습관이란 무서운 것이다. 걱정하고 희생하는 자신으로 항상 존재해야 편한 것이다. 하지만 그것은 마치 소파에 비스듬히 누운 것도 아니고 앉은 것도 아닌 불편한 자세를 편하다고 생각하는 것과 같다. 소파에서 자동적으로 취하는 이런 자세는 실제로는 몸의 호흡을 방해하고 정상적인 근육이나 골격계에 나쁜 영향을 끼치지만 너무 익숙해서 편하다고 생각을 하는 것이다. 편안하고 느끼는 것이 사실은 습관 때문이 아닌지 생각해 봐야 한다. 몸을 관찰하고 알렉산더 테크닉 원리를 적용하면, 예전에 습관적으로 취하던 편하다고 하는 자세가 실제로는 호흡이 안 되는 매우 불편한 자세임을 알게 된다.

그래서 자세를 바꾸고 싶다면, 자세를 바꾸기 위해 자신을 알아가야 한다면, 편하게 있고 싶은 자신을 스스로 방해할 수 있어야 한다. 이것이 알렉산더 테크닉의 자제심이다. 멈춘다는 것은 스스로 편하다고 하는 것을 스스로 방해하는 것이다. 의자나 소파에 앉고 싶다는 자신을 멈추는 방식으로 방해해야 한다. 의자가 앞에 있어도 앉고 싶은 엄청난 욕구와 습관을 자제해 보자! 자신을 불편하게 만들어 보자!

나는 제대로 나를 알아가고 있는 것인가?

나름대로 자기 몸에 관심을 두지만 자신을 제대로 알고 성장하는지 많은 의구심이 들 수 있다. 불편함과 편안함이 진짜인지 아닌지 구별하기 위해서 자신을 알아가는 과정이 중요하다.

《창조성의 비밀》의 저자 모기 겐이치로는 메타인지에 필요한 번득임에 대해 설명하면서 "객관적으로 자기를 바라본다는 것은 왜 자신을 알아차리지 못하는가를 생각하는 일이기도 하다. 이는 다르게 표현하면 왜 알아차리지 못할까를 생각하는 것이 번득임으로 가는 지름길이라고 말할 수 있다."고 하였다.

그러므로 내가 이렇게 하는 것이 나를 관찰하는 것이고 제대로 알아차리는 것인가에 대해 고민하지 않아도 된다. 또한 몰라서 답답해하거나 힘들어하지 않아도 된다. 감각이 무딘 것은 아닐까? 나는 왜 이리 모를까? 스스로 자신을 탓할 필요가 전혀 없다. 다른 사람보다 잘 모르는 것 같아도 나는 나를 보고 있는 것이고 그 자체로 나의 뇌를 잘 사용하는 것이기 때문이다. 나를 꾸준히 보다 보면 감각이 달라지고 나의 변화를 통해 새로운 움직임을 만들 수 있게 된다.

나를 알아가는 과정에서 긴장의 실체를 마주 볼 수 있다.

"나를 아는가?" 이를 쉽게 설명한다면 "내가 긴장하거나 힘을 주는 곳이 어디인지 스스로 아는가?" 정도다. 자신을 의식하다 보면 어느 순간 가장 강력하게 반응하는 습관적인 긴장을 만나게 된다. 목이나 어깨 또는 턱관절이나 가슴 등 사람마다 주로 긴장하는 곳이 다르다.

알렉산더 테크닉을 접한 후 나는 물리치료실에서 환자 한 명을 치료하는 동안 얼마나 많은 긴장과 나쁜 습관이 있는지 알게 되었다. 환자를 치료할 때 항상 힘들었지만 무엇이 어떻게 힘든지조차 모르던 내가 왜 몸이 힘든지 알고 인정하게 되었다. 환자를 만지는 순간부터 치료가 끝나는 순간까지 나의 온몸은 긴장을 멈추지 못했다. 특히, 목에 과도한 힘을 주고, 가슴 또한 가운데로 있는 데로 모아 힘을 주고 있는 나를 발견할 수 있었다. 알렉산더 테크닉을 통해 나를 의식하고, 멈추고, 지시어를 사용하면서 조금씩 편안해지는 나를 발견할 수 있었다.

처음에는 환자 한 명을 보는 정도에서는 편안하고 힘들지 않았지만 두 명 세 명 치료 시간이 쌓여 갈수록 긴장이 심해지고 호흡이 힘들어졌다. 편안함을 경험한 이상 다시 몸에 불편함이 나타나는 것이 견디기가 더 힘들었다. 긴장을 하는 것은 알겠는데 금방 긴장이 해소되지 않으니 답답했다. 그렇다고 환자를 치료하지 않고 쉰다는 것은 말도 안 되는 일이었다. 다만 내 몸이 힘들어하는 그 순간에 '내가 함께했다.'

내 몸이 힘든데 내가 같이 있어 준다는 것을 알았을 때 기존에 느끼던 힘듦과 상황이 아주 달라졌다. 몸인지 마음인지 모르겠지만 나는 울컥해졌다. 이제 나는 그 시간을 잘 보낼 수 있다. 나의 몸은 내가 항상 함께하니 힘이 생기고 두렵지 않았다. 수시로 "고생이 많구나!" 하고 말해 주는 내가 있었다. 또한 아무 말 하지 않아도 내 몸은 알고 있었다.

호흡이 좋아지고 의식이 확장되면서 나는 더 많은 환자를 치료하더라도 효율적으로 내 몸을 사용할 수 있었다. 그동안 내 몸은 나를 필요로 했었다. 몸이 힘들 때마다 같이 있어 줄 내가 필요했던 것이다.

나를 알아가기 위해 내가 필요하다.

사람들은 대부분 통증이 오면 그제야 몸에 엄청나게 관심을 갖는다. 그때부터 모든 것의 1순위는 내 몸이 된다. 아니 아픈 내 몸이 세상에서 가장 우선이 된다. 조심스럽게 다루고 항상 아픈 곳을 먼저 배려한다. 분에 넘치는 관심과 사랑, 비용을 지불한다.

하지만 몸에서 '아프다'라는 단어가 사라지는 순간 너무나도 냉정하게 또 함부로 대하고 괴롭힌다. 나는 내 몸의 학대자이다. 나 스스로 함부로 생각하고 관심 두지 않다가 누군가가 내 몸을 밀어서 넘어지기라도 하거나 아프면 또 그것은 참지 못한다. 몸의 입장에서 보면 너무 이해가 안 되는 행동을 나는 한다.

다른 사람이 정말 나에게 관심이 있을까? 아무도 나에게 관심이 없다. 꼭 아프고 나서야 내 몸에 관심을 가질까? 항상 내 몸이 우선이 되어야 한다. 언제든지 하나의 존재로 인정해 주고 대해 주어야 한다. 수시로 내 몸을 공감하고 존중해 주자. 우울하고 존재감 없는 사람은 주위에서 아무리 "당신은 그곳에 분명히 존재한다!"라고 얘기해 줘도 스스로 그 사실을 인식하지 못하면 존재감이 없는 것이다.

모기 겐이치로는 저서《화장하는 뇌》에서 인간의 보편성은 한 사람 한 사람의 인생이 갖는 개별성에서 온다고 하였다. 내가 가진 것을 알 수 있는 사람은 자기 자신이다. 세상에서 가장 아름다운 자신을 거울로 비추어 보면 다른 사람에 비해 생각보다 못생기고 초라하다. 나의 몸에 대한 판단은 잘생긴 것과 못생긴 것 두 가지밖에 없다. 처음 볼 때 내 모습은 작고 초라해서 제대로 눈도 마주치지 못하지만 분명한 사실은 자꾸 바라봐 줄수록 어제보다 오늘이 더 예쁘고 내일은 오늘보다 더 예쁠 거라는 사실이다.

《예민한 사람도 마음이 편해지는 작은 습관》의 저자 정신과 전문의 니시와키 슌지는 자신을 돌아보라고 말한다. 특히, "당신 자신을 너무 하찮게 표현하는 것은 불공정하다."라고 이야기한다. 또한 자신에게 불친절한 것은 자신을 매우 과소평가하는 편견이 자리 잡고 있기 때문이라고 강조한다.

내 몸에 대한 관심은 나를 아름답게 하고 나를 사랑스럽게 만든다. 몸을 통해 나를 알아가는 과정 중에 거울을 보며 "음, 괜찮은데!"라고 말할 수 있는 순간이 다가올 것이다.

내 몸을 사랑하자.

나는 나를 사랑할까? 나는 나를 좋아할까? "자신을 사랑할 수 있어야 한다." 또는 "자신감을 가져야 한다." "마음을 굳게 먹어라."라는 말을 많이 듣고 실천하기 위해 노력하지만 막연하게 '나'가 누군지 찾을 수 없으므로 나를 사랑한다는 것이 어떤 것인지 경험하기가 쉽지 않다. 분명히 있는데 추상적이고 눈에 보이지 않는 마음을 찾고 자신을 사랑한다는 것이 얼마나 어려운지 알게 된다.

하지만 몸은 물리적으로 존재하고 명확하게 인식할 수 있는 상태로 존재하기 때문에 쉽게 관심을 가질 수 있다. 내 몸에 관심을 가지는 것이 자신을 사랑하는 것이다. 자기 몸에 관심을 가지는 시간이 많고 빈도가 높은 만큼 나는 나를 사랑하는 것이다. 자신을 사랑하는 것이 어떤 것인지 아직 잘 모른다면 자기 몸의 존재만큼이라도 알아주어야 한다. 그것이 나를 사랑하는 것이다.

나 역시 '나'라고 하는 존재의 대상조차 알 수가 없었다. 나를 알고 인식해야 그다음 나를 사랑할 수 있는데 나를 전혀 알 수가 없었다. 나의 가치관과 생각, 성격, 마음, 도대체 어떤 것이 나인지 혼란스러웠다. 하지만 단순하게 존재하는 내 몸을 관찰하며 내 몸의 여행을 다니다 보니 어느덧 내가 나를 사랑한다는 것을 알게 되었다.

나는 그저 내 몸에 관심을 주었다. 일하는 나에게, 속상해하는 내 몸에게, 즐거워하는 내 몸에게 그저 관심만 주었다. 나는 내 몸을 사랑하고 좋아했다. 나를 인식할 때 비로소 나를 사랑할 수 있다. 나를 사랑한다는 것은 내 몸을 명확하게 인식하는 상태를 뜻한다.

자신을 사랑하는 간단한 방법

- 하루에 한 번 자신을 바라봐 주기
- 하루에 한 번 멈추어 숨 쉬는 거 확인하기
- 하루에 한 번 자기 몸에 긍정적인 말 해주기

자신의 존재를 인식하기 시작하면서 변화가 나타난다. 존재에 대한 인식은 자신을 좀 더 소중하고 의미 있게 여긴다는 것이다. 몸 자체가 가진 의미를 스스로 더 많이 알아가고 깨우치게 된다.

《버텨내는 용기》의 저자 기시미 이치로는 아들러의 이야기를 들려준다. 아들러는 "직면한 과제를 회피하거나 어려움을 갖는 아이들의 가장 큰 문제는 자신이 스스로 가치 없다고 생각하기 때문에 용기가 나지 않는 것"이라고 말한다. 자기 스스로 가치가 있다고 생각할 때만 용기를 낼 수 있다.

《니체는 나체다》의 저자 지식 생태학자 유영만은 "우리가 잃어버린 감각을 회복하고 일상의 것들에 관심을 기울이면 작은 감동도 쉽게 찾아오고, 만나는 모든 사람과 사물도 특별하게 보인다."라고 하였다. 몸은 장식용이 아니다. 몸 어느 곳이든 사용할 때 아름다워질 수 있다. 몸을 통해 자신의 가치를 알 수 있음을 명심하자. 그럴 때 용기가 따라오고 불안으로부터 단단해지는 자신을 발견할 수 있을 것이다.

3

생각 멈추기 또는 현재에 머물기

사람들은 하루에 거의 모든 시간을 생각하면서 살아간다. 많은 생각 중에는 필요한 생각도 있지만 생각이 생각을 만든다고 그중에는 마치 몸의 긴장처럼 과한 생각도 많다. 몸에 쓸데없는 긴장이 필요 없는 것처럼 쓸데없는 생각이 너무 많은 것은 큰 문제다. 몸에 적절한 긴장은 매우 필요하다. 앞에서도 언급한 바와 같이 힘을 줘야 할 때 주고, 줄 필요가 없을 때는 뺄 수 있어야 몸이 편안한 것처럼 생각이 필요할 때는 생각을 하고 생각할 필요가 없을 때는 생각하지 말아야 하는데 계속 생각한다. 이 때문에 문제가 발생한다.

쓸데없는 생각이 많아지면 몸에 무거움과 긴장이 만들어진다. 내 몸의 긴장과 고유 감각을 통해 알 수 있는 무거움과 가벼움은 생각에 따라 달라진다. 힘을 줘야 할 때가 있고 힘을 뺄 때가 있는데 쓸데없는 생각을 항상 하는 것은 힘을 빼지 못하는 것이다. 걱정이나 불안에 대한 감정이나 생각은 고스란히 나의 자세에 반영된다. 가령 가슴을 더 누르고 좁히는 경우가 많다. 또한 항상 앞서가려는 생각이나 성격이 자세로 표출된다.

생각을 멈추지 못하는 것은 곧 긴장이다. 내 몸이 편해지기 위해서는 생각을 멈추어야 한다.

생각을 멈추어야 몸이 가볍고 편안해진다.

분명히 생각을 멈추면 몸이 편해지는 것은 너무나 당연한 말인데 문제는 사람들 대부분이 생각을 멈출 수가 없다는 것이다. 인간이 어떻게 생각을 멈출 수가 있지 하고 의문을 가질 수도 있다. 당연하다. 인간은 생각을 멈출 수가 없다. 우선은 생각을 스스로 멈추는 것이 엄청나게 어렵다는 것을 당연하게 받아들여야 한다. 걱정이나 근심과 같은 생각을 하지 않기 위해 노력하지만 그 또한 또 다른 생각과 긴장을 만들 수 있기 때문이다.

생각을 많이 하는 것이 문제가 아니라 생각을 할 때마다 자기 몸에 대한 의식이 사라지는 것이 문제다. 지금 이곳을 걷고 있는데 생각은 이미 가야 할 목적지에 두고 있다면 내 몸은 금방 무거워진다. 수업 시간에 선생님의 이야기가 언제 끝날지 끝날 시간만 기다리면 자기 몸은 어찌할 바를 모르게 힘들어지고 답답해지는 상태를 누구나 경험했을 것이다.

내 몸에 대해 알 수 있는 상태를 외면하고 과거로 또는 미래로 끊임없이 생각이 오갈 때 내 몸은 힘들어질 수밖에 없다. 다시 말해서 생각이 많다는 것은 나에게 머무는 시간이 부족하다는 것이고, 나에게 머무는 시간이 부족할수록 몸은 무거워진다는 사실을 명심해야 한다. 그래서 생각을 멈추기 위해 노력하는 것이 아니라 의식을 사용하여 몸에 관심을 가지는 방식을 사용하여야 한다.

자신을 보기가 어려울까, 아니면 생각을 멈추기가 어려울까? 누군가 물어본다면 당연히 생각을 멈추기보다 자신을 보기가 훨씬 쉽다고 강조하고 싶다. 생각의 고리에 빠져 있음을 자각할 때마다 등이나 손 또는 확실하게 존재하고 호흡하는 자신에게 되돌아오는 것이다.

생각을 멈추려 노력하는 것이 아니라 내 몸에 의식을 두는 것이다.

정신과 의사인 구가야 아키라는 저서 《최고의 휴식》에서 잡념도 습관이라고 말한다. 나 역시 습관이 된 잡념을 멈추는 것이 어렵다. 잡념이 떠오를 때마다 나에게 잠시라도 머물러 있었다. 어떤 때에는 몇 초밖에 머물지 못했지만 나에게 의식을 조금씩 두면서 조금 더 나에게 머무는 시간이 많아졌다. 생각을 멈추는 것이 아니라 나에게 머무르다 보니 나의 존재감이 커지고 그만큼 다른 곳으로 가지 않아도 되었다.

사람들 대부분은 혼자 존재하는 자신을 관찰하는 것이 익숙하지 않다. 자신을 마주하는 것이 도전일 수 있다. 알렉산더 테크닉은 의식을 사용하여 존재하는 자신에게 머물기를 쉽게 해준다.

지금 이 순간 나 자신에게 머물러 보자.

자기 몸 어디든지 상관없다. 금세 또 다른 생각에 의식을 빼앗기더라도 다시 내 몸 어디로든 돌아오면 된다. 현재의 나에게 머물다 보면 생각할 틈이 없이 바쁘다. 내 몸 주변 공간은 물론이고 내 몸에 관심을 두고 알아야 할 곳이 너무 많기 때문이다.

켈리 맥고니걸은 저서 《움직임의 힘》에서 무거운 생각을 떨쳐내기 위해 현존하는 것이 얼마나 중요한지 사진작가 앤드류 퓨섹 피터스의 사례를 통해 설명한다. 앤드류 퓨섹 피터스는 우울증으로 인한 '생각 고문'을 떨쳐내기 위해 강과 호수, 폭포에서 수영을 하였다. 급류에 뛰어들었을 때를 표현하며 "그때는 다른 생각을 할 겨를이 없다. 나무와 빛, 새소리와 나뭇잎 소리, 물의 촉각이 온몸의 감각을 채운다. 그래서 생각의 그림자가 끼어들 틈이 없다."고 표현한다. 이것은 자연환경에 깊이 빠져 뇌가 "가벼운 황홀감"의 상태가 되는 것이고, 곧 현재에 대한 의식이 고조되는 것이라고 설명하였다.

피터스는 우울증 때문에 움직여지지 않는 무거운 몸을 바꾸기 위해 수영을 하면서 현재에 머무는 것이, 지금 이 순간을 자각하는 것이 얼마나 자기 몸을 가볍게 하고 움직일 수 있는 기회를 만들어 주는지 몸으로 경험하고 이해할 수 있었다.

나에게는 앤드류 퓨섹 피터스의 사례가 그 누구의 설명보다 강렬하게 이해되고 다가왔다. 실제로 나는 어린 시절 피터스와 같은 경험을 했다. 시골에서 동네 또래 아이들과 마을 뒤편에 있는 저수지에서 수영을 했었다. 아이들이 수영을 해서 순서대로 저수지를 가로질러 반대편으로 건너가고 있었다. 저수지치고 길이가 짧았지만 나는 내 순서가 되기 전부터 긴장을 많이 했다. 내 순서가 되고 수영을 시작했지만 얼마 되지 않아 힘이 빠지고 몸이 앞으로 나아가질 않았다. 앞으로 나아가려고 팔과 다리를 휘저을 때마다 오히려 몸은 자꾸만 더 아래로 내려가기만 했다.

어린 나이지만 내가 물에 빠지고 있다는 것을 알았다. 빨려들 듯이 물 밑으로 내려가던 나는 위로 올라가기 위해 허우적거렸다. 그렇게 두세 번을 오르락내리락 하다가 동네 형의 손에 이끌려 물 밖으로 나올 수 있었다. 그때 물 아래에서 보았던 물 위로 떨어지는 아름답고 황홀한 햇빛이 너무나 선명하게 기억에 남는다. 물속에서 허우적대던 내 몸의 움직임, 물이 목으로 넘어오는 순간의 느낌 하나하나가 너무도 명확하고 선명하게 남아 있다.

죽을 뻔했던 경험이기에 트라우마로 남은 것이 아니었다. 오랜 시간 가졌던 궁금증, 다시 말해 잠시 물속에서 경험했던 놀라운 감각 경험이 피터스의 설명을 읽고서 깨달아졌다. 그 당시 경험했던 놀랍도록 선명한 기억은 켈리 맥고니걸이 말하는 "현재에 대한 의식이 고조된" 황홀한 경험이었다. 내가 살아 있음을 몸으로 절실히 경험하면 나와 세상을 이해하는 데 도움이 된다. 또한 나라는 존재의 진정한 모습을 볼 수 있다.

현재에 머물면 내 몸을 통해 나의 정체성을 볼 수 있다.

실제로 알렉산더 테크닉을 통해 자신을 관찰하다 보면 부정적인 생각에서 시작해 나의 머리와 마음에서 일어나는 수많은 생각과 걱정, 근심과 불안 등 모든 것에 몸이 반응함을 알게 된다. 현재에 머물다 보면 생각이 자세를 바꾸고, 반대로 자세를 바꾸면 생각의 무게가 달라지는 것을 알 수 있을 뿐만 아니라 생각할 때마다 자신이 긴장하는 사람인지 아닌지도 알게 된다.

불안한 생각이 먼저인지 몸의 긴장이 알 수 없어져, 나중에는 긴장하면 불안해지고 불안한 생각이 들면 몸이 긴장한다. 어느덧 나의 정체성은 몸의 긴장과 불안이 되어 버리는 것이다.

신경과 전문의 올리버 색스의 《아내를 모자로 착각한 남자》에서 틱 증상으로 오랜 시간 고생하는 환자 레이는 "저는 틱으로 이루어져 있으니 아무것도 남지 않을 겁니다."라고 말한다. 저자는 그를 틱 말고는 자신의 정체성을 발견할 수 없는 듯하다고 설명했다. 그리고 "우리가 우리 자신으로 존재하기 위해서는 반드시 자기 자신에 대한 정체성을 가져야 한다."고 하였다.

나는 어릴 때 겪은 많은 사건으로 인해 긴장하면 틱 증상이 심하게 나타나 오랫동안 고생을 했다. 나 또한 그것이 나의 정체성이라고 생각했다. 당연하다는 듯 너무나 빈번하게 틱은 "내가 너다!"라고 하는 것처럼 지속해서 나를 괴롭혔다. 틱 증상에 압도당하면 무자비할 정도로 고통스럽다는 것을 나는 알고 있다. 불안한 생각이 들거나 고민이 되면 나는 항상 어깨를 들썩이거나 목에 힘을 주는 등 틱 증상을 보였다.

사실은 틱 증상이 없는 많은 사람 역시 자신이 인식하지는 못하지만 습관적으로 몸을 사용한다. 어딘가 힘을 주지 않으면 자신을 발견할 수 없고 말도 할 수 없기 때문이다. 항상 어깨에 힘을 준 채 말하고 생각하고 어깨에 힘을 주고 이야기를 듣고 일을 한다. 어깨에 힘을 주지 않으면, 어깨가 긴장하지 않으면 아무것도 하지 못하는 자신을 발견할 수 있다.

어떤 사람들은 항상 주먹을 먼저 쥔다. 주먹을 쥐고 "난 할 수 있어!"라고 하는 이유는 주먹을 쥐었을 때 자신의 존재감을 확실하게 인식할 수 있기 때문이다. 그래서 힘들고 어려울 때 존재감을 찾기 위해 주먹을 쥐든가 가슴을 안쪽으로 누르거나 턱에 힘을 주기도 한다. 어느덧 생각할 때마다 만드는 긴장이 진짜 자신의 모습처럼 포장이 된다. 그러나 현재에 머물면 긴장으로 포장되지 않은 진정한 자신의 정체성을 찾을 수 있다. 힘주지 않고 틱을 심하게 하지 않아도 생각할 수 있고 움직일 수 있는 자신을 발견할 수 있다.

나는 어느 순간 조금씩 틱 증상이 개선되었다. 서두르는 성격이 나타날 때마다 틱이 나타났기 때문에 잠시 멈추고 나를 바라보기 시작했다. 어느새 틱으로 인해 괴로움을 겪지 않게 되었다.

내 몸을 통해 지금, 현재에 머물러 보자. 내가 생각할 때 몸에 힘이 과도하게 들어가는 것도, 틱 증상이 나타나는 것도 볼 수 있다. 당연히 볼 수 있다. 그냥 나타나는 몸의 모습을 바라보는 것이다. 그렇게 바라보는 동안 나는 힘을 한 번 빼는 것이고, 잠시 생각의 소용돌이에서 나로 돌아오는 것이며, 몸이 편안한 진짜 자신의 모습을 조금씩 확인하는 것이다.

4

땅과 하늘, 공간을 사랑하자

나는 나 혼자의 존재로 완성될 수 없다. 《뇌과학, 경계를 넘다》의 공저자 이화여대 최경석 교수는 "'나'라는 것은 의식적인 활동이 가능하도록 환경과 교감하고 소통하는 신체를 포함하는 정신적 개념"이라고 설명한다. 또한 월터 글레넌의 글을 인용하여 "'자아'는 환경과의 관계 속에서 신체적인 활동을 통해 새로운 정보를 습득하고, 가치를 판단하고, 행동을 결정하고, 신체를 통해 환경에 영향을 미치는 기능을 수행하며, 환경은 다시 나를 형성하는 작용을 한다."라고 소개한다. 또한 "그렇기 때문에 인간과 환경과의 상호 작용을 고려하지 않고서는 인간의 삶에 대한 올바른 이해를 제공할 수 없다."라고 설명한다.

지금 내가 사는 지구와 친하게 지내야 한다.

땅과 하늘과 친하게 지내야 한다. 하지만 많은 사람이 매일 24시간 그리고 평생 몸을 맡기고 살아가야 할 지구의 땅과 공간, 하늘에 관심이 없다. 바로 발아래 나를 마음대로 맡기면 받아 주는 땅이 있는데도 오히려 그 사실을 받아들이지 않고 땅에 대항해 계속 힘을 주고 저항하고 싸우고 있다. 그것이 지금 현대인들의 자세다.

뇌에 문제가 생겨 발생하는 뇌졸중 환자들의 재활 과정에서 치료사들이 가장 중요하게 고려하는 것은 안정성이다. 스스로 안전하다고 생각하지 않으면 움직일 수 없다. 발을 충분히 알고 바닥을 잘 인식할 때 비로소 한 발을 들어 앞으로 옮길 수 있다. 뇌졸중이 아닌 대부분 사람도 선 자세에서 발을 들어 앞으로 나아가는 것이 실제로는 어렵다는 것을 스스로 알아야 한다. 땅을 잘 모르고 친하지 않기 때문에 바닥에 나를 맡기지 못하고 어깨나 목 그리고 쓸데없는 동작으로 한 발을 떼어 놓는다. 이러한 것은 앞에서 계속 언급한 나쁜 습관이다.

내 눈에 보이는 발이 위치한 바닥에 대한 믿음이 있어야 한 발을 앞으로 떼어 놓을 수 있다. 앞으로 한발을 떼어 놓기 위해서는 커다란 용기와 안정감이 필요하다. 영국 푸런대학교 심리학 교수 황양민은 그의 저서 《심리학이 불안에 답하다》에서 "불안의 근원은 자기 의심이다."라고 표현했다. 잘 모르는 땅에 대한 불안과 내가 나아가고자 하는 잘 알지 못하는 공간에 대한 두려움이다.

의자에서 일어나기 위해서도 반드시 땅과 공간이 필요하다. 몸을 앞에 있는 공간으로 던져야 한다. 공간과 바닥과 나에 대한 믿음 없이 그것을 할 수 없다. 내가 일어날 때 쓸데없이 힘을 많이 주고 바닥에 나를 맡기지 못한다면 나는 나를 의심하는 것이다.

내 몸을 사용하는 것은 공간을 사용하는 것도 포함한다.

높은 곳에 올라 눈을 가린 채 몸을 뒤로 눕기란 쉽지 않지만 뒤에서 나를 받아 주는 친구들이나 부모님이 있다는 확실한 믿음이 있다면, 안전하다고 확실하게 인식한다면 뒤로 누울 수 있다. 마찬가지로 앞에 보이는 공간을 인식하고 스스로 믿어야 몸을 앞으로 향해 던질 수 있다. 내가 나를 못 믿으니 더 힘을 써야 한다. 그래서 앞으로 나아가지 못하고 일어나기 전부터 미리 쓸데없는 긴장과 힘을 사용한다. 결국 과긴장된 상태로 일어나고 앉을 수밖에 없다. 바닥과 공간을 믿으면 되는데 믿지 못하고 목에, 어깨에, 팔에 힘을 쓰고 나아간다. 그래서 아프다. 어떤 일을 하든지 하루의 삶이 고되다. 의지할 곳을 잃은 마음 상태이다.

땅과 하늘을 사랑하자!

뇌과학자 정재승 박사는 공간이 뇌에 영향을 미친다고 설명한다. 그의 저서 《열두 발자국》에서 천장이 높은 공간에서 훨씬 창의적이고 획기적인 아이디어가 잘 떠오르며, 낮은 공간은 집중력을 필요로 하는 작업에 더 효과적이라고 한다. 그래서 건축과 과학의 만남이 이루어지고 있고, 공간을 이용하는 사람들의 뇌를 연구하기 시작했다고 한다. 주변 공간을 인식하는 능력은 움직임에서 매우 중요하며 특히, 공간지각 발달은 아이들의 성장 과정에서도 매우 중요하다.

우리의 뇌는 확실한 정보가 없는 곳으로는 몸을 허락하지 않는다. 예를 들어 어떤 사람은 길을 걸을 때 습관 중에 하나가 항상 오른쪽으로 몸을 향한다는 것이다. 공간인식이 오른쪽으로는 잘 되지만 왼쪽 공간에 대한 인식은 절대적으로 부족하다. 마치 뇌졸중 환자처럼 한쪽 공간만 사용한다. 내가 지금까지 만나본 모든 사람이 공간과 관련해 불균형 상태였다. 뇌의 입장에서 잘 모르는 곳은 언제나 불안하기 때문에 사용하기를 꺼린다. 그래서 정보가 확실하고 안전한 우측 공간으로 항상 일어나고 걸을 때도 우측 공간에 더 관심을 가지고 걷는 것이다.

좌측 공간에 대한 불안감은 스스로 통제할 수 없는 부분이라고 생각하기 때문에 잘 사용하지 않는다. 양쪽 공간을 다 사용할 때 우리의 뇌는 보다 많은 정보를 가지고, 움직임 또한 다양해질 수 있을 뿐만 아니라 새롭고 낯선 동작과 상황에서 유연하게 반응할 수 있다.

공간인식과 관련된 사례를 들어보겠다. 알렉산더 테크닉 워크숍에서 만난 젊은 부부가 있었다. 남편은 왼쪽은 잘 인식하지만 오른쪽은 인식하기 어려워했다. 반면에 아내는 오른쪽 인식이 어렵고 왼쪽은 잘했다. 부부를 서로 인식이 잘 안 되는 곳에 나란히 서서 대화를 하게 하니 서로 불편해하고 대화도 편하게 되지 않았다. 공간인식이 안 되는 방향에서 이야기를 나누었기 때문에 나타나는 결과라는 것을 부부도 금방 알아차렸다. 이어 아내는 문득 떠오른 듯 말했다. "남편이 차를 운전하기만 하면 싸웠어요!" 남편이 운전할 때는 아내가 있는 오른쪽 인식이 안 되어서였음을 알게 되었다. 다음에는 부부가 각자 인식이 잘되는 쪽에 서서 이야기를 나누고 나서 느낌을 나눴다. 부부는 미소 짓는 얼굴로 편안하게 이야기가 잘되었다고 했다.

두 번째 사례는 학교 선생님들을 대상으로 한 워크숍에서 선생님들과 진행했던 내용이다. 알렉산더 테크닉 수업을 통해서 그들 역시 관찰을 하면서 몸의 감각이 향상되어 잘 인식되는 공간이 다르다는 것을 스스로 알게 되었다. 선생님 한 명이 수업을 진행하는 선생님 역할을 하고, 나머지 선생님들은 학생 역할을 했다. 칠판 앞에서 선생님은 학생들을 바라보며 본인이 맡은 과목을 열심히 설명하였다. 시작한 지 1분도 되지 않아 학생 역의 선생님들은 무엇이 잘못되었는지 금방 알아차렸다. 수업을 하는 선생님이 자신이 좋아하는 오른쪽만 보면서 수업을 하고 있었다. 왼쪽에 앉은 학생 역할의 선생님들은 심한 소외감이 들며 설명도 잘 들리지 않는다고 불평했다. 반면에 오른쪽에 앉은 학생 역할의 선생님들은 선생님의 설명이 재미있고 잘 들린다고 이야기했다.

양쪽 그룹을 바꾸어 앉게 하면 반대의 경험을 할 것이다. 선생님들은 자신이 공간을 사랑하지 않는 것이 자신에게뿐만 아니라 아이들에게도 의도하지 않게 상처를 줄 수 있었다는 사실에 놀랐다.

자신에게 부족한 공간에 관심을 가지면 금방 해결된다.

어느 날 야외에서 공간을 느끼며 산책하는데 자꾸 몸이 왼쪽으로만 가려 한다는 것을 알았다. 내가 의식이 잘되는 쪽은 왼쪽 공간이라는 것을 알았다. 당연히 나는 관심을 오른쪽 공간에 두었다. 처음에는 오른쪽 공간이 낯설고 두렵게 느껴졌다. 하지만 조금 더 오른쪽에 의식을 두고 걷다 보니 오른쪽의 땅과 하늘, 공간이 새롭게 느껴졌다. 공간에 대한 두려움이 사라졌을 때 내가 바른길로 가고 있다는 것을 알 수 있었다.

오른쪽 공간에서 자연의 소리가 들렸다. 오른쪽 공간이 의식되니 당연히 내 몸도 더 편안해졌다. 오른쪽에도 하늘과 땅 사이의 공간에 존재하는 나무들이 내 곁에 있었다. 존재로 우뚝 서 있었다. 나와 함께하면서 나를 받쳐 주고 있었다. 그동안 왜 몰랐을까? 항상 곁에 있었는데 내가 몰랐고 외면했다. 내 자세는 좋을 수가 없었다.

나무숲을 걸으면 몸이 가벼워진다. 회색의 건물을 바라보면 몸이 무거워진다. 주변에 식물 하나가 나무 하나가 나를 쉬게 하고 가볍게 한다. 나만 존재하는 것이 아니다. 나의 존재를 느끼게 해주는 나무, 공기, 사람들이 주변에서 항상 나를 존재하게 하고 존재감을 만들어 준다. 나는 나무 사이에서, 땅과 하늘 사이에서 어떤 존재인가?

나를 찾아가는 여정은 흥미롭고 재미있다. 때로는 가치를 모르기 때문에 너무나도 당연한 그 작업을 소홀히 할 수도 있다. 자신이 하는 일이나 작업에 얼마나 영향을 끼치는지 자각한다면 평소에 늘 하는 산책에서 오른쪽 하늘도 바라보고 왼쪽 하늘도 바라보는 것이 얼마나 의미가 있고 나와 세상을 편안하고 즐겁게 만드는지 알게 된다.

몸을 의식할 수 있는 능력을 자신을 위해 사용해 보자.

공간을 알아갈수록 더 편안하고 자신감 있는 자신을 발견할 수 있다. 의식이 된 상태에서 산책을 하면 바람을 더 많이 느끼고 더 많은 빛과 공간을 느낄 수 있다. 공간이 달라지고 내 호흡이 달라진다. 매 순간 어느 공간에 의식이 머물 때마다 자세는 끊임없이 바뀐다. 한곳에만 의식이 머물러 있으면 재미가 없다.

인간은 예측을 통해 움직인다. 과거의 정보를 갖고 미래를 예측하며 움직인다. 움직일 때 현재에 계속 머물러 있어야만 앞으로 일어날 일을 계속 예측할 수 있다. 용기가 필요한 이유이다. 그 용기는 나 자신과 땅과 하늘 그리고 그 사이에 존재하는 공간을 끊임없이 인식하고 사랑하는 것이다. 지금은 용기를 내야만 나에게 머물 수 있고 나를 사랑할 수 있다.

5

즐거움도 괴로움도 내 몸이다

아파트 공터에서 중학생쯤으로 보이는 여학생이 줄넘기를 하고 있었다. 누가 봐도 전혀 즐겁지 않은 모습이다. 살을 빼기 위해 스스로 하는지 아니면 엄마가 100개를 하고 집으로 들어오라고 했는지 알 수 없지만 아이의 몸이나 표정에서 점프를 하며 땅과 계속 만나는 즐거움을 전혀 볼 수가 없었다. 목은 중추 조절이 무너진 상태로 긴장되어 있고, 무거운 몸을 위쪽이 아닌 알 수 없는 방향으로 향하며 뛰고 있었다. 힘든 게 당연했다. 줄넘기를 하고 몸을 사용하지만 몸에서는 행복하지 않다고 이야기하고 있었다. 몸을 잘 사용하지 못해서 줄넘기가 재미없다는 것을 그 학생은 잘 모를 것이다.

아이가 처음부터 몸을 무겁게 사용하지는 않았을 것이다. 아이들이 몸을 움직이고 뛰어다니는 것을 얼마나 즐거워하고 좋아하는지 어른들은 이해하지 못한다. 기억을 더듬어 들판을 뛰어다니며 놀았던 어린 시절을 회상하면 몸에 남아 있는 기억을 통해 당시의 행복감을 조금이나마 생각해 낼 수 있지만, 실제로는 어린아이의 몸이 되어 봐야 그냥 뛰는 것이 재미있고 노는 것이 얼마나 즐거운지 알 수가 있다.

줄넘기가 즐거워 보이는 아이들도 있다. 그런 아이는 몸을 잘 사용하는 것이다. 몸이 땅과 하늘과 함께 커뮤니케이션을 잘한다. 그래서 그 아이에게는 줄넘기는 즐거움이다. 다시 말해 줄넘기를 하는 몸이 즐거움을 느낀다. 대부분 어른이 되면서 습관이 생기고 생각이 많아지면서 아이 때처럼 몸을 움직이며 느끼는 즐거움을 잊어버리고 살아간다.

왜 현대인은 몸을 움직이는 즐거움을 모르고 살아갈까?

《사피엔스》의 저자 유발 하라리는 "오랜 진화의 결과로 우리의 마음과 신체는 수렵채집인의 삶에 맞도록 주조되었지만 농업사회로 산업사회로 급격히 이행한 탓에, 우리는 부자연스러운 삶을 살 수밖에 없다. 인간의 타고난 성향과 본능을 모두 표현할 수 없으므로 가장 깊은 욕구를 만족시킬 수 없는 삶이 된다. 도시 중산층의 안락한 삶을 이루는 어떤 것도 매머드 사냥에 성공한 수렵채집인 무리가 경험한 흥분의 도가니와 형언할 수 없는 기쁨에 근접할 수 없다. 새로운 발명이 하나씩 이루어질 때마다 우리는 에덴의 낙원으로부터 몇 킬로미터씩 멀어질 뿐이다."라고 썼다. 그만큼 현대인은 몸을 사용하는 것에 대한 즐거움을 잘 알 수 없다는 뜻이다.

구석기 시대에 인간이 사용하는 도구가 돌도끼, 돌칼이었다면 현대 사회에서는 사용하는 도구의 모양과 사용법이 너무나 다양하고 많아진다. 문명의 발달은 인간에게 계속해서 새로운 도구를 사용하게 하지만 몸이 그것을 따라가지 못한다. 어쩌면 새로운 몸의 방식을 배우기도 전에 폴더

폰에서 스마트폰으로 정신없이 몸을 도구에 맞춰 살아야 한다. 중요한 점은 스마트폰을 사용하더라도 내 몸을 사용하는 즐거움을 절대 버리거나 잊지 말아야 한다는 것이다.

나는 알렉산더 테크닉을 만나 몸 공부를 하면서 몸을 움직이는 즐거움을 조금 알게 되었다. 내 나이대의 많은 사람이 그랬던 것처럼 나도 어릴 적 마을 뒷동산에서 매일 같이 시간을 보냈다. 길고 길었던 겨울 동안 낮에는 뒷동산에서 눈썰매를 타고 밤에는 마을 앞 논에서 쥐불놀이를 했다. 여름에는 개울과 강가에서 하루 종일 놀았다. 뭐가 그렇게 재미있었을까? 생각해 보니 그냥 몸을 움직이고 사용하는 즐거움이 있었다.

알렉산더 테크닉을 통해 몸에 의식이 흐르고 몸이 가벼워졌다. 움직이는 것이 귀찮지 않고 즐거워졌다. 숨 쉬는 것도 즐겁고 노래하는 것도 즐거워졌다. 내 몸에 관심을 둔 것 한 가지가, 몸을 통해 어렸을 때 느꼈던 행복한 경험을 다시 하게 해준 것이다. 어떤 도구를 사용하면서 즐거움을 느끼기 위해서는 자신의 존재감을 찾는 자기 인식 과정이 꼭 필요함을 기억하자. 그만큼 몸을 통해 지금은 경험할 수 없는 즐거움을 느낄 수 있을 것이다.

몸에 대한 관심은 지루함을 주지 않는다.

내 몸에 관심을 주면 내 몸은 세상과 즐겁게 소통하고 자유롭게 움직인다. 단순한 몸을 통해 무궁무진한 깨달음을 얻는다. 나의 몸을 찾아가는 과정은 누구와 경쟁할 필요가 없다. 다른 생각할 틈도 없이 내 몸에 관심

두기도 바쁘다. 자신이 어떤 일을 하든지 다음 내용을 자기 몸에 오롯이 관점을 두고 질문해 보면 좋을 것이다. '나는 지금 즐거운가? 몸을 움직일 때 즐거운가? 지금 하는 일이 즐거운가? 내가 일할 때 내 몸은 즐거운가?'

이 질문들을 자기 몸에 관점을 두고 다시 해보면 자신이 지금 하는 일에 대해 몸이 그동안 어떻게 반응하고 참여했는지, 지금은 어떤지 제대로 관심을 가질 수 있다. 결론은 내 몸이 즐거우면 내가 하는 일이 즐겁고 재미있다는 것이다. 내가 잘하는 일인지 좋아하는 일인지 정말 알 수 있을까? 정말 이 일을 즐겁고 보람 있게 할 수 있는 방법은 없을까? 많은 사람이 고민한다. 물론 생각을 바꾸고 삶의 가치관을 확립해야 하지만 가장 단순하고 쉽게 자기 몸에서 그 가치와 행복을 찾을 수 있다.

《사피엔스》의 저자 유발 하라리는 "사람들은 진정한 자신을 모르며, 따라서 진정한 행복이 무엇인지도 모른다."라고 하였다. 우선은 자기 몸을 통해 진정한 자신을 알아야 행복이 무엇인지 알 수 있다. 내 몸의 인식과 감각은 나를 올바른 나로 인식하기 시작한다. 나 자신에 대한 인식이 좋아지면, 다시 말해 어릴 때와 같은 몸이 되면, 누구나 자신만의 노래를 할 수 있다. 노래를 잘한다는 것이 아니라 자신만의 소리로 표현할 수 있다는 뜻이다.

몸을 즐겁게 사용하기 위해 왜 몸에 대한 의식이 필요한지 물리치료사로서 치료사의 몸의 사용을 예로 들어 설명하고자 한다. 만약 치료사가 10명이 있다면 그중에 한 명은 확률적으로 원래 좋은 감각을 가지고 있고 환자를 치료할 때 자기 몸을 잘 사용할 수 있으며 몸을 사용해 치료를 하는 일에서 즐거움을 더 많이 느낀다. 또한 타고난 감각이 좋다 보니 환자를 치료하면서 주고받는 피드백을 통해 성장하고 발전한다. 그리고 나머지 중 일부는 치료를 잘하기 위해 몇 년 동안 노력하며 최선을 다한다.

스스로 힘을 빼는 방식을 알고 환자와 치료적 커뮤니케이션을 통한 수많은 시행착오와 임상 경험을 통해 발전한다. 하지만 타고난 몸의 감각인식이 부족하기 때문에 처음에는 몸의 긴장과 신체적 고통을 겪으면서 하나하나 알아간다. 그것이 당연히 해야 할 노력이며 몸이 아픈 것 또한 자신의 노력에 대한 당연한 결과라고 생각한다.

결국 힘을 빼는 방식을 스스로 깨우치고 환자를 통한 임상경험을 어떻게 해야 하는지도 몸을 통해 이해하며 발전하고 나중에는 치료를 잘한다는 소리를 듣는다. 힘을 뺄 수 있으니 당연히 몸을 사용하는 것이 즐겁고 재미있다. 그리고 치료사로서 일하는 것이 즐겁다.

한편, 나를 포함한 나머지 치료사들 역시 환자를 보면서 열심히 치료를 한다. 그런데 치료가 어렵게 느껴지고 재미없어진다. 하루의 일이 무거운 몸을 통해 힘들게만 느껴진다. 잘하고 싶은 마음도 있고 치료사라는 직업이 나쁘지 않은데 치료가 즐겁지 않다. 치료를 잘 못하는 것도 아니고 열심히 하지 않는 것도 아니다. 지금 하는 일이 몸을 통해 구현되는데 몸을 편하게 사용할 수 있는 방법을 모르기 때문에, 다시 말해 몸을 사용하는 것에 대한 즐거움을 모르기 때문에 힘들다고 느끼는 것이다.

치료사의 잘못이 아니다. 누구나 자기 몸에 관심을 가지고 감각을 깨우고 쓸데없는 긴장을 하지 않고 몸을 사용한다면 하루하루가 즐거운 경험으로 바뀔 수 있다. 누구나 자신만의 치료를 임상 경험과 지식 축적을 통해 알게 된 내용들을 자기 몸을 통해 구현하며 즐겁게 치료할 수 있는 것이다.

피아노 연주자는 자신만의 연주를 즐겁게 하면서 성장할 수 있다. 테니스 선수, 수영 선수, 과학자도 마찬가지이다. 결국 몸을 사용하기 때문이다. 노래하는 가수가 폭포에서 소리를 지르며 이겨내야 득음할 수도 있지만 누구나 자기 몸에 관심을 가지고 자기 몸을 더 많이 알아갈수록 자신의 색깔과 존재를 찾아가며 즐겁게 노래할 수 있다.

《열두 발자국》의 저자 뇌과학자 정재승 박사는 "자기가 좋아하는 일에는 기꺼이 그 에너지를 투자하지만, 좋지 않다고 생각하는 일에 대해서는 습관이라는 방식으로 에너지를 최소화 한다."고 말한다. 자신을 잘 알 수 있는 몸을 만들고 자신을 잘 알면 그 일을 좋아하고 즐겁게 할 수 있다. 습관적으로 일하지 않고 창의적이고 즐겁게 에너지를 사용할 수 있다. 누구나 몸을 스스로 알아가면서 자신이 가진 진실한 모습을 찾아간다. 몸을 통해 즐거움을 알게 되면 긍정적인 나로 변화한다. 숨어 있던 자신의 잠재적인 능력과 가능성을 발견한다. 많은 시간 우리는 몸을 사용할 수 있는 간단한 원리를 몰랐기 때문에 무겁고 힘든 몸으로 지내온 것이다.

즐거움과도 괴로움과도 항상 함께하는 것은 내 몸이다.

괴로울 때 내 몸은 오롯이 그 시간을 견뎌 내고, 기쁠 때는 온몸으로 기쁨을 표현한다. 하바드대학에서 행복학 강의를 하는《해피어》의 저자 탈 벤샤하르는 "행복하기 위해서는 때로 슬픔이나 시련, 고난을 만나더라도 여전히 살아있는 기쁨을 느낄 수 있어야 한다."라고 하였다.

살아있음을 느끼려면 온전히 내가 나를 존재로 의식해야만 가능하다. 지금 당장 내가 숨 쉬고 있는지 확인하는 것이 내가 살아있음을 느낄 수 있는 것이고, 내 발이나 등에 또는 하늘이나 땅에 의식을 두고 잠시 멈춰서 자신을 보는 것이 살아있는 나를 느끼는 것이다.

즐거움도 괴로움도 내 삶의 일부이기 때문에 슬픔도 즐거움도 몸에서 받아내고 몸에 의지해 이겨 나가야 한다. 하지만 몸에 의식을 두면 몸은 힘들지 않으면서 슬플 때 슬픈 만큼 슬퍼할 수 있고, 즐거울 때 즐거움을 제대로 경험할 수 있다. 또한 몸이 무거워 잘 표현하기 싫거나 표현하지 못하는 경우, 오히려 다른 사람에게 자신을 표현할 수도 있다. 표현하는 것은 몸이다.

즐거움의 표현도 몸으로 하는 것이고 괴로움의 표현도 몸으로 하는 것이다. 즐거울 때는 즐거움을 제대로 알기 바라고 괴로울 때는 괴로움이 그 정도의 괴로움이 아닐 수도 있음을 알기 바란다. 걱정스러운 일이 있을 때 집에서 아무것도 하지 않고 가만히 걱정을 하는 것과 그래도 밖으로 나가 바람 소리, 새소리, 물소리 그리고 나무들과 높은 하늘과 넓은 대지를 느껴 보는 것은 많이 다르다는 것을 누구나 경험한다.

건강심리학 박사인 《움직임의 힘》의 저자 켈리 맥고니걸은 "음악에 맞춰 움직이고 즐기는 능력은 인간의 선천적인 역량"이라고 표현하였다. "태어난 지 48시간도 안 된 신생아도 리듬을 감지할 수 있고, 음악을 몸에서 움직임의 신호로 받아들이며, 몸을 활용하지 않고는 뇌가 음악을 들을 수 없다."라고 하였다.

내가 발등을 의식한다면 발등으로 음악을 듣는 것이고 그에 따른 리듬을 타고 춤을 출 수 있다. 즐거울 때 나는 어디에 의식을 두는가? 괴로울 때 나는 어디에 의식을 두는가? 혹시 '나'라고 하는 존재를 잃어버린 것은 아닌가? 끊임없이 자기 몸에 관심을 두는 연습을 해야 한다.

살아가는 동안 수많은 희로애락에 항상 몸이 함께한다. 그럴 때마다 의식을 사용하면 내가 세상에 존재하고 움직이고 함께할 수 있는 용기와 자신감을 준다. 존재감이 느껴질 때의 기쁨이나 행복한 감정들은 어떤 성취나 물질적 보상 등으로 느끼는 즐거움과는 차원이 다르다.

6

건강한 자세와 커뮤니케이션

'나'라는 사람이 존재하기 위해서는 타인 또는 주변 환경이 있어야 한다. 나의 자세라는 것 또한 끊임없이 세상과 소통하며 자신을 발견해 나가는 과정이다. 내가 자연과 어떻게 소통하는지 끊임없이 자신을 성찰해 나가는 것이 나의 자세다.

세상과 커뮤니케이션을 잘하는 것이 건강한 자세다.

인간은 몸을 통해 세상에 다양하게 반응하고 자신을 표현한다. 모기 겐이치로는 《화장하는 뇌》에서 "우리의 행동이나 말투에 나타나는 아름다움은 생명의 본질과 바로 이어져 있기 때문에 자신이 살아가는 모습을 거울에 비춰 보고 그것이 생명, 즉 자연과 얼마나 가까운지 확인하는 것이 중요하다. 자연과의 조화는 아름다움을 향한 첫걸음이다."라고 하였다. 또한 "타인과의 관계를 통해서만 자신의 존재를 자각할 수 있으며 자연과의 관계를 통해서 자신을 자각할 수 있으므로 외부 환경 없이 존재감을 가지기란 너무 어렵다."라고 했다. 우리는 환경과 끊임없이 상호작용하며 살아가는 존재다. 계속해서 변하는 환경과 함께하기 위해서는 현재에 잘 머물 수 있어야 한다.

자기 인식을 통해 자신과 커뮤니케이션이 될 때 내가 아는 공간과 자연 그리고 물건이나 사람들과 커뮤니케이션할 수 있다. 의자를 만나고 계단을 만나고 피아노를 만나고 자연을 만난다. 흘러가다 사람을 만나면 말을 하고 또 다른 물건을 만나면 만지고 사용한다. 만남을 통해 지속해서 커뮤니케이션한다. 우리는 혼자 있다고 생각하지만 실제로는 단 한 순간도 커뮤니케이션을 멈출 수 없다. 아무것도 하지 않고 있다고 생각하더라도 지속해서 바닥과 대화하고 물소리를 듣고 세상과 대화한다.

내가 자연과 친해질 수 있었던 것은 당연히 알렉산더 테크닉 덕분이다. 알렉산더 테크닉 원리는 어떻게 하면 자기 몸과 자연이 상호작용하며 살아갈 수 있는지를 알려 주는 인생의 지침서와 같다. 알렉산더 테크닉을 통해 잘못된 습관을 알아차리고, 멈추고, 지시어를 사용하면서 나는 자연과 조화로운 상태로 존재할 수 있었고, 편안하고 자유로운 몸을 사용할 수 있었다.

한 분야에서 존경받는 대가들의 전형적인 모습은 자기 몸을 통해 세상과 소통을 잘한다는 것이다. 치료사들은 환자와 커뮤니케이션하며, 그리고 손을 통해 끊임없이 환자와 피드백을 주고받으며 아름다운 연주를 하는 듯 보인다. 치료사 자신이 존재하고, 환자가 있고 순간순간 끊임없이 변하는 환자의 신체와 환경에 깨어 있는 것이다. 누구보다 진지하고 정성을 다하는 모습이 느껴진다. 피아노 연주자나 무용가도 마찬가지고, 나는 진심으로 세상과 커뮤니케이션하는 음악가의 모습에서 감동을 느낀다.

내가 부르는 노래와 연주가 공간에서 그리고 내 몸에서 소리가 나고 자연과 합쳐져, 그 소리에 내가 반응하면서 끊임없는 흐름과 피드백이 나타난다. 심취하고 즐겁게 노래하고 연주할 수 있는 것이다. 무용가의 손끝 하나가 가리키는 곳은 무용가의 의식이 머무는 곳이고 손끝을 통해 저 멀리 공간과 소통하는 것이다. 의식을 통해 자신과 세상을 연결하고, 마음을 몸으로 마음껏 표현할 수 있는 것이다.

나는 자연과 어떠한 관계인가?

이정모 성균관대 교수는 《뇌과학 경계를 넘다》에서 "살아 움직이는 생명체의 몸과 환경을 빼놓고 뇌가 곧 마음이라고 생각할 수는 없다. 의미라는 것은 환경과의 행위적 활동 관계에서 비로소 생긴다. 뇌 혼자서는 무언가를 이룰 수 없으며, 환경과 인간의 상호작용이 구체적으로 몸에 의존한다."라고 강조한다.

몸을 통해 자연환경과 소통할 수 있기 때문에 자신이 자연과 친한지 그렇지 않은지는 얼마나 주변 환경에 의식과 관심을 두었는지 확인해 보면 된다. 땅과 관계를 잘한다면 땅하고 친한 것이다. 그러면 땅과 커뮤니케이션이 잘된 상태에서 걷고 말하고 춤출 수 있다. 아내 또는 남편, 자녀와의 관계를 이해하는 것은 어렵다. 하지만 내 몸이 의식이 있는 존재로서 아내와 남편, 자녀에게 명확하게 관심이 있다면 내가 말이나 몸으로 표현하는 모든 것이 진심으로 상대방에게 잘 전달될 수 있다.

강아지는 배를 내밀어 보여 주며 커뮤니케이션한다. 스스로 몸통을 의식할 때 그쪽으로 몸이 열리며 의식할 수 있는 공간이 생기고 소통과 호흡이 좋아진다. 자연과 진정한 커뮤니케이션이 되면 호흡도 나도 자유로워지는 것이다. 우리가 아침 햇살을 맞이하듯, 드넓은 공간에서 숨을 쉬듯, 남편과 아내, 아이들의 존재 자체를 그대로 인정하고 받아들일 때 하는 말의 억양과 뉘앙스 모든 것이 상대방에게 편안하고 진심 어린 표현으로 전달된다. 나와 타인 서로의 공간에서 말하고 소통하고 움직이는 것이다.

자연과 친해지면 내 몸과 마음이 좋아진다.

주위 환경 특히 공간을 의식할 때 그 공간에 존재하는 타인과 커뮤니케이션을 잘할 수 있다. 공간을 인식할 때 노래를 잘할 수 있고 무용을 잘할 수 있고 치료를 잘할 수 있다. 그리고 힘들지 않게 자기 몸을 잘 사용할 수 있도록 세상이 나를 허용한다.

지금 선 곳이 어디든지 땅과 하늘, 사방에 펼쳐진 공간을 둘러보자. 이 넓은 세상에서 나를 힘들게 하는 사람 혹은 내 자세를 무겁게 하는 자극이 티끌의 먼지만큼 얼마나 작은 존재인지 알 수 있을 것이다. 내가 그 넓은 공간에는 머물지 못하고 눈앞에 잘 보이지도 않는 아주 작은 먼지 같은 자극에만 반사적으로 반응했다는 것 또한 알 수 있을 것이다. 공간에 포함된 바람과 구름, 냄새, 꽃, 나무, 물, 사람들 다시 말해 엄청나게 많은 자연과 친해지면 불안이 덜어지고, 훨씬 편안한 몸으로 걱정도 덜어질 수 있다.

잠시 책상에서 일어나 5분이라도 세상을 향해 움직임으로써 자신을 표현해 보자. 걸어 보자. 말해 보자. 다양한 공간을 바라보고, 수없이 다양한 자연의 소리를 허락해 보자. 사람들의 말소리, 자동차 소리 등 세상에서 오는 모든 자극에 몸을 열어 놓자. 그래야 내가 어떠한 자극에 어떻게 반응하는지 자기 모습을 볼 수 있다.

자연에서 나를 찾아가는 과정

우리는 순간순간 많은 정보를 받아들이고 새로운 환경에 적응하고 학습한다. 수많은 신경 시스템을 다 이해하기는 어렵지만 언제나 자신이 그 중심이 되어야 한다. 우리는 자연에서 존재하며 자연에서 주는 것을 더 많이 경험할 수 있다. 특히 새로운 환경에 자신을 노출해야 또 다른 자신을 찾을 수 있다

앞선 장에서 예를 든 바와 같이 만약 폭포 아래에서 소리를 내며 노래 연습을 하고자 한다면, 목소리로 폭포의 물소리를 이기며 자신의 소리를 찾을 수도 있을 것이다. 하지만 그 과정은 너무나 고되고 아주 극소수의 사람만 이 방법에서 성공할 수 있다. 대부분 소리를 지르다 이내 포기할 가능성이 높거나 목에 문제가 생길 확률이 높을 것이다. 폭포에서 물소리와 자연과 내 목소리가 하나가 되어 가는 과정을 찾아가는 것임을 꼭 기억해야 한다. 내 소리를 자연과의 커뮤니케이션을 통해 찾아가는 것이 나를 찾아가는 것이다. 그것이 자신의 소리를 찾는 것이다.

노래를 예로 들었지만 새로운 환경에 자신을 노출하는 방식은 우리 주

변에서 너무나도 간단하고 편하게 접근할 수 있다. 산책을 좋아하지 않았던 사람이라도 산책을 해보고, 걷기를 좋아한다면 다양한 공간에서 다양한 방식으로 걷기를 해보기를 권한다. 실제로 뇌가 좋아지고 내 몸이 편해진다.

홍성욱 서울대학교 생명과학부 교수는 《뇌과학 경계를 넘다》에서 뇌과학과 인지과학에서 뇌가 중요하지만 "인간은 몸을 가지고 있고 환경과 상호작용하면서 살아가는 존재"라고 하였다. 자연에, 환경에 자신의 '몸'을 노출하고 피드백을 통해 반응하는 것은 단순한 과정이지만 자연을 통해 자신을 찾아갈 수 있는 너무나도 확실한 방식임을 잊지 말자. 어떤 일을 하든지 자신의 존재로 사회와 커뮤니케이션할 수 있고 즐겁게 성장할 수 있다.

새로운 사회 환경과 몸이 소통하는 방법은 무엇일까?

사회 환경은 우리에게 항상 새로운 자세 반응을 야기한다. 내가 속한 사회와 주변에서 일어나는 일들은 내가 통제할 수 없는 부분이다. 다만 몸으로 받아들이고 경험할 수밖에 없다. 코로나 팬데믹을 지나오면서 사람들에게는 새로운 자세 반응이 추가되었다. 초기 코로나 시기에 이미 사람들은 코로나에 대한 두려움을 자세로 표현하기 시작했고, 점점 가깝게 다가오는 코로나를 보면서 자신도 모르게 엄청난 긴장과 무거움을 몸에 갖게 되었다. 이른바 코로나 긴장이다. 코로나는 친하고 나에게 기쁨을 주던 주위의 친구들과 동료, 심지어 사랑하는 가족까지도 가까이 오면 긴장을 해야 하는 대상으로 생각하게 만들었다.

몸에서는 늘 그래왔듯이 새로운 경험에 대해 긴장한다. 누구나 살면서 새로운 일들을 겪는 만큼 자신도 모르게 쌓아 두고도 알지 못하는 긴장이 너무 많다. 세상으로부터 내가 원하는 자극만 오지는 않는다. 코로나와 같은 경험해 보지 못한 부정적인 사회 환경의 자극은 긴장을 만들고, 넘쳐나는 현대의 정보 역시 우리가 피할 수 없는 대표적인 현실이다. 정보에 따라 내 몸의 무거움이 더해 간다. 수많은 사건과 사고 소식은 눈에 보이고 들릴 때마다 내 몸을 더 누른다. 정확히 표현하자면 내가 내 몸을 누른다. 불안감 때문에 계속 힘을 주고 있어야 한다.

그래서 몸이 움직여지지 않는다. 몸이 무거울 때는 커뮤니케이션을 하지 못한다. 몸을 움직이기 싫다. 커뮤니케이션하기가 싫어진다. 몸이 움직여지지 않으면 우리는 더 강력한 엔진을 사용한다. 더 많은 힘을 쓰면 쓸수록 내 몸에 더 심한 긴장과 무리가 따른다. 차가 진창에 빠지면 아무리 강력한 터보엔진을 돌려도 제자리에서 땅만 깊게 파지 거기서 빠져나가지 못한다. 나의 자세는 소통을 위해 매우 중요한 도구다.

스위스 로잔대학병원의 정신과 소속인 알렉산더와 그리블은 자세가 본인뿐만 아니라 사회적 관계의 기반에서 타인에 대한 감정에도 영향을 미친다고 설명한다. 이를 기반으로 '신체 자세와 사회적 친밀감'에 대한 연구를 진행하였다. 127명의 참가자가 공연을 보는 동안 공연자들과의 친밀도 및 신체 자세와 심박도 등의 상관성을 분석하였다. 연구 결과 앉아서 공연을 본 참여 그룹보다 서서 공연을 관람한 실험군에서 무용수들과의 상호작용에 대한 친밀도가 높았고 심박수 또한 크게 증가했다고 보고한다. 분명히 자세가 사회적 상호작용에 영향을 미치고 있음을 시사한다.

상황이나 환경이 변해도 몸을 잘 사용하고 대처할 수 있는 능력이 있어야 한다. 계속 나의 자세를 고집스럽게 유지하려고 과도하게 힘을 주거나 긴장한다면 나는 아무것도 배울 수 없고 몸도 비효율적으로 움직인다. 긴장 때문에 나의 자세가 세상에서 오는 수많은 정보와 이야기를 차단하고, 따라서 내 몸이 어떻게 대처하고 반응하는지 잘 모르는 것이다.

자세는 방어용이 아니다. 타인 및 세상과 소통하는 통로이자 방식이다.

자연과의 균형을 위해 우리는 잠시 멈추어야 한다. 봄이 오면 봄에 맞게, 여름이 오면 여름에 맞게, 비가 오면 비에 맞게 살아가는 것이 몸과 자연의 균형이다. 겨울에 겨울을 즐기는 사람들이 있는데 여름옷을 고집한다면 몸이 힘든 경험을 계속한다. 코로나로 힘들어하는 몸이면 힘들어하는 몸에 맞게, 나쁜 소식이 내 몸을 누르고 있으면 그 몸에 맞게, 몸이 힘들면 몸에 맞추어서 힘든 목소리로 말이 나올 것이다.

힘들지 않은 척 몸에 과한 힘을 주고 큰소리로 말할 필요가 없다. 내 몸에 맞게 나를 사용하면 힘든 시간을 잘 보낼 수 있고 회복도 빠르다는 사실을 명심하자. 그것이 다양한 사회 환경과 몸이 소통하는 작은 방식 중 하나다.

7

완벽한 나의 자세 선생님 - 타인

하버드대학에서 행복학 강의를 하는 《해피어》의 저자 탈 벤샤하르는 아프지 않은 상태를 안도감이라고 하였다. 예를 들어 머리가 깨질 듯한 두통이 사라지면 고통에서 벗어나 다행스럽다고 생각하고 그것이 행복이라고 생각할 수 있지만 그 느낌은 고통 뒤에 오는 부정적 경험에서 벗어난 상태에 불과하다고 하였다. 고통의 부재에서 안도감을 느끼며 어느새 육체는 편안함에 적응하면서 당연하게 받아들이게 된다고 하였다.

통증이 우리를 정신 차리게 하고 잠시 자기 몸에 관심을 두게 하지만 통증이 사라지면 우리는 다시 편안함에 안주하고 자기 몸을 바라보지 않는다. 이럴 때 자신을 다시 돌아보게 하는 가장 강력한 선생님은 내가 가장 가까이에서 만나고 볼 수 있는 타인이다. 모기 겐이치로는 그의 저서 《화장하는 뇌》에서 "뇌는 그 기능이 완결된 것이 아니라 타인과 주고받는 관계에서 영향받"는다고 하였다.

완벽한 나의 '자세 선생님'은 타인이다.

나와 다른 타인들은 지금 내가 살아가고 있는 사회에서 같이 생활한다. 야구장에 같이 가서 즐겁게 소리치거나 종교시설 혹은 학교나 직장에서 우리는 비슷한 자세로 함께 존재한다. 단순히 시간과 공간만 공유하는 것이 아니라 원하든 원하지 않든 자세 또한 공유한다. 예를 들어 몇 해 전 학생들 사이에서 유행했던 N사의 아웃도어 패딩을 거의 모든 학생이 교복처럼 입었던 적이 있었다. 당시 학생들은 옷만 비슷하게 입은 것이 아니라 자세도 매우 비슷했다. 물론 지금도 마찬가지다. 친구들끼리 서로가 서로에게 영향을 끼치고 당연히 자세도 서로 영향을 받는다.

《통증을 길들이다》의 저자 중 한 명인 철학박사 카롤린 케로아스 파크로는 "자기 몸의 메카니즘을 이해함으로써 인간은 자신을 알고 질병으로부터 자신을 보호하는 법을 배우고, 칸트의 이야기를 통해 통증을 겪는 인간을 관찰하는 것 자체가 개인의 내밀한 속성을 잘 드러낸다."라고 하였다. 타인을 관찰하는 능력은 생존에 중요할 뿐만 아니라 어떻게 하면 아프지 않을지도 알려 주는 바로미터인 것이다.

다른 사람이 하는 행동을 보고만 있어도 나의 뇌는 작동한다. '거울신경'이라고 하는 타인을 모방하는 신경 시스템이 효과적인 학습을 하도록 작동하기 때문이다. 내가 직접 경험하지 않아도 따라 할 수 있다는 것은 뇌에 존재하고 작용하는 거울신경 덕분이다.

《버텨내는 용기》의 저자 기시미 이치로는 "인간은 혼자서 살아갈 수 없고 본질적으로 타자와 함께 있을 때 인간이 된다. 때로는 타자가 나를 가로막기도 하는 존재이지만 타자와의 관계 속에서 나를 발견할 수 있다."고 하였다. 또한 《니체는 나체다》의 저자 지식 생태학자 유영만은 "우리는 친구를 통해 변화하고, 또 나의 모습을 바라보게 된다."고 하였다. 주위 사람을 통해 나의 모습을 볼 수 있다. 비교하는 것이 아니라 자신이 잘못하는 것을 타인을 통해 알 수 있다는 뜻이다. 그래서 타인을 통해 언제라도 자신을 다시 바라볼 수 있고 나쁜 자세 습관으로부터 자신을 지킬 수 있다. 하지만 단점도 존재한다.

좋은 것은 따라서 학습이 되면 좋겠지만 나쁜 습관을 따라 하면 해가 될 수 있기 때문이다. 특히, 자세는 거울신경 작용을 통해 너무나도 쉽게 타인의 모습을 따라 하기 쉽다. 만약 아버지와 아들이 있다면 가장 가까이 있는 아버지의 자세는 자금 자라고 있는 아들의 미래의 자세라고 생각하면 된다. 아들이 아버지의 자세를 거부하기란 무척 어려운 일이다. 아버지의 자세가 마음에 들지 않으면서도 아버지의 자세라는 틀에서 빠져나오기가 얼마나 어려운지 알아야 한다.

정신을 바짝 차려야 한다. 중고등학생들이 자세에 대해 궁금해할 때 가장 많이 해주는 이야기가 가장 가까이 있는 아버지와 친구들이 하는 자세를 보고 어떻게 자신의 자세를 개선할 수 있을지 생각해야 한다는 것이다.

나는 저렇게 하지 말아야지!

'나는 저렇게 하지 말아야지!' 타인이 눈앞에서 삐딱하게 서 있거나 불편한 자세로, 호흡이 안 되는 자세로 앉아 있거나 선 모습을 봤을 때 자신은 어떠한 모습으로 서 있고 앉아 있는지를 볼 수 있어야 한다. '왜 저렇게 앉아 있지? 답답하게!'라고 신경 쓰는 것이 아니라 '나는 저렇게 앉지 말아야지!' 라고 그 순간 자신의 자세로 의식을 가져올 수 있어야 한다.

나는 알렉산더 테크닉을 통해 나를 알아가는 과정을 공부했기 때문에 누군가 무겁게 호흡하며 앉아 있다면 금방 알아차린다. 그리고 나의 좌골에 의식을 두거나 의자에 앉아 있는 현재의 내 다리가 어디에 있는지, 내 머리는 어디에 있는지, 숨을 쉬고 있는지를 확인한다.

이 책 전체에서 강조하듯 자신을 의식할 수 있어야 한다. 등산을 통해 자신을 알아가든지, 요가나 수영 등 운동을 통해 자신을 알아가든지 어떠한 방식을 통해서든 자기 몸을 사용한다면 앞에 있는 친구가 하는 자세가 내 몸을 더 힘들게 하는지 아닌지를 스스로 자기 몸을 통해 판단할 수 있어야 하기 때문이다.

알렉산더 테크닉을 통해 자신을 관찰하고 원리를 몸에 적용하면, 몸의 감각이 좋아지면서, 몸에서 나타나는 긴장이나 불편함 등을 쉽게 구별할 수 있다. 다행스러운 것은 그나마 중고등학생만 되어도 몸에 들인 잘못된 습관이 어른들보다는 많지 않다는 것이다. 또한 몸의 감각도 의식을 조금만 자신에게 두면 빨리 되찾을 수 있다.

학생들은 친구나 부모의 자세를 보며 자신의 자세를 만든다. 친구가 머리를 삐딱하게 하고 수업을 듣고 있다면 생각하라. 나는 어떻게 해야 하지? 나는 머리를 편히 두면 되는 것이고, 짝다리를 하고 선 친구를 보았다면 나는 두 발에 의식을 두면 되는 것이다. 자세는 계속 개선 되고 어느 순간 가까운 친구나 부모의 좋은 자세는 따라 할 수 있게 된다. 좋은 것은 따라 하고 좋지 않은 자세는 따라 하지 않는다. 좋은 자세는 잘 따라 할 수 있어야 한다.

나도 다른 사람에게 타인이다.

나를 통해 타인도 배울 수 있다. 나의 자세를 통해 배우는 사람도 있고 그렇지 않는 사람도 있다. 나 역시 누군가의 자세 선생님이 되는 것이다. 모기 겐이치로는 저서《화장하는 뇌》에서 "상대방을 의식하지 않는다는 것은 자신의 모습도 의식하지 않는 것"이라고 하였다. 나를 바라보는 타인이 존재한다. 나의 자세를 다른 사람들이 평가하고 내가 어떠한 사람인지 판단한다. 그래서 우리는 항상 타인을 의식하고 자신의 자세를 만든다.

나보다 나를 더 잘 바라볼 수 있는 사람은 타인이다. 잘못된 습관과 나의 긴장을 볼 수 있는 사람이 타인이기 때문에 우리는 매일 타인에게 지적받는다. 나 또한 타인을 매일 바라본다. 타인을 지적할 수 있다. 하지만 내가 지적만 하다 보면 내 순수한 거울 신경의 작용으로 내가 싫어하고 신경 쓰이는 자세를 나도 모르게 따라 한다.

체육대학에서 탁구를 전공한 재활 체육 선생님에게서 퇴근 후 탁구를 잠시 배운 적이 있었다. 하나하나 배우는 것이 재미있고, 특히 선생님이 잘한다고 칭찬을 많이 하니 더욱 즐거웠다. 두 달 가까이 지날 무렵 공익요원 한 명이 본인도 탁구를 배우고 싶다고 해서, 나름 충분히 알려 줄 수 있다고 판단을 한 나는 일주일 정도 같이 연습을 하며 그 친구가 잘 못하는 스윙을 교정해 주고 나 역시 따로 연습을 하였다. 문제가 바로 나타났다. 재활체육 선생님이 내 자세가 갑자기 이상해졌다고 당황해하는 것이었다. 탁구 치는 자세가 좋았는데 너무 단시간에 자세가 바뀌어서 이상하다는 것이었다.

나는 그 이유를 잘 알고 있었다. 나름의 작은 깨달음이었다. 내가 충분히 알고 있지 못하고 어설프게 준비된 상태에서 다른 사람의 자세를 가르친다는 것은, 나도 망하고 배우는 사람에게도 전혀 도움이 되지 않는다는 것을 그때 알았다. 특히 내가 제대로 배우지 못했다는 것을 알게 된 것이다. 내가 초보자의 자세를 계속 봐주다가 초보자의 자세를 나도 모르는 사이에 따라 하고 배우게 된 것이다. 당연히 자세 움직임이 훌륭한 사람을 따라 해야 하는데 몸의 감각이 부족해 자세 움직임이 좋지 않은 사람을 따라 한 것이 문제였다.

자세를 따라 할 능력은 있지만 그것이 좋은 자세인지 나쁜 자세인지 구별할 수 있는 능력은 내 몸의 인식 수준이 좋아져야 생긴다. 친구의 자세를 보고 따라 하거나 따라 하지 않거나 두 가지 선택지가 존재한다. 따라 했을 때 그것이 내 몸에 해를 끼친다면 따라 하지 말아야 하는데 좋은지 나쁜지를 구분하지 못하기 때문에 나쁜 자세도 따라 하는 것이다.

오늘도 내 곁에 머무는 모든 사람에게서 자세를 배운다.

누구나 자신의 잘못된 자세 습관을 개선해 보려고는 하지만 무엇이 잘못되었는지 스스로 알 수가 없기 때문에 선뜻 엄두를 내지 못한다. 어떻게 나의 잘못된 자세 습관을 알 수 있을까? 어떻게 하면 나를 알아 갈 수 있을까? 내가 나를 발견해 가는 과정은 어떻게 해야 하는 것일까?

앞에서 여러 차례 언급한 바와 같이 통증이라는 정보를 통해 나를 관찰할 수 있고, 몸이 무겁거나 뻣뻣함 등의 신호로 몸 상태를 알 수 있으며, 거울로 자신의 모습을 관찰하며 인식할 수 있는 능력을 향상할 수 있다. 그러나 가장 간단하고 쉬운 방법은 바로 곁에 있는 부모님 또는 친구, 직장 동료들을 통해 나를 발견하고 자세 습관을 개선하는 것이다.

조금 더 확장하면 길을 걷다 만나거나 자전거를 타며 스치듯 지나치는 사람들, 내가 하루를 생활하며 마주하는 나 아닌 모든 사람이 나의 잘못된 자세 습관을 알게 해주고 올바른 자세를 위해 어떻게 해야 하는지 가이드가 되어 주는 훌륭한 자세 선생님들이다.

앞장에서 언급했던 거북목 강사의 이야기를 다시 해보겠다. 내가 우연히 텔레비전에서 거북목이 몸에 해롭다고 열심히 설명하던 이름 모를 강사의 거북목을 보지 않았다면 나는 내 몸을 공부하지 못했을 것이다. 오늘도 주변에서 걸어가고 말하고 일하고 만나는 수많은 사람을 보면서 겸손하게 자세를 배우고 공부한다. 항상 모든 사람에게서 가르침을 받고 깨닫기를 반복한다. 오늘도 타인을 통해 배우고 정진한다. 그리고 그들에게 머리 숙여 감사를 표한다. 나의 완벽한 자세 스승은 타인이다.

어떻게 하면 내 몸을 즐겁게 사용할 수 있을까? 지금까지 몸을 건강하게 사용하는 것에 대해 이야기하였다. 내 몸은 내게 무엇보다 소중한 존재이기 때문이다.

지구에서 살아가기 위해 세상과 친해지기로 결심했다.

땅과 친해지고 나서 의자를 만나면 의자와 사이좋게 지내고, 피아노를 만나면 피아노와 어떻게 하면 즐겁게 지낼지 고민했다. 그 방식은 너무나 간단하다. 나에게 관심을 주고 세상에서 오는 것들을 판단하지 않고 있는 그대로의 존재로 인식하면 된다. 그러면 긴장이 사라진다. 매 순간 새로운 방향으로 내 몸이 움직인다. 그 움직임은 누군가는 그토록 궁금해하고 경험하지 못한, 내가 아주 어릴 때 즐겁게 하던 움직임이었다. 나는 나를 알고, 나를 사랑하게 되었다.

처음부터 움직임과 호흡이 편했던 것은 아니다. 매일 자동으로 반복되는 일상에 너무 쓸데없는 긴장이라는 나쁜 습관을 가지고 생활했다. 평범하고 편안한 일상에도 목에 힘을 주고 발가락에 힘을 주고 가슴을 눌러 숨을 힘들게 쉬었다. 작은 긴장들을 철저히 외면했고 나의 몸을 지치고 힘들게 만들어 갔다. 결국 더 이상 물러날 곳이 없을 때 몸에서 통증 신호를 보냈다.

나 역시 통증이 나타나야 나의 몸에 관심을 갖고 관찰했다. 《통증을 길들이다》의 저자 베르나르 칼비노 교수는 "통증은 넓은 의미에서 환경(감정적, 사회 문화적, 지리적 등)뿐만 아니라 개인의 심리적 상황에 따라 변할 수 있는 인지적 감각"이라고 하였다.

나는 통증을 통해 내 몸을 보며 베르나르 칼비노 교수가 이야기하는 통증을 만드는 다양한 이유를 주변 환경과 그에 반응하는 나의 몸에서 찾을 수 있었다. 몸에서 오는 불편함이나 통증에 대한 다양한 이슈에 대해 많은 이해와 통찰이 필요했다.

나의 몸을 통해 공부하며 살기로 결정했다.

감각 시스템을 통해 전달된 외부의 정보는 중추신경계를 통해 기존에 학습된 정보와 통합되어 자세를 만들고 움직임을 만든다. 그 자세는 고정된 것도 아니고 나를 중심으로 안정적으로 끊임없이 주변을 탐색하고 경험한다. 때로는 감정에 따라 몸이 반응하고 때로는 다른 사람의 말이나 행동 또는 기억 등 나의 자세에 긴장을 만드는 수많은 내·외부의 자극이 내 몸에 전달된다. 이때 나의 고정되고 긴장된 반응이 나에게 고통을 줄 수 있는 나쁜 습관이 된다. 수많은 다양한 자극에 나는 얼마나 조화롭게 반응할 수 있을까? 몸을 통해 경험하고 몸을 통해 나타나는 문제는 몸을 공부하면서 해결할 수 있다.

인생을 몸을 통해 경험하며 살아왔다는 것을 알게 되었다. 내 몸에는 내가 어떤 일을 어떻게 해왔는지 디즈니 영화 〈모아나〉에 나오는 남자 주인공처럼 몸에 타투로 새겨지지 않아도 알 수 있다. 내가 겪은 힘들고 어렵고 부정적이었던 경험들이 조그만 틈도 없을 정도로 촘촘하게 몸의 긴장으로 나타났다. 그것이 나의 모습이자 자세였다.

그러다가 알렉산더 테크닉을 통해 어느 정도 몸에 대한 의식이 좋아지고 확장되면서 통증이 오기 전 아주 작은 긴장감이나 무거움 등이 나타날 때 내 몸을 어떻게 사용해야 하는지 미리 알게 되었다. 결국 통증이 나타나기 전에 나는 몸을 잘못 사용했음을 깨닫고 잘못된 자세 습관을 멈출 수 있게 되는 것이다.

가령 내 몸이 무겁고 힘들 때 알렉산더 테크닉 원리를 적용하면 다음과 같은 순서로 몸을 사용할 수 있다.

1. 현재 몸에 나타나는 긴장과 무거움은 부정적인 몸의 반응 때문이다.
2. 몸에 긴장이나 무거움이 나타났으므로 힘을 빼거나 하던 일을 잠시 멈춘다.
3. 지시어와 새로운 의식을 통해 몸을 사용할 수 있다.

이것은 몸을 관찰하고 멈추고 새로운 의식을 사용하여 편안하게 사용하는 기본적인 방식이다. 알렉산더 테크닉 원리를 적용하면 몸의 자세가 좋아질 뿐만 아니라 긴장 없이 효율적이고 지혜롭게 자기 몸을 사용하는 방식을 스스로 더 알아가고 발전시킬 수 있다.

습관과 행동을 바꾸는 능력을 키우려면 의식적이고 헌신적인 노력이 필요하다. 진정한 자신을 개발하고 발전하기 위해서는 시간이 필요하다. 그 시간은 즐거울 수 있다고 확신한다.

나의 몸에 알렉산더 테크닉을 적용하기로 했다.

이때부터의 여정은 몸을 통해 내가 성장해 가는 시간이었고 소중한 경험이었다. 아픔도 긴장도 새로운 의미로 다가왔다. 이전의 나를 표현하자면 긴장이 쌓이고 쌓여 어느덧 긴장 덩어리와 같았다. 어깨를 짓누르는 듯한 엄청난 무게감이 항상 나를 대변한다고 믿고 살았다. 어느 순간 어깨가 가벼워지기라도 하면 무언가를 생각하고 고민하여 어깨의 뻣뻣함을 스스로 만들고 있었다. 어깨가 가벼우면 어색하고 받아들이기 힘들었다. 내가 어머니께 쓸데없는 걱정 하지 마시라고 해도 어머니는 긴장을 내려놓기가 쉽지 않으셨겠음을 나는 그제야 알게 되었다.

평상시 앉아 있을 때 과도하게 힘을 주고 있으면서도 심각한 문제라고 생각하지 않았다. 내가 과도하게 힘을 주거나 긴장하는 것을 인정하지 않았다. 하지만 척추는 이미 길을 잃은 상태였다. 적당한 통증이 있었을 때 나는 당장에는 문제가 없다고 생각했다. 심각한 문제가 있다고 느꼈을 때는 어디가 어떻게 문제인지 몰랐다. 정확히 말하면 나 자신을 제대로 알지 못했기 때문에, 나 자신을 바라보고 인식하는 방식을 몰랐기 때문에 문제 해결을 위한 시도조차 하기 어려웠다.

나는 몸이 의미가 있음을 항상 자각했다. 아플 때만 소중한 몸이 되어서는 안 된다고 생각했다. 알렉산더 테크닉을 통해 나 자신을 바라봤다. 나 자신을 마주 보는 일이 가장 어려웠다. 내 발을 실제로 의식하면 내가 내 발에 대해 아무것도 모른다는 것을 알게 되었다. 거울로 나를 바라보면 마음에 들지 않았다. 매일 타인을 향해 있던 나의 눈이 나를 향하자 너무 쑥스러워 잘 바라보지 못했다. 그래서 거울에 비친 아주 일부만 바라봤다.

통증은 자기 몸을 보게 한다. 자신을 얼마나 몰랐는지 알게 한다. 우리는 잘 모르는 몸으로 힘을 주고 더 잘하려 노력한다. 그래서 계속 아프다. 자신을 내려놓을 수 없다. 자기 몸을 몰라서 내려놓을 수 없다. 그러다가 부족한 자신의 모습을 직시하고 자기 몸을 하나하나 찾아간다. 비로소 힘이 생긴다. 이것이 의식을 통한 몸의 사용이다.

새롭게 알아가는 내 몸을 통해서 세상과 다른 방식으로 커뮤니케이션하는 것이다. 계속 힘을 써서 이겨 내는 것이 아니라 나를 진정으로 사랑할 때 힘이 생긴다. 그 힘은 힘을 쓸 때는 쓰고, 빼야 할 때는 뺄 수 있게 하는 유연성을 말한다. 자세를 통해 어떻게 하면 아프지 않게 되는지 과정을 이해하는 것이다. 지금 내게 필요한 것은 내가 지금 어디 있는지 내 손이 어디 있는지 확인하는 것이다. 내 존재가 확인되면 나는 무엇이든 할 수 있다. 결국 나를 아는 만큼 편안하게 움직이고, 심리적으로 안정되며, 세상과 소통도 잘할 수 있다.

자세는 밖으로 드러나는 완벽한 자신의 모습이다. 자기 스스로 몸의 의미를 알고 몸을 통해 더 나은 삶을 살고자 하는 이들에게 알렉산더 테크닉이 필요하다. 통증이라고 하는 몸에서 오는 정보를 통해 몸을 잘 사용하는 지혜를 얻고 통찰할 수 있다. 건강한 습관 리스트에 알렉산더 테크닉 실천을 추가하기를 권한다.

마지막으로, 추천사를 써 주신 김정국 작가님, 정신건강의학과 전문의 이장원 선생님, 마취통증의학과 전문의 조정옥 선생님께 진심 어린 감사를 드리고, 사진의 모델이 되어 주신 대전브레인 요양병원 전유욱 팀장님과 삽화를 그려 준 박병준군에게도 감사를 전한다.

참고 문헌

1. 제임스 L 머가, 박소현 옮김, 《기억과 감정》, 시그마프레스, 2012
2. 멜러니 선스트럼, 노승영 옮김, 《통증연대기》, 에이도스, 2011
3. 빌리아누르 라마찬드란, 이충 옮김, 《뇌는 세상을 어떻게 보는가?》, 바다출판사, 2016
4. 베르나르 칼비노 등, 이효숙 옮김, 《통증을 길들이다》, 알마, 2010
5. 유영만, 《니체는 나체다》, 생각속의집, 2012
6. 구가야 아키라, 홍성민 옮김, 《최고의 휴식》, 알에이치코리아, 2017
7. 정재승, 《열두 발자국》, 어크로스, 2019
8. 제임스 클리어, 이한이 옮김, 《아주 작은 습관의 힘》, 비즈니스북스, 2019
9. 안데르스 한센, 김아영 옮김, 《인스타 브레인》, 동양북스, 2020
10. 알렉산더 로이드, 신동숙 옮김, 《메모리 코드》, 시공사, 2022
11. 유발 하라리, 조현욱 옮김, 《사피엔스》, 김영사, 2013
12. 니시와키지, 이은혜 옮김, 《예민한 사람도 마음이 편해지는 작은 습관》, 더퀘스트, 2023
13. 그레고리 번즈, 윤승희 옮김, 《기억의 뇌과학》, 웅진지식하우스, 2022
14. 기시미 이치로, 박재현 옮김, 《버텨내는 용기》, 엑스오북스, 2015
15. 와다나베 준이치, 정세영 옮김, 《나는 둔감하게 살기로 했다》, 다산초당, 2022(개정판)
16. 켈리 맥고니걸, 박미경 옮김, 《움직임의 힘》, ㈜로크미디어, 2020
17. 김창환, 《몸과 마음은 하나다》, 지성사, 2007
18. 올리버 색스, 조석현 옮김, 《아내를 모자로 착각한 남자》, 이마고, 2006
19. 모기 겐이치로, 온조 아야코. 이근아 옮김. 《화장하는 뇌》. 김영사. 2009
20. 백희숙, 《알렉산더 테크닉 _ 내 몸으로부터의 혁명》, 2004, 네츄로메디카
21. 탈 벤샤하르, 노혜숙 옮김, 《해피어》, 2007, 위즈덤하우스

22. Cacciatore TW et al(2011). Increased dynamic regulation of postural tone through Alexander Technique training. *Human Movement Science*, 30(1): 74-89.
23. Lopez C et al(2009). Gravity and observer's body orientation influence the visual perception of human body postures. *Journal of Vision*, 9(5)
24. Cacciatore TW et al(2011). Increased dynamic regulation of postural tone
25. through Alexander Technique training. *Human Movement Science*, 30(1): 74-89.
26. Peper E et al(2017). How Posture Affects Memory Recall and Mood. *Biofeedback*, 45(2):36-41
27. Diamond, A. (2013). Executive functions. Annu. Rev. Psychol. 64, 135-168.
28. Munakata et al (2011). A unified framework for inhibitory control. *Trends in Cognitive Sciences*, 15(10), 453-459.
29. Stanton TR(2016). Evidence of impaired proprioception in chronic, idiopathic neck pain: systematic review and meta-analysis. *Phys Ther*, 96 (6) pp. 876-887
30. Frost J et al(2001).Play and Child Development. Upper Saddle River, NJ: Prentice-Hall, Inc. p164.
31. Foster C, et al.(2022). The neural coding of face and body orientation in occipitotemporal cortex. *NeuroImage 246*: 118783.
32. Moreau D(2012). Training spatial ability: Comment on Pietsch and Jansen and prospective research trends. *Learning and Individual Differences*. 22 882-883
33. Oosterwijk S et al (2009) Embodied emotion concepts: How generating words about pride and disappointment influences posture. *European Journal of Social Psychology*. 39, 457-466
34. Benson H, et al. (2013)The development of a patient-centered program based on the relaxation response: the Relaxation Response Resiliency Program (3RP). *Psychosomatics*. 54: 165-174.
35. Tettamanti M et al(2005) Listening to action-related sentences activates fronto-parietal motor circuits. *J Cogn Neurosci*. Feb;17(2):273-81.
36. Raposo A et al(2009) Modulation of motor, premotor cortices by actions, action

words, and action sentences. *Neuropsychologia*, 47, 388-396

37. Boulenger V et al(2022) Up right, not right up: Primacy of verticality in both language and movement. *Front Hum Neurosci*. 2022 Sep 29;16:981330.

38. Killingsworth, M. A., & Gilbert, D. T. (2010). A wandering mind is an unhappy mind. *Science*, 330(6006), 932-932

39. Fink G R et al(1999).The neural consequences of conflict between intention and the senses. *Brain*. Mar;122(Pt 3):497-512..

40. Andrew Newberg & Mark Robert Waldman, 《Words Can Change Your Brain》, 2012, AVERY

41. Laird JD et al(2003). Keep smiling: enduring effects of facial expressions and postures on emotional experience and memory. *Cogn Emot*, 17:787-797.

42. Eddie Harmon-Jones & Tom F Price (2015). Embodied emotion: the influence of manipulated facial and bodily states on emotive responses. *Wiley Interdiscip Rev Cogn Sci*. 2015 Nov-Dec;6(6):461-73.

43. Bando H, Murakami M(2018) The important points in plantar region for relaxed standing and running. *Res Rev Orhop 2(2)*: 7-9.

44. Bando H, Murakami M(2019). Same Directionality of Foot Straight Line and Forward Movement. *ARC Journal of Research in Sports Medicine*, 4(1), 14-16

45. Graybiel AM, Grafton ST.(2015)The Striatum: Where Skills and Habits Meet. *Cold Spring Harb Perspect Biol*, Aug 3;7(8)

46. Kurz T et al(2015). Habitual behaviors or patterns of practice? Explaining and changing repetitive climate-relevant actions. *WIREs Clim Change*, 6:113-128.

47. Chevalier G (2015)The effect of grounding the human body on mood. *Psychol Rep*. Apr;116(2):534-42.

48. Cramer H et al(2018). Postural awareness and its relation to pain: validation of an innovative instrument measuring awareness of body posture in patients with chronic pain. *BMC Musculoskeletal Disorders*, 19:109

49. Alexander T & Grivel J(2014). Body Posture and the Feeling of Social Closeness: An

Exploratory Study in a Naturalistic Setting. *Current Psychology*. 33:35-46

50. Katinka D et al(2007). Michael P. Kaschak; and Rolf A. Zwaan. Body Posture Facilitates Retrieval of Autobiographical Memories. *Cognition*. 102:139-149.
51. Baskan E et al(2019). Factors affecting body awareness in older adults with chronic musculoskeletal pain. *Archives of Medical Science*. Jul 17;17(4):934-939.
52. Kalkış ım ŞN(2022). Relationship between body awareness level and musculoskeletal pain complaints, physical activity level and emotional status in healthy people. *Acta Neurologica Belgica*. Original article. Published: 10 August 2022 Aug 10.
53. Baer JL et al(2019). Neck posture is influenced by anticipation of stepping. *Hum Mov Sci*. 2019 Apr;64:108-122.
54. Loram ID et al(2017). Proactive Selective Inhibition Targeted at the Neck Muscles: This Proximal Constraint Facilitates Learning and Regulates Global Control. *IEEE Trans Neural Syst Rehabil Eng*. Apr;25(4):357-369.
55. Dijkstra K, Kaschak MP, Zwaan RA. Body posture facilitates retrieval of autobiographical memories. *Cognition*. 2007;102:139-149.
56. Casasanto, D.& Dijkstra, K(2010). Motor action and emotional memory. *Cognition 115*, 179-185.

https://www.youtube.com/watch?v=tKLRQs_nOxM(뇌, 현실, 그리고 인공지능-김대식)

평생 통증 없는 몸으로 살아가기

1판 1쇄 펴낸날 2023년 11월 22일

지은이 박세관
펴낸이 나성원
펴낸곳 나비의활주로

책임편집 박선주
디자인 BIG WAVE

주소 서울시 성북구 아리랑로19길 86
전화 070-7643-7272
팩스 02-6499-0595
전자우편 butterflyrun@naver.com
출판등록 제2010-000138호
상표등록 제40-1362154호
ISBN 979-11-93110-18-8 13510